コロナ禍と子どもの発達困難・リスクの研究

——子どもは現在もコロナ禍の最前線にいる——

髙橋　智　能田　昴　田部絢子 編著

風間書房

目　　次

序章　本書の目的と方法……………………………………………………1

　1．問題の所在…………………………………………………………………1

　　1.1　子どもは現在もコロナ禍の最前線にいる …………………………1

　　1.2　国内におけるコロナ禍に伴う子どもの発達困難・リスクの動

　　　　向 ……………………………………………………………………3

　　1.3　北欧諸国における COVID-19 パンデミックに伴う子どもの発

　　　　達困難・リスクの動向 ……………………………………………5

　2．研究の目的と分析の視点…………………………………………………8

　3．研究の方法…………………………………………………………………11

第1部　コロナ禍と子どもの発達困難・リスクに関するレビュー

第1章　コロナ禍と子どもの発達困難・リスクの動向………………………19

　1．コロナ禍における子どもの発達困難・リスクの状況…………………19

　　1.1　生活習慣・生活リズムの変化と心身の状態………………………21

　　1.2　身体運動・活動量の変化と心身の状態……………………………29

　　1.3　学校給食と子どもの栄養・健康状態………………………………34

　　1.4　睡眠・生活リズムの困難，睡眠障害………………………………37

　　1.5　デジタル機器使用とスクリーンタイムの増加……………………41

　　1.6　視力低下・近視の増加………………………………………………44

　　1.7　不登校，自主休校，起立性調節障害，社会的孤独・孤立等……47

　　1.8　メンタルヘルス問題…………………………………………………53

　　1.9　摂食障害………………………………………………………………58

1.10　子どもの貧困・被虐待等の社会的養護問題……………………60
2．コロナ禍の子どもの発達困難・リスクと学校教育の動向…………62
　2.1　国連・ユネスコ等の国際機関とCOVID-19パンデミック対応
　　　の学校教育施策の動向……………………………………………62
　2.2　文部科学省・教育委員会とコロナ禍対応の学校教育施策の動
　　　向……………………………………………………………………67
　2.3　コロナ禍の学校教育と教育実践の動向………………………74
3．おわりに………………………………………………………………78

第2章　「新型コロナ後遺症（Long COVID)」と子どもの発達困
難・リスクの動向 ……………………………………………………81
1．はじめに………………………………………………………………81
2．子どものLong COVIDに関する概念・定義 ……………………82
3．子どものLong COVIDの症状 ……………………………………84
4．Long COVIDに対する子どもの声・支援ニーズ ………………93
5．COVID-19パンデミックによる子どもの心身の発達への影響………97
6．おわりに………………………………………………………………100

第3章　コロナ禍と知的障害・発達障害を有する子どもの発達困
難・リスクの動向 …………………………………………………103
1．コロナ禍における障害・疾病等を有する子どもの状況……………104
2．コロナ禍における知的障害を有する子どもの発達困難・リスクと
　　支援ニーズ……………………………………………………………106
　2.1　コロナ禍における知的障害を有する子どもの生活状況…………106
　2.2　コロナ禍における知的障害を有する子どもの学校教育の状況…111
3．コロナ禍における発達障害を有する子どもの発達困難・リスクと
　　支援ニーズ……………………………………………………………114

目　次　iii

　　3.1　コロナ禍における発達障害を有する子どもの生活状況 ………114
　　3.2　コロナ禍における発達障害を有する子どもの学校教育の状況 …118
　4．おわりに ……………………………………………………………121

第4章　コロナ禍と肢体不自由・重症心身障害等を有する子どもの
　　　発達困難・リスクの動向 ……………………………………………125
　1．コロナ禍における肢体不自由・重症心身障害等を有する子どもの
　　　生活状況 ………………………………………………………………125
　2．コロナ禍における肢体不自由・重症心身障害等を有する子どもの
　　　学校教育の状況 ………………………………………………………135
　3．コロナ禍における肢体不自由・重症心身障害等を有する子どもの
　　　QOL と発達支援の課題 ……………………………………………138
　4．おわりに ……………………………………………………………140

第5章　100年前のスペイン風邪パンデミック（1918-1920）と子ど
　　　もの発達困難・リスク ………………………………………………143
　1．はじめに ……………………………………………………………143
　2．スペイン風邪と子ども・学校教育に関する先行研究の検討 ………144
　3．スペイン風邪パンデミック（1918年〜20年）の発生と行政対応 ……145
　4．スペイン風邪パンデミックの日本の子ども・学校教育への影響 ……147
　5．スペイン風邪で明らかになった学校衛生上の課題 ………………151
　6．おわりに ……………………………………………………………152

　第2部　日本におけるコロナ禍と子どもの発達困難・リスクの実態

第6章　コロナ禍における子どもの生活実態と支援ニーズの実態
　　　―全国の小中高校生・保護者・教師調査（2021年7月〜8月）から― …157

1．研究の方法……………………………………………………157

　　2．結果……………………………………………………………158

　　　2.1　コロナ禍における子どもの生活実態と身体症状……………159

　　　2.2　コロナ禍における子どもの生活支援ニーズ…………………165

　　3．考察……………………………………………………………168

　　4．おわりに………………………………………………………171

第7章　コロナ禍における子どもの発達困難・リスクと支援ニーズ
の実態－全国の小中高校生・保護者・教師調査（2021年7月～8月）
から－………………………………………………………………173

　　1．研究の方法……………………………………………………173

　　2．結果……………………………………………………………174

　　　2.1　コロナ禍における子どもの心身の状態や生活状況の変化………175

　　　2.2　コロナ禍の学校の授業・学習と子どもの状況………………180

　　　2.3　コロナ禍における子どもの支援ニーズ………………………182

　　3．考察……………………………………………………………185

　　　3.1　コロナ禍における学校生活の困難と支援ニーズ……………185

　　　3.2　コロナ禍における学校教育・教師の意義・役割・課題………187

　　4．おわりに………………………………………………………189

第8章　コロナ禍における中学生の食・睡眠の困難と心身の不調の
実態－中学生調査（2020年11月～12月）から－………………191

　　1．はじめに………………………………………………………191

　　2．研究の方法……………………………………………………192

　　3．結果……………………………………………………………193

　　　3.1　コロナ禍の中学生の睡眠・食・排泄に関する実態…………193

　　　3.2　コロナ禍の中学生が有する心身の不調に関する実態………197

目　次　v

　　3.3　コロナ禍における中学生の心身の不調に関する支援ニーズ……200

　4．考察……………………………………………………………………202

　5．おわりに………………………………………………………………205

第9章　コロナ禍における高校生の食・睡眠の困難と心身の不調の

　実態－高校生調査（2020年11月～12月）から－……………………207

　1．研究の方法……………………………………………………………207

　2．結果……………………………………………………………………208

　　2.1　コロナ禍の高校生の睡眠・食・排泄に関する実態……………208

　　2.2　コロナ禍の高校生が有する心身の不調に関する実態…………212

　　2.3　コロナ禍の高校生が有する心身の不調に関する支援ニーズ……217

　3．考察……………………………………………………………………218

　4．おわりに………………………………………………………………223

第10章　コロナ禍に伴う学校休校と重度知的障害児の発達困難・リ

　スクの実態－知的障害特別支援学校の保護者・教師調査（2020年4

　月～7月）から－…………………………………………………………225

　1．重度知的障害児のコロナ禍に伴う状況理解の困難と不安・ストレ

　　ス………………………………………………………………………225

　2．学校休校中の重度知的障害児の学習困難および「新たな生活様

　　式」に伴う困難………………………………………………………226

　3．休校中の子どもの居場所確保の困難………………………………229

　4．コロナ禍における重度知的障害児の食・睡眠・生活リズム等の発

　　達困難・リスク………………………………………………………230

　5．おわりに………………………………………………………………232

第3部　北欧諸国のCOVID-19パンデミックと
子どもの発達困難・リスクの動向

第11章　スウェーデンのCOVID-19パンデミックと子どもの発達
困難・リスクの動向 ……………………………………………………235

1．スウェーデンのCOVID-19パンデミックの概況 ………………235

2．スウェーデンのCOVID-19パンデミックと学校教育の動向 ………238

3．スウェーデンのCOVID-19パンデミックと障害・疾病等の特別
ニーズを有する子どもへの対応………………………………………241

4．スウェーデンのCOVID-19パンデミックと子ども当事者の声・
ニーズ………………………………………………………………243

5．おわりに…………………………………………………………246

第12章　デンマークのCOVID-19パンデミックと子どもの発達困
難・リスクの動向 …………………………………………………249

1．デンマークのCOVID-19パンデミックの概況 ………………249

2．デンマークのCOVID-19パンデミックと学校教育の動向 …………251

3．デンマークのCOVID-19パンデミックと子どもの発達困難・リ
スクの状況………………………………………………………254

4．デンマークのCOVID-19パンデミックと障害・疾病等の特別ニ
ーズを有する子どもへの対応………………………………………255

5．デンマークのCOVID-19パンデミックと子ども当事者の声・ニ
ーズ………………………………………………………………258

6．おわりに…………………………………………………………260

第13章　ノルウェー・フィンランドのCOVID-19パンデミックと
子どもの発達困難・リスクの動向………………………………………263

目　次　vii

1．ノルウェーの COVID-19 パンデミックと子どもの発達困難・リスクの動向……………………………………………………263

1.1　ノルウェーの COVID-19 パンデミックの概況…………263

1.2　ノルウェーの COVID-19 パンデミックと学校教育の動向………264

1.3　ノルウェーの COVID-19 パンデミックと子どもの発達困難・リスクの状況……………………………………………267

1.4　ノルウェーの COVID-19 パンデミックと障害・疾病等の特別ニーズを有する子どもへの対応……………………………270

2．フィンランドの COVID-19 パンデミックと子どもの発達困難・リスクの動向……………………………………………………272

2.1　フィンランドの COVID-19 パンデミックの概況…………272

2.2　フィンランドの COVID-19 パンデミックと学校教育の動向……273

2.3　フィンランドの COVID-19 パンデミックと障害・疾病等の特別ニーズを有する子どもへの対応…………………………276

2.4　フィンランドの COVID-19 パンデミックと子ども当事者の声・ニーズ………………………………………………278

3．おわりに……………………………………………………279

第14章　アイスランドの COVID-19 パンデミックと子どもの発達困難・リスクの動向………………………………………………281

1．アイスランドの COVID-19 パンデミックの概況………………281

2．アイスランドの COVID-19 パンデミックと学校教育の動向………283

3．アイスランドの COVID-19 パンデミックと子どもの発達困難・リスクの状況……………………………………………285

4．おわりに……………………………………………………288

viii

第15章　北欧諸国の子どもの「コロナ禍後遺症」問題と発達困難・
リスクの動向……………………………………………………………291
　1．スウェーデンにおける子どものコロナ禍後遺症問題に関する議論
　　の動向…………………………………………………………………291
　2．デンマークにおける子どものコロナ禍後遺症問題に関する議論の
　　動向……………………………………………………………………294
　3．ノルウェーにおける子どものコロナ禍後遺症問題に関する議論の
　　動向……………………………………………………………………296
　4．フィンランドにおける子どものコロナ禍後遺症問題に関する議論
　　の動向…………………………………………………………………299
　5．アイスランドにおける子どものコロナ禍後遺症問題に関する議論
　　の動向…………………………………………………………………301
　6．おわりに………………………………………………………………302

第4部　北欧諸国のCOVID-19パンデミックと
子どもの発達困難・リスクの実態

第16章　コロナ禍4年目のスウェーデンにおいて顕在化する子ども
のメンタルヘルス問題の実態—児童思春期精神障害中間ケア施設の
訪問調査（2023年3月）から—………………………………………309
　1．はじめに………………………………………………………………309
　2．スウェーデンのCOVID-19パンデミックと子どものメンタルヘ
　　ルス問題の動向………………………………………………………310
　3．スウェーデンの当事者団体からみたCOVID-19パンデミックと
　　メンタルヘルス問題…………………………………………………314
　4．BUP Mellanvård NVの訪問調査からみたCOVID-19パンデミッ
　　クと子どものメンタルヘルス問題…………………………………315

5．おわりに……………………………………………………………318

第17章　コロナ禍４年目のスウェーデンにおいて露呈する知的障害
　　　者の「格差・差別」問題と発達困難・リスクの実態－知的障害当
　　　事者組織の訪問調査（2023年３月）から－……………………321
　　1．スウェーデンの知的障害当事者組織 FUB の概要………………322
　　2．FUB からみたスウェーデンの知的障害教育問題と改善課題………325
　　3．COVID-19 パンデミックで露呈した知的障害者の「格差・差別」
　　　　問題と発達困難・リスク……………………………………………331
　　4．おわりに……………………………………………………………334

第18章　コロナ禍５年目のスウェーデンにおける子どものコロナ禍
　　　後遺症問題の実際－子どもの権利擁護組織 BRIS とストックホルム県
　　　立摂食障害センターの訪問調査（2024年３月）から－………337
　　1．スウェーデンにおける COVID-19 パンデミック以降の子どもの
　　　　メンタルヘルス問題の動向…………………………………………337
　　2．子どもの権利擁護組織 BRIS と子どものコロナ禍後遺症問題への
　　　　取り組み………………………………………………………………339
　　3．COVID-19 パンデミックに伴う子ども・若者の摂食障害問題とス
　　　　トックホルム県立摂食障害センターの取り組み……………………342
　　4．おわりに……………………………………………………………349

第19章　コロナ禍５年目のフィンランドにおける子どものメンタル
　　　ヘルス問題の実際－「フィンランド精神保健協会」の訪問調査（2024
　　　年３月）から－………………………………………………………351
　　1．フィンランドにおける COVID-19 パンデミック以降の子どもの
　　　　メンタルヘルス問題の動向…………………………………………351

x

　2．フィンランド精神保健協会調査からみた子どものメンタルヘルス

　　問題の実際……………………………………………………………357

　3．おわりに……………………………………………………………360

終章　本書の到達点・課題と展望……………………………………363

　1．各章のまとめ………………………………………………………363

　　1.1　第1部　コロナ禍と子どもの発達困難・リスクに関するレビ

　　　　ュー………………………………………………………………363

　　1.2　第2部　日本におけるコロナ禍と子どもの発達困難・リスク

　　　　の実態……………………………………………………………369

　　1.3　第3部　北欧諸国のCOVID-19パンデミックと子どもの発達

　　　　困難・リスクの動向……………………………………………373

　　1.4　第4部　北欧諸国のCOVID-19パンデミックと子どもの発達

　　　　困難・リスクの実態……………………………………………380

　2．本書の到達点と課題………………………………………………386

　　2.1　本書の到達点……………………………………………………386

　　2.2　本書で残した課題………………………………………………388

　3．「子ども被災・救済の特別ニーズ教育」創成の課題と展望…………390

　　3.1　災害・パンデミック等の災禍に関する日本学術会議の動向……391

　　3.2　「子ども被災・救済の特別ニーズ教育」創成の課題……………397

文献………………………………………………………………………405

あとがき…………………………………………………………………453

索引………………………………………………………………………467

執筆者紹介………………………………………………………………479

序章　本書の目的と方法

1．問題の所在

1.1　子どもは現在もコロナ禍の最前線にいる

　新型コロナウイルス感染症（COVID-19）（以下，COVID-19）は日本では2023年5月8日に「第5類」に移行したが，「子どもは現在もコロナ禍の最前線にいる」ことを示す実態が国内外で多数報告され始めている（Höög: 2022ほか）。COVID-19パンデミックは子どもの日常生活にも広範な影響を及ぼし，コロナ禍に伴う子どもの不安定な生活基盤，孤独・孤立，睡眠・生活リズムの乱れ，不安・緊張・抑うつ・ストレス等の子どもの発達困難・リスクに関わる諸問題が大きく顕在化している。

　COVID-19パンデミック以降，後遺症問題が注目されているが，感染した人々に現れる後遺症（罹患後症状）とパンデミックという災害事象に伴う各種の影響という広義の後遺症がある。WHO（2023）は，前者の後遺症（罹患後症状）を「post COVID-19 condition」と称しているが，各種の実態調査をもとに改めて定義している。すなわち，従来の罹患後症状としての記憶障害・倦怠感・認知機能障害・無嗅覚症等に加えて，不安（不登校・社交不安を含む），食習慣や行動の変化（引きこもり，抑うつ），「発達のマイルストーンの退行」も後遺症に含めており，病理的症状だけでなく日常生活への深刻な影響がある状態（学校欠席等）も症例定義に含める必要性を指摘している。

　このように罹患後症状の定義にも広がりが見られるが，COVID-19感染の有無を問わずパンデミックという災害事象に伴う各種の影響拡大も重大問題である。子どもにそくして見ると具体的には，COVID-19パンデミックに伴う「不安・抑うつ・ストレス反応，睡眠困難・生活リズム障害・起立性調節

障害，学校の長期欠席・不登校・ひきこもり，依存・自傷・摂食障害，いじめ・虐待・暴力，逸脱・非行，希死念慮・自殺企図・自殺」等の子どもの「いのち・生活・学習・発達」に係る多様な発達困難・リスクが，子どもの後遺症（罹患後症状）に該当する。本書ではこれを仮説的に子どもの「コロナ禍後遺症」と命名して使用する。

　子どものコロナ禍後遺症は「時間差」をもって発生することが想定され，子どもの社会的，行動的，教育的発達の獲得に長期的な影響を与える可能性が指摘されている（Buonsenso ほか：2021など）。コロナ禍後遺症のなかでも子どものメンタルヘルス問題はすでに顕在化している。特に子どもが抱える孤立・孤独の問題は大きく，Loades ほか（2020）はシステマティックレビューを通して，COVID-19 パンデミックに伴う子どもの孤立・孤独とメンタルヘルス問題を指摘している。

　藤田（2023）も「コロナ禍で経験される逆境体験は子どもの精神保健上の問題をいくつももたらし，日本だけでなく世界各国から不登校の増加，睡眠衛生の悪化，摂食障害患者数の増加，自殺者数の増加，不安抑うつ状態にある子どもの増加，虐待件数の増加，インターネット・ゲーム依存の増加，など多岐にわたる子ども達の困難が報告されている」と述べている。

　このように子どものコロナ禍後遺症に関する各種の子どもの発達困難・リスクについての研究報告が，国内外で徐々に増えている。しかし，コロナ禍対応においては社会経済システムの回復が最優先であり，子どもの心身の発達における COVID-19 パンデミックの各種の深刻な影響については関心に乏しく，軽視されていると言わざるを得ない。コロナ禍後遺症等の子どもの発達困難・リスクについての問題はほぼ未検討であり，早急に着手すべき課題である。

　高度な福祉国家として知られる北欧諸国もその例外ではなく，本書の第3部でも取り扱うように，COVID-19 パンデミックにより子どもの「いのち・生活・学習・発達」に係る多様な困難・リスクが顕在化しており（能田ほ

か：2021・2023, 石井ほか：2022, 髙橋ほか：2022）, 時間差で顕在化・問題化する子どものコロナ禍後遺症について, 北欧各国の当事者団体や各種の調査報告が徐々に明らかにしてきている。

1.2 国内におけるコロナ禍に伴う子どもの発達困難・リスクの動向

コロナ禍における子どもの QOL（生活の質）を調査した大西（2022a）は「コロナ禍で『身体的健康』と『精神的健康』が大きく低下していた」こと,「特に『精神的健康』に関しては, 小・中・高校生の 3 人に 1 人（33.2%）は『何もないのに不安に思うことがある』」ことを明らかにしている。そして「コロナ禍による社会不安の増大が, 子どもの鬱や無気力などのメンタルヘルス不調を生じさせ, 今急増している不登校やリストカットなどの自傷行為として現れている」「不登校や自傷行為などの現象は, 子どもの問題行動として捉えるのではなく, 子どもが大人や社会に発している SOS サイン」と指摘する。

国立成育医療研究センター（2023）では「新型コロナウイルス感染症流行による親子の生活と健康への影響に関する実態調査」を定期的に行っているが, 子どもにおける中等度以上の抑うつ傾向については2021年11%, 2022年13%と改善していないことが示された。

コロナ禍早期の臨時休校が中学生のストレス反応に与えた影響を調査した飯島ほか（2022）は, 臨時休校は特に抑うつ・不安や無力感に対して強い影響を及ぼしたことを明らかにしたが,「活動性の低下」「生活リズムの乱れ」を防ぐことが休校時におけるメンタルヘルスの保護要因となることを示している。

不登校問題も深刻である。文部科学省初等中等教育局児童生徒課（2022）の調査ではコロナ禍の2021年度に30日以上欠席した不登校の小中学生は前年度比24.9%増の244,940人で過去最多となり, このうち「新型コロナウイルスの感染回避」により30日以上登校しなかった児童生徒数は小学校42,963人

（前年度14,328人），中学校16,353人（同6,667人），高校12,388人（同9,382人）であり，前年度より大きく増加している。文部科学省（2022a）は「コロナ禍による生活環境の変化により，生活リズムが乱れやすい状況であったこと，学校生活において様々な制限がある中でうまく交友関係が築けない等，登校する意欲が湧きにくい状況にあった可能性」を指摘している。

摂食障害の増加も顕著である。国立成育医療研究センター（2021e）の調査では「2019年度と比較し，2020年度では神経性食欲不振（神経性やせ症）の初診外来患者数が約1.6倍，新入院者数が約1.4倍に増加」し，「コロナ禍でのストレスや不安が影響している」と推測している。

Takakuraほか（2022）は最初の緊急事態宣言時（2020年4月）に摂食障害を発症した患者年齢の中央値（14歳）の若さに着目し，一斉休校・人的接触激減が子どものストレスを高め，孤立感・孤独感・不安感やうつを引き起こした可能性を指摘している。

日本摂食障害学会の調査（全国28の専門医療機関を対象）では神経性やせ症の小・中・高校生の新規患者が2020・2021年に急増し（コロナ禍前の2019年と比べて2021年は1.58〜2.10倍），「若年者ほどコロナ禍の影響で発症したとみられる割合が高い」ことが示されている（共同通信：2022）。

Isumiほか（2020）は，日本の学校閉鎖中の自殺率の変化について第1波はあまり影響を与えていないと指摘したが，2020年度の小中高校児童生徒の自殺数は499人，2019年度の399人と比して25％の大幅増加となった。その原因・背景等には「進路に関する悩み」「学業不振」「親子関係の不和」が上位に挙げられている（文部科学省：2021a）。2021年度の小中高校児童生徒の自殺数は473人で前年から減少したが，2022年度は514人（小学生17人，中学生143人，高校生354人）で過去最多となり（文部科学省初等中等教育局児童生徒課：2023），今後も予断を許さない状況にある。

子ども・若者の相談に取り組むNPO法人「あなたのいばしょ」にはチャット形式で月約2万件の投稿が届くが，それを分析すると2020年春の最初の

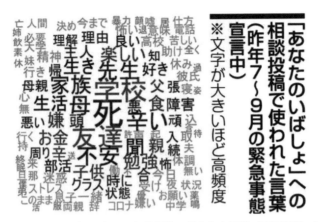

図0.1 「あなたのいばしょ」への相談投稿で使われた言葉（東京新聞：2022a）

緊急事態宣言期間は「コロナ」「不安」という言葉が多く使われたが，2021年夏の宣言期間では図0.1のように「死」が最多で「学校」「友達」「辛い」「不安」「家族」「先生」等が続いている。関連して「自粛疲れで『死にたい』と思うことが増えた」等の投稿もあり，「あなたのいばしょ」理事長の大空幸星は「当初は漠然とした不安だったが，休校や行事の中止で，友人とのつながりが断たれた。次第に孤立し，『死』が増えたのではないか」と指摘する（東京新聞：2022a）。

1.3 北欧諸国におけるCOVID-19パンデミックに伴う子どもの発達困難・リスクの動向

　高度な福祉国家として知られる北欧諸国においてもCOVID-19パンデミックにおける学校教育を含む子ども対応・支援に対しては，数多くの問題点が指摘されている（能田ほか：2021・2023，石井ほか：2022，髙橋ほか：2022）。例えば，北欧保健社会問題大臣評議会が設置した「北欧福祉センター（Nordic Welfare Center）」は，COVID-19パンデミックにおいて子ども当事者の声が十分に聴かれていないことを指摘している（Nordic Welfare Center：2023）。

北欧閣僚理事会（Nordic Council of Ministers）が設立した「Nord Forsk」は，COVID-19パンデミックが子ども・若者の福祉に与える長期的影響について検討するため，2022年から「パンデミック後の北欧における子どもと若者の福祉」という研究プロジェクトを始動した（Nord Forsk: 2022）。このプロジェクトを提案したフィンランドアカデミー（Suomen Akatemia）は「子ども・若者は誰もが想像できなかった状況に追い込まれた。子どもは自身のためではなく，社会で最も危険に晒されている人々を守るために生活を制限しなければならなかった。我々は子ども・若者の意見に耳を傾け，彼らの経験から学び，成人を目前に控えた彼らの幸福をサポートするための解決策を見つける義務がある。それにより，次の社会的危機に備えることができる」と述べている（Suomen Akatemia: 2022a）。

スウェーデンでは，子ども・若者のうつ病や不安神経症の有病率はCOVID-19パンデミック以前から増加傾向にあったが（Socialstyrelsen: 2021），COVID-19パンデミックにおいては社会的交流制限の影響が深刻であり，子どものメンタルヘルス問題や精神疾患の増加が懸念されている（SVT Nyheter: 2021）。2022年の全国公衆衛生調査において女子73%，男子46%が不安を抱え，とくに女子23%と男子9%が重篤な問題を抱えていると報告されている（Folkhälsomyndigheten: 2022a）。

スウェーデンの代表的な子どもの権利擁護組織「BRIS（Barnens rätt i samhället: 社会における子どもの権利）」はチャット・メール・電話等で子どもの相談活動をしているが，2022年の相談件数は44,420件，その数は2021年と比べて7%増加している（図0.2）。約21,000件が精神疾患関係であるが，摂食障害17%増，自殺関連15%増，自傷行為14%増というように，子どものメンタルヘルス問題は顕著に深刻化している。とくに気がかりなのは子どもの自殺関連相談件数が約5,300件であり，10人に1人が自殺関連相談を行っていることである。また，COVID-19パンデミックから1〜2年の「時間差」で精神疾患等のコロナ禍後遺症が顕在化していることが大きな注目点である。

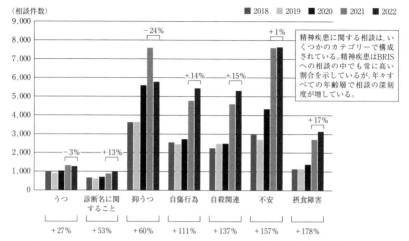

図0.2 BRIS における精神疾患に関する相談件数の推移（2018～2022）（BRIS: 2023b）

　なお BRIS（2023a・2023b）は、子どもの生活やメンタルヘルスを良好に保つ上での学校の役割・重要性について「子どもの幸福における学校の役割を過小評価してはならない」「学業に取り組むことは子どもが希望を感じるために重要であり、長期的なメンタルヘルスに影響を与える可能性がある」と言及している。

　デンマークの子どもの権利擁護組織「Børns Vilkår（子どもの福祉）」は2020年1月～2022年1月に寄せられた COVID-19 関連相談（2,672件）を分析している。2020年は「子どもと親との関係」9.1％、「恐れ」5.4％、「友情」4.8％、「孤独」3.8％が上位であったが、2021年は「孤独」18％、「不安」5.4％、「自殺」3.3％となり、メンタルヘルス問題の深刻化がうかがえる。そして「隔離期間中、『生きることへの欲望』を維持するのはとても困難であった」等の子どもの声を紹介しながら、「COVID-19パンデミックは子どもと若者に爪痕を残した」ことを強調している（Børns Vilkår: 2022a）。精神科クリニックを受診する子ども・若者が過去10年間で一番の増加を示し、また子ども電話相談でもとくに自殺念慮・企図に関する内容が多かったことを

指摘している（Børns Vilkår: 2022b）。

　ノルウェーの子ども・若者のメンタルヘルス支援組織「Blå Kors（青十字）」はチャット相談サービスを実施しているが，2021年（7,639人）と2022年（5,185人）の相談内容をみると「精神疾患」：2021年49％，2022年64％，「日常生活のストレス」：2021年16％，2022年22％，「自殺のリスク」：2021年14％，2022年21％，「自傷行為」：2021年9％，2022年11％，「身体症状」：2021年9％，2022年15％のように，メンタルヘルス問題の相談が顕著に増加している（Blå Kors: 2023）。

　フィンランド精神保健協会（Suomen Mielenterveys ry）が開設している危機ホットラインに寄せられた電話相談には「自殺の急性リスク」の高いものが増加している。2019年秋は月平均40件強に対し，2021年秋は月120件ほどに急増し，相談者の3分の1は若年女性であった（Suomen Mielenterveys ry: 2022）。この危機ホットラインに対して「話すことで希望が得られた」「話をするだけで恐怖状態が緩和され，食事ができるようになった」「再び息ができるようになったと感じ，状況がよく理解できた」等の当事者の声が寄せられている（Suomen Mielenterveys ry: 2023）。

2．研究の目的と分析の視点

　これまで国内外における子どものコロナ禍における発達困難・リスクの動向，および「子どもは現在もコロナ禍の最前線にいる」という状況について概観してきた。

　朝日新聞（2023）も規制緩和で「困難な状況にある子が見過ごされるリスクが高まった可能性がある」という森崎菜穂氏（国立成育医療研究センター社会医学研究部長）の警鐘を紹介している。北欧諸国の各種の調査研究報告でも，COVID-19パンデミックにおける子どもの発達困難・リスク（コロナ禍後遺症問題）が時間差を伴って顕在化・深刻化する可能性が示されており，そのことの継続的，実証的検討とそれにもとづく対応・支援が求められてい

る。

　また，一方で多くのこどもがストレスに対処する力や柔軟さを持っていることも示されている（国立成育医療研究センター：2023）。子どものコロナ禍後遺症だけでなく，コロナ禍経験を通して子どもの「PTG（心的外傷後成長）」や「レジリエンス」に繋げていく発達教育論的検討も不可欠である。その際にBRIS（2023a・2023b）が，COVID-19パンデミックにおける子どもの生活やメンタルヘルスを良好に保つ上での学校の役割・重要性に言及しているように，コロナ禍の子どもの発達困難・リスクに対して学校教育・教師が果たす意義と機能・役割を丁寧に検討していくことが求められている。

　以上に検討した問題状況をふまえて，本書『コロナ禍と子どもの発達困難・リスクの研究―子どもは現在もコロナ禍の最前線にいる―』では，現在もコロナ禍の最前線にいる子どもが有する多様な子どもの発達困難・リスク（コロナ禍後遺症問題を含む）の実態，およびそれに対応する学校教育・発達支援の意義・役割・課題について，子ども当事者の声・支援ニーズを中心に検討することを目的とする。

　この研究課題の遂行のために，以下の4つの分析視点を設定する。

　視点①：コロナ禍における子ども（障害・疾病等の特別ニーズを有する子どもを含む）の「いのち・生活・学習・発達」等の困難・リスク（コロナ禍後遺症問題を含む）に関わる国内外の研究動向のレビューを通して，コロナ禍における子どもの発達困難・リスクの状況やコロナ禍において求められている学校教育・発達支援の意義・役割・課題について，子ども当事者の声・支援ニーズを中心に明らかにする。これは「第1部コロナ禍と子どもの発達困難・リスクに関するレビュー」に相当する。

　視点②：日本における子ども当事者（小中高校生）とその保護者・教師を対象としたコロナ禍における子どもの「いのち・生活・学習・発達」等の困難・リスク（コロナ禍後遺症問題を含む）の実態と支援ニーズについての調査を通して，子どもの発達困難・リスクの実態やコロナ禍において求められて

いる学校教育・発達支援の意義・役割・課題について，子ども当事者（小中高校生）の声・支援ニーズを中心に明らかにする。これは「第2部日本におけるコロナ禍と子どもの発達困難・リスクの実態」に相当する。

　視点③：日本のコロナ禍における子どもの発達困難・リスクの問題・課題をより鮮明にするために，医療・福祉・教育等の社会的セーフティネットが充実していると高く評価される北欧福祉国家（スウェーデン・デンマーク・ノルウェー・フィンランド・アイスランド）を取り上げる。北欧諸国の COVID-19 パンデミックにおける子どもの「いのち・生活・学習・発達」等の困難・リスク（コロナ禍後遺症問題を含む）に関するレビューを通して，北欧諸国のコロナ禍における子どもの発達困難・リスクの状況や COVID-19 パンデミックにおいて求められている学校教育・発達支援の意義・役割・課題について，子ども当事者の声・支援ニーズを中心に検討する。また，それとの比較検討を通して，日本の子どもが有するコロナ禍に伴う発達困難・リスクの状況や学校教育・発達支援の意義・役割・課題を明らかにする。これは「第3部北欧諸国の COVID-19 パンデミックと子どもの発達困難・リスクの動向」に相当する。

　視点④：日本のコロナ禍における子どもの発達困難・リスクの問題・課題をより鮮明にするために，北欧諸国における子どものコロナ禍後遺症問題対応の専門機関への訪問調査（2023年3月，2024年3月に実施）を通して，北欧諸国の COVID-19 パンデミックにおける子どもの発達困難・リスクの実態やコロナ禍において求められている学校教育・発達支援の意義・役割・課題について，子ども当事者の声・支援ニーズを中心に検討する。また，それとの比較検討を通して，日本の子どもが有するコロナ禍に伴う発達困難・リスクに対する学校教育・発達支援の意義・役割・課題を，子ども当事者の声・支援ニーズを中心に明らかにする。これは「第4部北欧諸国の COVID-19 パンデミックと子どもの発達困難・リスクの実態」に相当する。

3．研究の方法

　上記に示した4つの分析視点のもとに，以下の19件の研究作業を遂行していく。

　⑴視点①にもとづき，コロナ禍における子どもの「いのち・生活・学習・発達」等の困難・リスク（コロナ禍後遺症問題を含む）について，国内外の研究動向のレビューを通して検討し，子どもの発達困難・リスクの状況とコロナ禍において求められている学校教育・発達支援の意義・役割・課題について，子ども当事者の声・支援ニーズを中心に明らかにする。レビューの対象文献は「新型コロナウイルス感染症，子ども，特別支援教育・特別ニーズ教育，発達困難，発達リスク，発達支援」等をキーワードに，各種の検索エンジンを用いて収集した2022年11月までに公表された国内外の文献資料である（「第1章コロナ禍と子どもの発達困難・リスクの動向」）。

　⑵視点①にもとづき，子どもの Long COVID および COVID-19 パンデミックに伴う子どもの「いのち・生活・学習・発達」等の困難・リスク（コロナ禍後遺症問題を含む）に係る国内外の動向について検討し，子どもの発達困難・リスクに対する発達支援の意義・役割・課題を，子ども当事者の声・支援ニーズを中心に明らかにする（「第2章『新型コロナ後遺症（Long COVID）』と子どもの発達困難・リスクの動向」）。

　⑶視点①にもとづき，コロナ禍における知的障害・発達障害を有する子どもの「いのち・生活・学習・発達」等の困難・リスク（コロナ禍後遺症問題を含む）について国内外の研究動向のレビューを通して検討し，子どもの発達困難・リスクの状況とコロナ禍において求められている学校教育・発達支援の意義・役割・課題について，子ども当事者の声・支援ニーズを中心に明らかにする。レビュー対象文献は「新型コロナウイルス感染症，子ども，特別支援教育・特別ニーズ教育，知的障害，発達障害」等をキーワードに，各種の検索エンジンを用いて収集した2022年8月までに公表された国内外の文献

資料である（「第3章コロナ禍と知的障害・発達障害を有する子どもの発達困難・リスクの動向」）。

(4)視点①にもとづき，コロナ禍における肢体不自由・重症心身障害等を有する子どもの「いのち・生活・学習・発達」等の困難・リスク（コロナ禍後遺症問題を含む）について国内外の研究動向のレビューを通して検討し，子どもの発達困難・リスクの状況とコロナ禍において求められている学校教育・発達支援の意義・役割・課題について，子ども当事者の声・支援ニーズを中心に明らかにする。レビュー対象文献は「新型コロナウイルス感染症，子ども，特別支援教育・特別ニーズ教育，肢体不自由・重症心身障害」等をキーワードに，各種の検索エンジンを用いて収集した2022年8月までに公表された国内外の文献資料である（「第4章コロナ禍と肢体不自由・重症心身障害等を有する子どもの発達困難・リスクの動向」）。

(5)視点①にもとづき，現在のコロナ禍における子どもの発達困難・リスクの問題と対応の課題をより鮮明にするために，歴史的パースペクティブから約100年前の日本においても猛威をふるったスペイン風邪パンデミック（1918〜1920）を取り上げ，スペイン風邪パンデミックのもとでの子どもの感染実態や子どもの「いのち・生活・学習・発達」の困難・リスク，学校教育の対応等の諸相について検討する（「第5章100年前のスペイン風邪パンデミック（1918-1920）と子どもの発達困難・リスク」）。

(6)視点②にもとづき，全国の子ども本人（小中高校生）およびその保護者・教師対象のオンライン質問紙法調査（2021年7月1日〜8月1日実施）を通して，コロナ禍における子どもの生活実態と支援ニーズの実態を検討し，コロナ禍の学校教育・発達支援の意義・役割・課題を，子ども当事者の声・支援ニーズを中心に明らかにする（「第6章コロナ禍における子どもの生活実態と支援ニーズの実態—全国の小中高校生・保護者・教師調査（2021年7月〜8月）から—」）。

(7)視点②にもとづき，全国の子ども本人（小中高校生）およびその保護

者・教師対象のオンライン質問紙法調査（2021年7月1日〜8月1日実施）を通して，コロナ禍における子どもの発達困難・リスクの実態を検討し，コロナ禍における学校教育・発達支援の意義・役割・課題を，子ども当事者の声・支援ニーズを中心に明らかにする（「第7章コロナ禍における子どもの発達困難・リスクと支援ニーズの実態—全国の小中高校生・保護者・教師調査（2021年7月〜8月）から—」）。

　⑻視点②にもとづき，思春期における心身の大きな変化に伴い，生活リズムの乱れや心身の不調の訴えが増える時期でもある中学生を対象にオンライン質問紙法調査を行い（COVID-19第3波の2020年11月〜12月に実施），コロナ禍における中学生の食や睡眠等の日常生活と心身の不調等の実態についての検討を通して，コロナ禍における心身の不調等に対して中学生はどのような理解・支援を求めているのかを明らかにする（「第8章コロナ禍における中学生の食・睡眠の困難と心身の不調の実態—中学生調査（2020年11月〜12月）から—」）。

　⑼視点②にもとづき，社会的自立や進路選択等で悩みが多く，中学生と並んで心身の不調の訴えが増える時期でもある高校生を対象にオンライン質問紙法調査を行い（COVID-19第3波の2020年11月〜12月に実施），コロナ禍における高校生の食や睡眠等の日常生活と心身の不調等の実態についての検討を通して，コロナ禍における心身の不調等に対して高校生はどのような理解・支援を求めているのかを明らかにする（「第9章コロナ禍における高校生の食・睡眠の困難と心身の不調の実態—高校生調査（2020年11月〜12月）から—」）。

　⑽視点②にもとづき，COVID-19パンデミックに伴う学校休校という未曾有の事態の中で，知的障害特別支援学校在籍の重度知的障害・自閉症を有する子どもが抱えていた多様な「いのち・生活・学習・発達」の困難・リスクの実態を，知的障害特別支援学校在籍児童生徒の保護者および教師へのオンライン等を用いた半構造化面接法調査（学校休校時から再開時の2020年4月〜7月に実施）を通して検討し，学校教育・発達支援の意義・役割・課題について明らかにする（「第10章コロナ禍に伴う学校休校と重度知的障害児の発達困難・リ

スクの実態－知的障害特別支援学校の保護者・教師調査（2020年4月～7月）から
－」）。

⑾視点③にもとづき，スウェーデンにおける2020年から2022年11月までの
コロナ禍と子どもの「いのち・生活・学習・発達」等の困難・リスク（コロ
ナ禍後遺症問題を含む）の状況について，各種の文献資料のレビューを通して
検討し，スウェーデンのコロナ禍における子どもの発達困難・リスクに対す
る学校教育・発達支援の意義・役割・課題について明らかにする（「第11章ス
ウェーデンのCOVID-19パンデミックと子どもの発達困難・リスクの動向」）。

⑿視点③にもとづき，デンマークにおける2020年から2022年11月までのコ
ロナ禍と子どもの「いのち・生活・学習・発達」等の困難・リスク（コロナ
禍後遺症問題を含む）の状況について，各種の文献資料のレビューを通して検
討し，デンマークのコロナ禍における子どもの発達困難・リスクに対する学
校教育・発達支援の意義・役割・課題について明らかにする（「第12章デンマ
ークのCOVID-19パンデミックと子どもの発達困難・リスクの動向」）。

⒀視点③にもとづき，ノルウェー・フィンランドにおける2020年から2022
年11月までのコロナ禍と子どもの「いのち・生活・学習・発達」等の困難・
リスク（コロナ禍後遺症問題を含む）の状況について，各種の文献資料のレビ
ューを通して検討し，ノルウェー・フィンランドのコロナ禍における子ども
の発達困難・リスクに対する学校教育・発達支援の意義・役割・課題につい
て明らかにする（「第13章ノルウェー・フィンランドのCOVID-19パンデミックと
子どもの発達困難・リスクの動向」）。

⒁視点③にもとづき，アイスランドにおける2020年から2022年11月までの
COVID-19パンデミックと子どもの「いのち・生活・学習・発達」等の困
難・リスク（コロナ禍後遺症問題を含む）の状況について，各種の文献資料の
レビューを通して検討し，アイスランドのCOVID-19パンデミックにおけ
る子どもの発達困難・リスクに対する学校教育・発達支援の意義・役割・課
題について明らかにする（「第14章アイスランドのCOVID-19パンデミックと子ど

もの発達困難・リスクの動向」）。

⒂視点③にもとづき，北欧諸国における2020年から2023年５月までの子どものコロナ禍後遺症問題とそれに伴う子どもの発達困難・リスクに関する議論の動向について，各種の文献資料のレビューを通して検討し，子どものコロナ禍後遺症問題と発達困難・リスクに対して学校教育・発達支援の意義・役割・課題を明らかにする。あわせて日本の子どものコロナ禍後遺症問題と発達困難・リスクに対する学校教育・発達支援において引き取るべき課題を示していく（「第15章北欧諸国の子どもの『コロナ禍後遺症』問題と発達困難・リスクの動向」）。

⒃視点④にもとづき，スウェーデンのストックホルム市にある児童思春期精神障害中間ケア施設「BUP Mellanvård NV」への訪問調査（2023年３月実施）を通して，COVID-19パンデミック４年目のスウェーデンにおいて顕在化する子どものメンタルヘルス問題と発達困難・リスクの実態および発達支援の課題について検討する。スウェーデンでは子どものメンタルヘルス問題への危機感と支援要請の高まりを背景に，その対策として専門機関「BUP（Barn-och ungdomspsykiatri，子ども・若者メンタルヘルスセンター）」が全県設置されている。特にストックホルムなどの都市部の BUP には「中間ケア（Mellanvård）」施設が設置され，入退院を繰り返したり，在宅・通院では対応不十分なケース，家庭支援が必要な子ども・若者等を対象に，中間ケア施設により医療・地域生活・学校教育等の連携協働に取り組んでいる（「第16章コロナ禍４年目のスウェーデンにおいて顕在化する子どものメンタルヘルス問題の実態―児童思春期精神障害中間ケア施設の訪問調査（2023年３月）から―」）。

⒄視点④にもとづき，スウェーデンの代表的な知的障害当事者組織「Riksförbundet FUB」への訪問調査（2023年３月実施）を通して，COVID-19パンデミック４年目のスウェーデンにおいて露呈する知的障害者の「格差・差別」問題の実態について検討する（「第17章コロナ禍４年目のスウェーデンにおいて露呈する知的障害者の『格差・差別』問題と発達困難・リスクの実態―知的障害

当事者組織の訪問調査（2023年3月）から―」）。

⒅視点④にもとづき，スウェーデンの代表的な子どもの権利擁護組織「BRIS（Barnens Rätt i Samhället: 社会における子どもの権利）」およびストックホルム県立摂食障害センターへの訪問調査（2024年3月実施）を通して，COVID-19パンデミック5年目のスウェーデンにおいて顕在化する子どものメンタルヘルスを中心とするコロナ禍後遺症問題と発達困難・リスクの実際，および発達支援の課題について明らかにする（「第18章コロナ禍5年目のスウェーデンにおける子どものコロナ禍後遺症問題の実際―子どもの権利擁護組織BRISとストックホルム県立摂食障害センターの訪問調査（2024年3月）から―」）。

⒆視点④にもとづき，フィンランド精神保健協会への訪問調査（2024年3月実施）を通して，COVID-19パンデミック5年目のフィンランドにおける子どものメンタルヘルスを中心とするコロナ禍後遺症問題と発達困難・リスクの実際および発達支援の課題について明らかにする（「第19章コロナ禍5年目のフィンランドにおける子どものメンタルヘルス問題の実際―『フィンランド精神保健協会』の訪問調査（2024年3月）から―」）。

さて，本書『コロナ禍と子どもの発達困難・リスクの研究―子どもは現在もコロナ禍の最前線にいる―』は，上記の研究目的・分析視点および研究方法にしたがって，序章・終章および本論4部19章の合計21章から構成される。

（髙橋智・能田昂・田部絢子）

第1部　コロナ禍と子どもの発達困難・リスクに関するレビュー

第1章　コロナ禍と子どもの発達困難・リスクの動向

　本章では，コロナ禍における子どもの「いのち・生活・学習・発達」等の困難・リスク（コロナ禍後遺症問題を含む）について，国内外の研究動向のレビューを通して検討し，子どもの発達困難・リスクの状況とコロナ禍において求められている学校教育・発達支援の意義・役割・課題について，子ども当事者の声・支援ニーズを中心に明らかにしていく。

　レビューの対象文献は「新型コロナウイルス感染症／COVID-19」「子ども／children」「特別支援教育・特別ニーズ教育／special needs education」「発達の困難／difficulties of development」「発達のリスク／risks of development」「発達支援／developmental support」等をキーワードとし，CiNii，J-Stage，Google Scholar，PubMed 等の検索エンジンを用いて収集した，2020年以降2022年11月までに公表された国内外の文献資料である。そのうち研究方法等が明確で本研究の目的に関連のある187件を採用した（**表**1.1）。

1．コロナ禍における子どもの発達困難・リスクの状況

　COVID-19 パンデミックでは障害等の有無にかかわらず，全ての子どもの生活に制限や変更が生じ，睡眠・生活リズム・生活習慣等の乱れや困難が増している。

　酒井ほか（2021）は，2020年4月に小学校に入学した児童・保護者を対象に調査し，全体的には保護者の多くが「自分の子どもは休業中規則正しい生活を送っていた」等の「ポジティブに振り返る回答」をしていたが，しかしその中でも，①休業中に子どもがイライラしていたという回答が3分の1を占め，学校に行くのを不安に感じるようになったという回答も4分の1を占めていたこと，②たくさんの宿題が出され，その多くが習っていない内容で

20　第1部

表1.1　コロナ禍の子どもの発達困難・リスクに関する文献資料

		対象の文献				
		国内	国外	レビュー	調査	その他
生活習慣・生活リズムの変化と心身の健康状態	20	12	8	1	19	0
運動・活動量の変化と心身の健康状態	12	5	7	3	9	0
学校給食と栄養・健康状態	15	3	12	2	13	0
睡眠困難・睡眠障害	15	10	5	1	12	2
デジタル機器の使用とスクリーンタイムの増加	15	9	6	0	14	1
視力低下や近視の増加	5	2	3	0	4	1
不登校	27	22	5	0	18	9
メンタルヘルスの問題と自殺や自傷	18	12	6	0	14	4
摂食障害	16	4	12	0	16	0
虐待・社会的養護	10	9	1	1	2	7
学校教育	34	24	10	4	15	15

あったために子ども・保護者に多くの負担がかかっていたこと，③暮らし向きの苦しい家庭では子どもと話をしたり，一緒に体を動かす時間をとったり，食事のバランスを心がけることが難しく，子どもはイライラすることが多い，体力が落ちた，寝つきが悪かったという回答が多く見られたことなどを明らかにしている。

　同調査の小学校２・３年生とその保護者を分析した伊藤ほか（2021）は，１年生とその保護者と共通する傾向が見られたが，１年生とその保護者との差異として，①保護者による子どものケアは１年生ほどには手厚くなかったこと，②保護者が１年生以上に学習・宿題への不安・心配を抱きやすかったこと，③子どもの登校意欲は１年生よりも維持されている傾向にあったことを明らかにし，また暮らし向きが苦しい家庭においては学校休業中に子どもの生活リズムの維持，子どもの学習環境を整えること，子どもに様々のケア

を提供すること等が困難であったことを示した。

コロナ禍においてはこれまでの「当たり前」であった日常生活のルーティンが大きく制限され,「新しい生活様式」が導入され,子どもには多様な不安・緊張・ストレスが付加されている（朝日新聞：2021，しんぶん赤旗：2021）。子どもの場合,心理的ストレスが身体症状（微熱・頭痛・腹痛・めまい・頻尿等）や行動上の困難（分離不安,赤ちゃん返り,癇癪,イライラ,睡眠・生活リズムの乱れ,登園・登校しぶり,不登校等）として表現されやすい。

こうした COVID-19 パンデミックの影響は,子どもの生活変化や抑うつ,ゲーム依存,睡眠困難,摂食障害,自傷,不登校等の状態にも顕著に現れている。COVID-19 に罹患した子どもの予後についても「小児では元々機能性身体症状を呈することが多く,それが心理社会的ストレスに伴い心身症となりやすい年齢群でもあり,COVID-19 に罹患したストレスによって,さまざまな症状が出現する可能性がある。さらには罹患していなくてもコロナ禍の生活の変化や制限のために罹患後症状とよく似た心身の変調を訴える小児が増えているため,小児における罹患後症状というものを単一の疾患概念と捉えることは困難と思われる」と指摘されている（厚生労働省：2022a）。

1.1　生活習慣・生活リズムの変化と心身の状態

COVID-19 パンデミックに伴う学校閉鎖や社会的制約によって,子どもの生活習慣・生活リズムが著しく変化したことが指摘されている。

国立成育医療研究センター（2020a）は,2020年4月〜5月に子ども・保護者約8,700人に調査を行い,子どもの75％にイライラや集中低下,睡眠の質の低下等のストレス反応を認め,保護者の62％において心に中等度の負担が認められたと報告している。さらに2021年2〜3月に実施した調査では,子どもの体の健康は全年齢,心の健康は中・高生において2020年4月の調査開始以降で最も低いと指摘している（国立成育医療研究センター：2021b）。

国立成育医療研究センター（2021a）の「コロナ×こどもアンケート調査報

告（第4回）」では小学4～6年生15%，中学生24%，高校生30%に「中等度以上のうつ症状」の存在が示されている。緊急事態宣言や学校休校等で外出機会が減り，家に閉じこもる時間の増加，部活動・行事の中止，友人との交流の減少等の生活環境の大きな変化によるストレスの影響が指摘されている。

セーブ・ザ・チルドレン・ジャパン（2020）は，2020年3月にコロナ禍における子ども（小中高校生）への質問紙法調査（1,422件回答）を実施したが，「困っていること・心配なこと・気になっていること」として「日常生活が送れていない・外出できない」31.4%，「体調やり患，心の変化，感染拡大への心配・懸念」16.0%，「勉強ができない，学力の低下，学校のことなど学びに関わるもの」15.7%，「非日常の特別な体験の喪失」7.3%等が上位に挙げられた。

野井（2020，2021）は，一斉休校中に小中学生と保護者が困っていることを明らかにしているが，小中学生は「（思うように）外に出られない」「友だちに会えない」「運動不足」「感染症が不安」「勉強を教えてもらえない」が上位であった。一方，保護者の心配は「運動不足」「勉強を教えてもらえない」「（思うように）外に出られない」「感染症が不安」「友だちに会えない」であった。また休校中の身体の状態では「目がつかれる」「からだがつかれる」「首・肩のこり」「頭がぼんやりする」「お腹がいたい」が上位5項目にランクし，心の状態では「集中できない」「やる気が出ない」「いらいらする」「怒りっぽい」「頑張るのがむずかしい」の回答率の高さが目立った。

こうした結果から野井（2021）は，長期臨時休校による自粛生活が子どもの心身に大きく影響し，子どもはSOSを発していると述べており，また子どもの困りごとと保護者の心配事とのズレも指摘している（**表1.2**）。

山田ほか（2021）は，A県B市の全小学生5,033人の保護者対象に，運動習慣の有無が臨時休校に伴う日常生活習慣の変化に及ぼす影響について調査を実施したが，運動習慣の有無にかかわらず，休校中の全学年児童において起床・就寝，食事が不規則になり，テレビ視聴時間やスマートフォン・タブ

表1.2　長期臨時休校中の子どもの心と身体の状態（野井：2021）

	休校中の からだの状態		休校中の こころの状態		休校中に子どもが 困っていること		休校中に保護者が 心配していること	
1位	目が疲れる	24.8%	集中できない	49.6%	（思うように）外に出られない	61.0%	運動不足になってしまう	82.7%
2位	からだが疲れる	20.1%	やる気が出ない	46.0%	友達に会えないこと	56.5%	勉強を教えてもらえない	73.7%
3位	首・肩のこり	17.0%	いらいらする	38.9%	運動不足になってしまう	56.1%	（思うように）外に出られない	71.9%
4位	頭がぼんやりする	11.9%	怒りっぽい	37.3%	感染症が不安	44.0%	感染症が不安	66.0%
5位	お腹が痛い	11.8%	頑張るのが難しい	36.1%	勉強を教えてもらえない	39.0%	友達に会えない	61.9%

レットの使用時間が長くなったことを明らかにしている。

　渡部ほか（2021）は，COVID-19 パンデミックに伴う臨時休校中における中学生の基本的生活習慣（朝食摂食，睡眠，運動，テレビ・PC・スマートフォンの視聴時間）の状況を明らかにするために，一斉休校中の2020年3月に中学生402人を対象に第1回調査，2020年5月に451人を対象に第2回調査を実施した（**表1.3**）。「休校前より食べなくなった」と回答した生徒は26.8%（第1回），24.9%（第2回）であり，調査対象生徒の4分の1が休校前と比較して朝食を欠食し，就寝時刻が休校前と比較して「遅くなった」と回答した生徒は51.6%と最も多いこと，運動習慣が臨時休校前よりも「減った」と回答した生徒は77.2%，またテレビ・PC・スマートフォンの視聴時間「7時間以上」と答えた生徒が最も多いことを明らかにした（第1回目と2回目の平均）。

　田村ほか（2021）は，公立小中学校に通う児童生徒を対象に休校中と休校明けの生活状況について明らかにしているが（休校中2,423人，休校明け1,341人），休校明けに比して休校中の生活では「就床・起床時刻が遅い」「身体活動を実施しない」「電子メディアを長時間利用する」等の特徴が目立った。

24　第1部

表1.3　一斉休校前と比較した朝食摂食状況（N＝368）（渡部ほか：2021）

	休校前と変わらない	休校前より食べるようになった	休校前より食べなくなった	計
第1回調査（3月）	121 67.6%	10 5.6%	48 26.8%	179 100.0%
第2回調査（5月）	127 67.2%	15 7.9%	47 24.9%	189 100.0%
計	248 67.4%	25 6.8%	95 25.8%	368 100.0%

「カナダの24時間行動ガイドライン」に照らして生活習慣の達成率を算出したところ，小・中学生ともに睡眠は休校明け（小：78.5%，中：64.2%）に比して休校中（小：58.0%，中：35.9%）の達成者が有意に多く，座位行動は休校明け（小：28.3%，中：18.3%）に比して休校中（小：11.3%，中：6.3%）の達成者が有意に少ない実態が示され，休校中における生活習慣や生活リズムの乱れを指摘している。

　髙坂（2021）は，臨時休校中の小学生の生活習慣の変化とストレス反応との関連を親の認知をもとに検討しているが，長期休業によって生活習慣が変化するとともに無気力が生じ，特に食習慣の乱れは幅広いストレス反応と関連することを明らかにしている。食習慣を維持することが，生活習慣全般の安定とストレス反応の抑制に繋がる可能性があることを示唆している（**表1.4**）。

　斎藤ほか（2021）は，中学生を対象にCOVID-19パンデミックに伴う長期休校の影響についての質問紙法調査を実施しているが（1,688人回答），「学校再開がいつになるか判らず不安」46.5%，「休校中に登校したい」60.1%，「休校中に体を動かしていなかった」9.7%と回答し，長期休校は中学生に不安をもたらし，心身の状態にも悪影響を及ぼしたことを指摘している。

　Sugimoto, M.ほか（2022）は，全国の小中学校48校6,220人の子ども（8～

表1.4　生活習慣の変化とストレス反応との相関（髙坂：2021）

	身体的症状	抑うつ・不安	不機嫌・怒り	無気力
不規則な睡眠	.11*	.06	.09†	.33***
食習慣の乱れ	.42***	.29***	.33***	.47***
学習時間の減少	.09*	.06	.15**	.51***
外出の減少	-.14**	.01	-.05	.09*
テレビ・ネット視聴の増加	.10*	.13**	.15**	.38***
運動の減少	-.16***	-.02	.00	.22***
ゲーム・スマホ利用の増加	.02	.02	.02	.23***

***$p<.001$，**$p<.01$，*$p<.05$，†$p<.10$

15歳）を対象に，COVID-19パンデミックに伴う学校閉鎖中の子どもの睡眠と食事の時間的パターンを特定し，ライフスタイル行動や食事摂取との関連性を検討しているが，調査対象の半数以上は学校閉鎖中に起床・朝食・昼食の時間が遅くなり，食事摂取時間の乱れと生活習慣の悪化との関連性について指摘している。具体的には，身体的に活発ではなくなり，スクリーンタイムが長く（1日4時間以上），勉強時間が短く（1日2時間未満），朝食・昼食を抜く頻度が高く，ビタミン・野菜・果物・魚介類・乳製品の摂取量が少なく，砂糖・菓子・甘味飲料の摂取量が多いことが示された。

　海外の研究でもCOVID-19パンデミックに伴う生活習慣・生活リズムの変化と子どもへの影響について指摘されている。

　Xiang, M.ほか（2020）は，2020年1月と3月に中国・上海の子ども2,427人（6〜17歳）を対象に，COVID-19パンデミックの長期にわたる学校閉鎖と自宅待機により子どもの身体活動や座りっぱなしの行動等のライフスタイルにいかなる影響を与えたのかについて調査をしている。身体活動時間の中央値は週540分（パンデミック前）から週105分（パンデミック中）に劇的に減少（平均435分減少）し，一方，画面を見る時間は大幅に増加（平均1週間あたり1,730分増加）したことを指摘している。またパンデミックの間，身体的に不活発な子どもが21.3%から65.6%に大幅に増加したことも強調している。

26 第1部

　Li, W. ほか（2021）は，外出制限中の2020年3月に中国の3〜12歳の子ど
もの保護者21,526人を対象に子どものメンタルヘルスの実態調査を行ってい
る。子どもの32.31％が何らかのメンタルヘルスリスクを示したこと，社会
経済的地位の低い子どもほどメンタルヘルスリスクが顕在化したこと，「睡
眠困難」「1日1時間未満の身体活動」「1日2時間以上のデジタル媒体への
露出」「保護者以外によるケア」「保護者のメンタルヘルスの不調」「過酷な
育児」等は，保護者の社会経済的地位と関係なく，子どものメンタルヘルス
の悪化に影響を与えていたことを明らかにしている（**表1.5**）。

　López-Bueno, R. ほか（2020）は，2020年3月から5月，スペインの子ども

表1.5　生活習慣・家族生活の要因と子どものメンタルヘルスリスクとの関係性（Li, W ほか：2021）

リスク／保護要因	子どものメンタルヘルスの問題			
	無調整オッズ比 95％信頼区間	p 値	調整オッズ比 95％信頼区間	p 値
広範囲の睡眠障害				
いいえ （N＝5,438）	REF.		REF.	
はい （N＝16,088）	3.51 （3.24-3.81）	＜0.001	2.98 （2.74-3.25）	＜0.001
身体的活動				
≧1時間／日 （N＝13,190）	REF.		REF.	
＜1時間／日 （N＝8,336）	1.21 （1.14-1.29）	＜0.001	1.16 （1.09-1.23）	＜0.001
デジタル媒体への露出				
≧2時間／日 （N＝9,938）	REF.		REF.	
＜2時間／日 （N＝11,588）	1.33 （1.25-1.40）	＜0.001	1.22 （1.14-1.29）	＜0.001
主な世話人				
両親によるケア （N＝15,463）	REF.		REF.	
両親ではないケア （N＝6,063）	1.25 （1.17-1.33）	＜0.001	1.25 （1.16-1.34）	＜0.001
両親のメンタルヘルス				
通常 （N＝16,239）	REF.		REF.	
リスクにある （N＝5,287）	2.76 （2.59-2.95）	＜0.001	2.25 （2.10-2.40）	＜0.001
厳しいしつけ				
いいえ （N＝5,729）	REF.		REF.	
はい （N＝15,797）	2.43 （2.26-2.61）	＜0.001	2.06 （1.91-2.23）	＜0.001

（3歳～16歳）の保護者516人を対象に，ロックダウン中の子どもの生活習慣や生活リズムに関するオンライン調査に取り組み，COVID-19パンデミックによる外出制限によって身体活動レベルの大幅な低下，画面（デジタルデバイス）接触時間と睡眠時間の双方の増加，果物・野菜の消費減少を明らかにしている。COVID-19パンデミックによる外出制限が，生活習慣・生活リズム全般の変容や健康状態の大幅低下に繋がった可能性を指摘している。

　またLópez-Bueno, R. ほか（2021）は，COVID-19パンデミックにより孤立した就学前・学齢期の子どもの潜在的な健康リスク行動についてのレビューを行っている。ロックダウン中の子どもには，デジタルデバイスの接触時間や座りっぱなし行動の増加，睡眠パターンや食生活の乱れ，メンタルヘルスの悪化などが共通に見られること，特に社会経済的に恵まれない子どもは社会的感情的刺激や身体活動的刺激の双方が欠如していたことを示している。

　COVID-19パンデミックに伴う生活習慣・生活リズムの変化による健康関連行動の減少とともに，ストレスの増加やメンタルヘルスの悪化を指摘する研究も少なくない。

　Jovanović, G. K. ほか（2021）は，クロアチアの10歳から15歳までの子ども1,370人を対象にCOVID-19パンデミックに伴うロックダウン時の子どもの体格指数と生活習慣の変化について調査しているが，対象者のほとんどが授業・宿題のために1日7時間以上座っていること，90％以上がテレビを1日2時間未満は視聴していることを示しながら，過体重・肥満の増加，生活習慣の変化に伴う身体活動の減少，メディア利用時間の増加を明らかにしている。

　Docimo, R.（2021）は，2020年7月～2021年1月にイタリアの子ども（4歳～14歳）を対象にオンライン調査を行い（回答者220人），COVID-19パンデミックにおける食習慣・ライフスタイルや家庭での口腔衛生が，子どもの齲歯リスクに及ぼす影響を検討している。COVID-19パンデミックのロックダウン中に齲蝕の危険因子の増加（砂糖の頻繁な摂取，スナック菓子の頻繁な摂取，

不適切な口腔衛生習慣等）とともに，朝食を食べない子どもの増加，座りっぱなし行動の増加（コロナ以前の3.6%が53.6%まで増加），活発な身体活動の激減（コロナ以前の31.8%から5.0%に減少）が顕著になったことを明らかにしている。

Sophie, H. L. ほか（2022）は，2020年6月～8月，オーストラリアの12歳から18歳まで子ども760人を対象にオンライン調査を行い，COVID-19パンデミックにおける心理・精神状態やライフスタイルへの影響を明らかにしている。COVID-19パンデミックにおいて子どもの運動量減少，デジタルデバイス接触時間増加，不眠症等の睡眠困難，孤独感が報告されるとともに，「社会的な関係性」「友情」「家族のストレス」等に否定的影響があったこと，それに伴いメンタルヘルスが「かなり悪くなった」38.3%，「少し悪くなった」36.3%と回答された（図1.1）。

Tso, W.W.Y. ほか（2022）は，2020年3月に香港の2歳～12歳の子どもの保護者29,202世帯を対象に，COVID-19パンデミックに伴うロックダウンや学校閉鎖が子どもの心理社会的ウェルビーイングに与える影響を明らかにするオンライン質問紙法調査を実施している。子どもの心理社会的リスクは，特別ニーズや疾患のある子ども，精神疾患のある母親，ひとり親家庭，低所得家庭で高く，就寝時間の遅さ，不十分な睡眠や運動時間，電子機器の長時

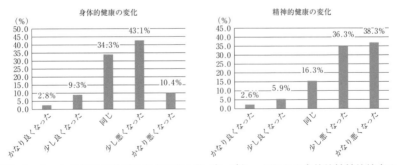

図1.1　オートラリアの子どもの COVID-19 パンデミックによる身体的精神的健康の変化（Sophie, H. L. ほか：2022）

間使用は，未就学児の親のストレスや心理社会的問題の増加と関連していたことを明らかにしている。パンデミック下の子どもの心理社会的ウェルビーイングは，生活習慣・生活リズムの変化とともに，家庭環境や生活条件，子どもの特別ニーズや固有の疾病・障害等に大きく影響を受けていることを指摘している。

1.2 身体運動・活動量の変化と心身の状態

　COVID-19パンデミックに伴う生活習慣・生活リズムの変化において，子どもの身体運動量・活動量の変化がとくに指摘されている。

　スポーツ庁（2021）の2021年度「全国体力・運動能力調査」の結果（図1.2）でも，体力合計点はコロナ禍前に比してコロナ禍後は小中学生の男女ともに低下して肥満の割合が増加し，体育の授業を除く1週間の運動時間が男女ともに短くなり，学習以外の1日のスクリーンタイムは2時間以上の割合が小中学生の男女ともに増えている。スクリーンタイムの視聴時間が長時間になるほど体力合計点が低下する傾向が示されているが，コロナの感染拡大を防止するために学校の活動が制限されたことで，体育の授業以外での体力向上の取り組みが減少した点が指摘されている（日本医療・健康情報研究所：2022）。

　長野ほか（2021）は，コロナ禍前後における小学生の体力・運動能力の差異について検討をしている。福島県郡山市の全小学校児童を対象（2019年度16,178人，2020年度10,871人）とした体力調査とスポーツ庁の体力・運動能力調査との比較検討の結果，小学5年生では男女ともに長座体前屈・立ち幅跳び以外でコロナ禍後において有意な低値を示していること，日常的な身体活動の影響を受けると考えられる「50m走」「20mシャトルラン」等で低値を示したことから，コロナ禍における身体活動量の減少を反映していると指摘している。

　笹川スポーツ財団（2022）は，2021年6月～7月，「新型コロナウイルス

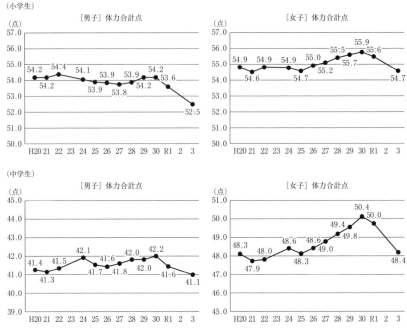

図1.2　2021年度「全国体力・運動能力調査」と体力合計点の年次推移（スポーツ庁：2021）

感染症の影響と子ども・青少年の運動・スポーツ」をテーマにコロナ禍における運動・スポーツの実施状況，運動部の活動状況，健康認識や生活習慣の実態を調査している。心の健康状態と運動・スポーツ実施との関連性では4〜11歳児において週7回以上運動・スポーツを行う高頻度群が45.4％と最も高い。この数値は2019年調査の「45.5％」とほぼ横ばいであり，COVID-19による影響はあまり受けていないと思われる。一方，12〜21歳では中学校・高校の運動部活動は土日の活動日数が2017年調査より大幅に減少したこと，また高頻度・高強度で運動・スポーツを行う者ほど抑うつ症状が少ない傾向が示された。

　大坪ほか（2021）は，公立小学校1年生〜6年生2,341人への質問紙法調

査を通して，COVID-19の感染拡大により身体活動が制限されている小学生の運動意識の検討をしているが，学年が上がるにつれて運動不足を感じる割合が多くなり，6年生が最も多い。その一方で，全学年で回答者の80％以上が運動意欲を感じていたことから，多くの子どもが運動を求めていることが示唆された。

Yomoda, K. ほか（2021）は，子どもの身体活動に対する COVID-19 パンデミックと関連要因の影響を特定するためのスコーピングレビューを実施している。ほとんどの研究が身体活動の大幅な減少とパンデミック中の健康関連行動の変化（スクリーンタイム，座りっぱなしの行動，睡眠時間等）が大きく関連していることを示しており，不安・ストレスレベルが高くて家族対立がある場合には身体活動が減少し，一方，親のサポート・励ましがある場合には身体活動が増加することを指摘している。

Lu, C. ほか（2020）は，COVID-19 パンデミック下における中国の子どもの身体活動時間・座位時間と不眠症・抑うつ・不安症状との関連性を明らかにするために，2020年5月に子ども965人を対象に横断的研究を実施した。中国の子どもにおいて，COVID-19の恐怖は不眠症・抑うつ・不安症状発症の危険因子であったこと，座位時間を少なくし身体活動を増やすことは子どもの睡眠とメンタルヘルスの改善によい影響を与えることを示している。

Chaabane, S. ほか（2021）は，COVID-19 パンデミックによる学校閉鎖が子どもの健康に与える影響に関するシステマティックレビューを実施している。学校閉鎖は日常生活の崩壊に加えて，子どものストレスや感情的反応（悲しみ，欲求不満，規律のなさなど）の増加とも関連し，学校閉鎖期間が長くなり毎日の身体活動が減少するほど，BMIと小児肥満の有病率が高くなると予測している。

Neville, R.D. ほか（2022）は，システマティックレビューを通して COVID-19 パンデミック下の子ども・若者の身体活動の変化を検討している。身体活動の大幅減少に示されるパンデミック下の累積的犠牲が時間経過とと

もに倍増し，子ども・若者の身体活動水準に悪影響を及ぼしていること，COVID-19パンデミック中にうつ病や不安症状の有病率が時間経過とともに増加したこと，身体活動に関わる家族・社会・コミュニティの支援システムのほとんどを利用できなかったことを指摘している。

　Aguilar-Farias, N. ほか（2021）は，2020年3月〜4月，チリの1歳〜5歳の子どもの保護者3,157人を対象に幼児・未就学児の運動行動（身体活動，スクリーン時間，睡眠）の変化に関するオンライン調査を実施した。COVID-19パンデミックの初期段階では身体活動時間が減少し，スクリーン時間と睡眠時間が増加し，睡眠の質が低下したが，家で遊ぶスペースがある農村部の幼児・未就学児は身体活動レベル，スクリーン時間，睡眠の質に対するCOVID-19パンデミックの制限の影響が軽減された。それに対して年長の子どもやアパートに住んでいる子ども等においては，主に総身体活動の減少とスクリーン時間の増加などのより大きな変化があったことを明らかにしている。

　Benzing, V. ほか（2022）は，COVID-19パンデミックによる制限や自宅待機の指示は子どもの身体活動や健康関連のQOL等の行動に影響を与えた可能性があるとの観点から，2020年4月〜7月，スイスの7歳〜12歳の子ども57人を対象に自宅待機中と自宅待機後の身体活動と健康関連のQOLとの関係について調査した。その結果，自宅待機中に身体活動の推奨事項（60分間の中高強度の活発な身体活動）を順守した子どもは，順守しなかった子どもに比べて「心理的幸福」が高かったことが示されている（**表1.6**）。

　Ng, K. ほか（2020）は，2020年4月，アイルランドの12〜18歳の子ども・若者1,214人を対象にオンライン調査を行い，学校閉鎖中における子ども・若者の障壁や促進要因を明らかにしている。ロックダウン中に「身体活動を減らした」50%，「変化なし」30%，「身体活動を増やした」20%という結果から，普段から活動的でない子ども・若者は，活動的な子ども・若者に比してロックダウン中に顕著に身体活動が減少したことが示され（**図1.3**），身体

表1.6 自宅待機中・待機後における身体活動の変化と健康関連QOLとの関係（Benzing, V ほか：2022）

	自宅待機中(n=57)	自宅待機後(n=57)	△M	低い	高い	p(d)
	平均(標準偏差)	平均(標準偏差)		差の95%（信頼区間）		
身体活動（加速度計，一日当たり）						
MVPA（中高強度の身体活動）	68.53(28.68)	75.48(23.14)	-6.95	-0.13.51	-0.40	0.037*(-0.28)
座りっぱなし	626.21(72.70)	598.63(48.82)	27.58	11.87	43.29	0.001*(0.45)
軽度の活動	228.16(55.62)	254.98(29.59)	-26.82	-39.15	-14.49	<0.001*(-0.56)
中度の活動	44.75(17.93)	51.70(12.73)	-6.95	-11.12	-2.77	0.001*(-0.44)
激しい活動	23.91(14.02)	23.82(12.48)	0.09	-3.44	3.62	0.958 (0.01)
健康関連のQOL（HRQOL）						
合計スコア	76.26(10.21)	82.96(8.31)	-6.70	-9.36	-4.03	<0.001*(-0.66)
身体の健康	80.15(16.19)	83.79(11.01)	-3.63	-8.08	0.82	0.110 (-0.21)
心理的幸福	80.15(14.40)	87.89(11.28)	-7.74	-11.91	-3.57	<0.001*(-0.48)
自尊心	75.22(13.35)	80.74(9.41)	-5.52	-9.17	-1.87	0.003*(-0.39)
家族	79.93(11.69)	81.47(9.63)	-1.54	-4.36	1.28	0.285 (-0.15)
友人	65.17(21.35)	81.26(12.07)	-16.09	-22.12	-10.06	0.001*(-0.70)
日常機能	76.90(16.15)	82.58(12.41)	-5.68	-9.16	-2.20	0.002*(-0.44)

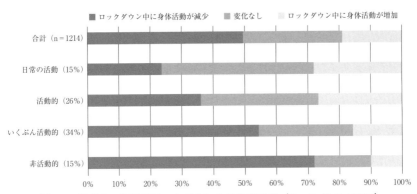

図1.3 子ども・若者のロックダウン中の身体活動（Ng, K. ほか：2020）

活動をあまり行わなかった子ども・若者は「過体重」「肥満」となった可能性が高いことを明らかにした。身体活動減少の要因として「コロナウイルス」「クラブのトレーニング中止」「時間」を中心に，「健康上の懸念」「モチベーション低下」「学校がないこと」「学業が多すぎる」「閉鎖された施設」「リソース不足」「メンタルヘルス」「ルーティンの欠如」等も挙げられている。

1.3 学校給食と子どもの栄養・健康状態

　文部科学省「学校給食実施状況等調査」によれば日本全国の小学校における学校給食の実施率は99.1％に及ぶ。文部科学省は2020年5月に「新型コロナウイルス感染症対策としての学校の臨時休業に係る学校運営上の工夫について（通知）」（2文科初第222号）を発出して，学校給食の配膳過程におけるCOVID-19感染防止を目的とした「可能な限り品数の少ない献立」「可能な場合には給食調理場において弁当容器等に盛り付けて提供」「それらが困難な場合に，少なくとも配膳を伴わない簡易な給食（パン，牛乳等）を提供」等を示した。

　学校給食は子どもの栄養摂取・成長や世帯の社会経済状態による子どもの食品・栄養摂取の格差縮小に寄与することが求められているが，COVID-19パンデミックによる一斉休校と学校給食の休止・内容変更が子どもの食生活や発達に影響を及ぼすことが懸念された。

　小島ほか（2022）は，全国の公立小中学校から無作為抽出した479校を対象に，緊急事態宣言による学校休業を含む学校給食の実施有無，簡易給食の実施状況および簡易給食の提供内容について調査した。簡易給食実施初期は調理された料理数が少なく，デザートなどの調理・配膳不要な単品数が多く，主菜・副菜の出現頻度が低かったことから，コロナ禍における学校給食の実施中断や簡易給食の実施により，子どもの食事状況に影響があった可能性を指摘している。

川嶋ほか（2021）も，学校再開後の小学校給食について2019年度と2020年度の栄養提供量・摂取率について調査を行っているが，2019年度の給食と比べてコロナ禍の2020年度の給食は，エネルギー・炭水化物・レチノール当量・ビタミンＣ・食物繊維・穀類・豆類・野菜類・果物類の摂取量が少ないことを示している。

　土屋（2021）は，2020年6月〜7月，福島市の小中学校・特別支援学校の児童生徒2,200人を対象に一斉休校時の児童生徒の起床・就寝，朝食・昼食・夕食等の状況を調査している。一斉休校中に児童生徒の朝食摂取率が大きく低下し，給食休止期間の昼食では「主食のみ」「主食＋主菜」の者が全学年で7割前後であり，一斉休校中に牛乳を飲まなかった児童生徒も4割に上ることを指摘している。休校中には肥満傾向出現率の増加がみられ，肥満の高度化と痩身傾向等の二極化が進み，肥満と昼食の食事バランス，夕食の主食・副菜の摂取頻度に有意な関連がみられたこと，その一方でコロナ禍の夕食では保護者の在宅率が高く，共食率や食事バランスの改善につながったことを示している。

　COVID-19パンデミックにおける子どもの食事内容の問題は国際的な動向であり，とくにロックダウン中にはジャンクフード，パン・ピザ・ベーカリー製品，揚げ物，肉（赤肉・加工肉），甘いスナック・菓子や飲料等の摂取量が増加していた（Ruiz-Roso, M.B. ほか：2020, Segre, G. ほか：2021, Pietrobelli, A. ほか：2020, Pujia, R. ほか：2021, Teixeira, M.T. ほか：2021）。

　Philippe, K. ほか（2021）は，2020年4月〜5月，フランスの3〜12歳の子どもの保護者498人を対象にロックダウン中の食習慣についてのオンライン調査を実施した。ロックダウン中に子どもの食欲，食物への応答性，感情的過食が大幅に増加し，またロックダウンに伴う子どもの退屈の増加が感情的過食，食物の応答性，間食の頻度の増加と有意に関連していた。その一方で，ロックダウンによる親の在宅時間の増加は，親の教育レベルの高い家庭においては家庭料理を用意すること，子どもと一緒に料理を作ること，地元産食

品を頻繁に購入すること等を促進したと考察されている。

　食事内容の問題，運動不足，ストレス，ロックダウン中の退屈・時間の持て余し等に関わり，各国から子どもの体重増加が報告され，COVID-19パンデミックでは小児肥満の発症に関連する生物学的，心理社会的，行動的要因が拡大している（Tsenoli, M. ほか：2021）。

　例えばKoletzko, B. ほか（2021）は，2020年9月，ドイツの14歳以下の子どもの親1,000人を対象に調査しているが，COVID-19パンデミック中の子どもの体重は9％増加したと報告され，両親の学校教育レベルが低い子どもの場合にはその割合は23％と高かった。また体重増加は10～12歳の年齢層で発生し，女子13％よりも男子24％が影響を受けていた。身体活動の減少は全ての子どもの38％，10歳以上の子どもの約60％で報告されていた。子どもの食習慣の変化として野菜の摂取量14％増加，果物の摂取量20％増加，肉・加工肉の摂取量13％減少となっているが，親の家庭における食事準備時間の増加に起因していると想定された。一方で，塩辛いスナック摂取量18％増加，甘いスナック摂取量20％増加，ソフトドリンク摂取量18％増加であった。

　次に学校給食に関して，米国ではほぼ全ての公立学校が連邦政府の学校給食プログラムに参加し，給食費は世帯所得に応じて3段階の支払いシステムとなっている。所得が連邦政府の示す貧困レベル130％未満の世帯の子どもは無料の食事を受け取る資格があり，130％から185％の世帯の場合には割引価格，185％を超える世帯は全額を支払う（Fox, M.K. ほか：2019）。

　しかし，COVID-19パンデミックにより学校が広範囲に閉鎖され，米国農務省（USDA）の全国学校給食プログラム（NSLP）に参加していた子どもが学校給食を利用できなくなった。パンデミック前の2019年段階では，米国農務省の学校朝食プログラム（SBP）と全米学校給食プログラム（NSLP）は，毎日約1,500万の朝食と3,000万の昼食を低コストまたは無償で提供していた。学校で準備された食事は家庭で準備された食事よりも栄養価が高く，COVID-19パンデミックに伴う長期的な学校閉鎖において子どもの栄養摂取

を低下させる可能性が高まった。そこで米国農務省は，2020年3～5月の学校閉鎖中の学校給食運営を州が柔軟に調整できるように規制緩和し，学校の駐車場，コミュニティセンター，図書館，集合住宅，教会等にて給食を配給したり，1度に1週間分の食事をまとめて提供する等の対策を講じた（Kinsey, E.W. ほか：2020）。

　Hecht, A.A. ほか（2022）は，米国においてCOVID-19パンデミックにより学校閉鎖がなされ，何百万人もの子どもが農務省（USDA）の全国学校給食プログラム（NSLP）を利用できなくなったことの影響について推定をしている。学校給食プログラムの食事は平均して家庭で準備された食事よりも栄養価が高い。2020年3月から11月の学校給食プログラムの子どもが消費する昼食時のカロリーと栄養素の変化を2019年の同じ月と比較して推定すると，学校給食を受けない子どもは1週間あたり640キロカロリー消費量が増え，カルシウム・ビタミンDなどの栄養素の消費量が減ると推定され，子どもが学校に戻るにあたり学校給食プログラムへの参加者を増やし，潜在的に広がる栄養格差に対処するために栄養政策を刷新することが肝要であると指摘する（**表1.7**）。

　こうした取り組みを通して，学校給食は社会的セーフティネットの重要な要素であることが再認識され，例えばコロナ禍の米国で実施された「普遍的な学校給食（Universal School Meals, USM）」政策は子どもの健康に良い結果をもたらす可能性を秘めているが，この政策は2022～2023年度で終了となる（Cohen, J.F.W. ほか：2022）。

1.4　睡眠・生活リズムの困難，睡眠障害

　COVID-19パンデミックによる学校一時閉鎖・臨時休校を機に睡眠・生活リズムの困難が増悪した状況は国内外において多数報告されている。国立成育医療研究センターが2020年4月より継続的に行っている調査によると「寝付けない・夜目が覚める」割合は2020年4～5月に行われた調査では25.0%

表1.7 校種別の昼食時における食事摂取量比較 （Hecht, A. A. ほか：2022）

	小学校			中学校			高校		
	NSLP 参加者	非参加者	一日当たりの推奨値	NSLP 参加者	非参加者	一日当たりの推奨値	NSLP 参加者	非参加者	一日当たりの推奨値
kcal	489	587	1200-1600	501	546	1600-1800	588	713[*]	1800-3200
栄養素									
総脂質(%kcal)[a]	26.8	29.4	25-35	29.8	31.6	25-35	29.2	32.7[*]	25-35
飽和脂肪(%kcal)[a]	8.6	9.4	<10	8.9	9	<10	9	10	<10
炭水化物(g)[b]	69	82	130	66	75	130	78	93[*]	130
タンパク質(g)[b]	22	20	19	23	20[*]	34	27	27	46-52
ビタミンD(mcg)[b]	5.1	1.1[*]	15	4.3	2.1[*]	15	3	2.4	15
カルシウム(mg)[b]	360	301	1000	322	268[*]	1300	394	358	1300
鉄(mg)[b]	3.1	3.8	10	3.1	3.4	8	3.7	4.4[*]	11-15
食物繊維(g)[c]	6	6	16.8-19.6	6	6	22.4-25.2	6	6	25.2-30.8
ナトリウム(mg)[d]	770	908	1900	794	902	2200	1015	1263[*]	2300
カリウム(mg)[e]	764	649[*]	3800	715	638	4500	837	846	4700

出典：学校栄養と食費に関する調査から得たNSLP参加者と対応する非参加者の昼食時の食事データ。一日あたりの食事摂取推奨量は2015-2020年版「アメリカ人のための食生活指針」付録7より。

注）NSLP：全国学校給食プログラム。アスタリスク（*）は全国学校給食プログラム参加者と対応する非参加者との間に統計的有意差があることを示す。a：許容可能な主要栄養素の分布範囲，b：栄養所要量，c：1000kcalあたり，d：許容上限摂取量，e：十分な摂取量。

であったが，2021年9月の第6回調査では20.0％に低下している。また「嫌な夢・悪夢をよく見る」割合は臨時休校中の調査では16.0％であったが，横ばいの状態が続いている（国立成育医療研究センター：2020a, 2020b, 2020c, 2021a, 2021b）（**図1.4**）。

　ベネッセ教育総合研究所（2022）は，2020年8～9月，全国の中高生約4,000人を対象に休校前後の生活習慣・生活リズムの乱れに関する意識や行動について調査を行った。就寝・起床時刻について休校前の2019年と休校中を比較したところ，休校中の就寝時刻の変化は中学生8分，高校生15分遅く

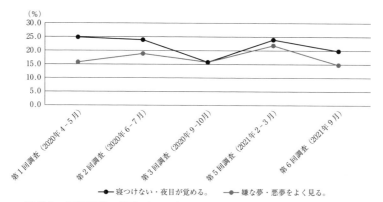

図1.4 子どもの睡眠困難の推移（国立成育医療研究センター：2020a，2020b，2020c，2021a，2021b）

なり，夜型化していた．起床時刻の変化はより著しく，中学生1時間14分，高校生1時間38分遅くなり，「遅起き化」している．その結果，中学生1時間6分，高校生1時間22分と睡眠時間が増加し，登校しないと子どもは「遅起き」になり，睡眠時間が増えることが示された．

Sugimoto, M. ほか（2023）は，2020年6月と2020年7月～2021年3月，小中学生を対象に休校中と学校再開後の睡眠習慣・食事摂取量の変化についての質問紙法調査を行い，4,084人（8歳～15歳）から回答を得た．休校中，一部の小中学生は昼前に起床し朝食を取るなどの夜型の生活習慣となっていたが，学校再開後は全体で起床時間が1時間早くなり，睡眠時間も休校中よりも0.94時間短くなった．食事摂取量はチアミン・ビタミンB6・カリウム・果物・乳製品で増加し，砂糖・菓子類・甘味飲料で減少が観察されたが，効果量は小さかった．休校中に夜型の生活習慣になっていた小中学生は，起床時間・睡眠時間・甘味飲料の摂取量において有意な変化が観察された．このように学校再開後の子どもは，休校中よりも起床時間が早く，睡眠時間も短いが，食事摂取量の変化は小さかったことを明らかにしている．

坂口ほか（2021），田部ほか（2022）は，コロナ禍における中高生の食・睡

眠の困難と心身の不調について中高生本人を対象に調査し，睡眠困難では「日中でもひたすら眠りたいと思うときがある」「いったん布団に入るとなかなか起きられない」「朝起きてから起動するまでにとても時間がかかる」等が挙げられ，中高生がコロナ禍において睡眠・生活リズムに困難を抱えている様子を報告している。

　コロナ禍における睡眠・生活リズムの困難の背景について本田（2022）は，脳の疲れやすさを挙げており，コロナ禍に適応するために子どもの自律神経がフル活動した結果，①状況に適応するための緊張の連続，②運動不足による筋力の衰え，③マスクの常時着用による息苦しさ，④循環器系の調節不調，⑤消化器系の調節不調等があり，疲労の程度が大きくなりすぎると過覚醒状態になって眠れなくなることを指摘している。

　米国の Sleep Foundation（2021）は，COVID-19 パンデミックに関連する睡眠困難を指す新しい造語を「コロナソムニア（Coronasomnia）」とし，COVID-19 パンデミックにおける日常生活の混乱，スクリーンの過剰視聴，不安・心配，孤立，慢性的ストレスによる倦怠感，うつ病等が睡眠困難と深く関連することを示している。

　Sharma, M. ほか（2021）は，COVID-19 パンデミックにおける子どもの睡眠障害に関する先行研究371件のシステマティックレビューを通して，パンデミック中の子どもの睡眠障害の有病率は54％で憂慮すべきものであること，子どものほぼ半数で睡眠時間の推奨値を満たしていないこと，就学前の子どもはパンデミック前と比較して睡眠障害が比較的少ない傾向であったことを報告している。

　Bruni, O. ほか（2021）は，イタリアの 1 〜18歳の子ども・若者4,314人を対象に，COVID-19 パンデミック中のロックダウン・外出制限に伴う睡眠パターンと睡眠障害の影響についてオンライン調査を行った。全ての年齢で就寝時間と起床時間が大幅に遅れていること，入眠困難が増加していることが明らかにされた。幼いグループで増加している困難も複数あり， 1 〜 5 歳は

夜驚，1〜12歳は就寝時の不安・中途覚醒・悪夢・睡眠恐怖が増加している。

Dondi, A. ほか（2021）は，COVID-19 パンデミックによる最初のロックダウンが子どもの睡眠に及ぼす影響を明らかにするために，2020年9月〜10月，イタリアの18歳以下の子どもを有する保護者の調査を実施した（6,210人回答）。このうち，子どもの入眠が困難になったのは69.3%，中途覚醒が増えたのは30.2%，悪夢・夜驚症の増加は18.7%に見られ，統計解析の結果，社会経済状況，親の失業，食糧難，パンデミックに対する家族の態度，子どもの気分の落ち込み，孤独感，野外活動の欠如等が，睡眠障害の主な危険因子であることを報告している。

Knowland, V.C.P. ほか（2022）は，英国において，COVID-19 パンデミックによるロックダウン開始時の2020年4月〜5月と多くの制限が解除された2020年8月，小学生の子どもとその保護者の双方にコロナ禍における子どもの睡眠パターンと感情的反応を調査した。就寝時の不安はロックダウン開始時に増加したが，2020年8月までに就寝時の不安はその他のCOVID-19関連不安とともに改善したこと，就寝時の不安が大きいほど子どもの入眠に時間がかかったことを報告している。

1.5　デジタル機器使用とスクリーンタイムの増加

国立成育医療研究センターによるコロナ禍のデジタル機器の使用状況についての調査では，休校期間中にテレビ・スマホ・ゲームを使用する時間が増えた子どもは72%，学校再開後もコロナ前よりも使用時間が増えたと感じた保護者は41%であることが報告されている（国立成育医療研究センター：2020a，2020b）。

半谷（2021）は，国立成育医療研究センターの調査結果をふまえ，2020年4〜5月の第1回調査時の保護者回答では1日2時間以上と回答したのは0〜2歳児の4割，3歳以上の子どもの7割以上に上ったこと，中高生では自己申告・保護者申告ともに15%近くが1日の8時間以上をスクリーンタイム

（勉強以外でテレビ・スマホ・ゲームなどを見る時間）に費やしていると報告している。この影響は第3回調査時（2020年9～10月）にも残っており，スクリーンタイムがコロナ前（2020年1月時点）よりも長くなった子どもは4割以上を占めており，習慣化したことの修正は難しいと危惧している。

　依存症専門治療を行う久里浜医療センターが，2020年5～6月に実施したゲーム障害（GD）またはインターネット／ゲームの過度の使用（EUIG）を有する治療希望者への調査結果では，デジタル機器使用の1日の平均時間はステイホーム前と比較してステイホーム期間の方が有意に長く（図1.5），参加者の71.3％において時間が増加したと報告し，増加の理由として最も多かったのは「ステイホームの影響でインターネットやゲームをする自由な時間が増えた」であった（Higuchi, S. ほか：2020）。

　デジタル機器の使用理由に関する国立成育医療研究センター（2020d）の調査では，ゲーム等に没頭することでコロナ禍の様々なストレスに何とか対処している子どもが28％いることにも十分に留意する必要が報告されている。

　「子どものからだと心・連絡会議」が毎年実施している「子どものからだの調査（実感調査）」においても，2020年12月～2021年3月の調査において小

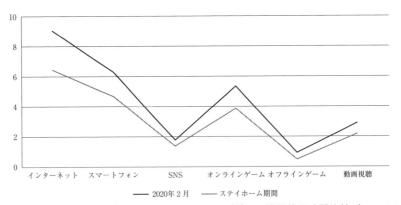

図1.5　COVID-19パンデミックにおける1日のデジタル機器使用時間比較（Higuchi, S.：2020）

学校・中学校・高校で「最近増えている」と実感する子どもの実態の第1位が「ネットゲーム依存傾向」であったことを報告している（子どものからだと心・連絡会議：2021）。

内閣府が2009年度より継続的に取り組んでいる「青少年のインターネット利用環境実態調査」において，2021年11〜12月に行われた調査では，小学生のインターネット利用率は男子95.7％，女子96.3％，中学生男子97.7％，女子98.7％，高校生男子99.4％，女子98.9％であり，総数では過去最多となっている。使用デジタル機器は使用頻度が高い順にスマートフォン，ゲーム機，自宅用パソコン・タブレット，テレビ，学校から配布・指定されたパソコン・タブレット等となっている（内閣府：2022）。

デジタル機器使用と生活習慣・生活リズムとの関わりも深く，睡眠困難・障害と機器使用・スクリーンタイムの増加も同様である。夜のデジタル機器の使用は「ふとんやベッドに入ってから実際に眠るまで，時間がかかる」「昼間に眠くなる」等の困難に繋がっていることが指摘されている（早稲田大学理工学術院柴田重信研究室・ベネッセ教育総合研究所：2022）。

デジタル機器の過剰使用が体力や視力の低下，肥満に繋がることも指摘されている。スポーツ庁は，子どもにおいてスマートフォン等を見る「スクリーンタイム」が増えて運動時間が減り，肥満の増加傾向に COVID-19 が拍車をかけたと分析している。中学生男子ではスクリーンタイム「1〜2時間」の場合は体力テストの合計42.5点，「5時間以上」の場合は38.2点で中学生男子全国平均41.1点を下回っており，スクリーンタイムが長いと体力テストの合計点が低くなる傾向を報告している（スポーツ庁：2021）。

COVID-19 パンデミックでは否定的感情，無気力，昼寝行動，スクリーンタイム，オンラインソーシャルネットワーキングの増加が見られるが，これらの要因は就寝時間，睡眠の質，睡眠・覚醒パターンの規則性に影響を与える可能性があると指摘されている（Becker, S.P. ほか：2020）。

Abid, R.（2021）は，チュニジアの子ども対象の調査において COVID-19

パンデミックによる「自宅軟禁」状態が睡眠の質，デジタル・スクリーン時間，身体活動の全てに悪影響を及ぼし，また男子と比較して女子の睡眠が悪く，スクリーン時間が長いことを報告している。

Hamilton, J.L. ほか（2023）は，米国の12～17歳の女子93人を対象にCOVID-19パンデミックによる外出自粛期間における睡眠，身体活動，ソーシャルメディア使用について調査を行った。その結果，ソーシャルメディア（ビデオチャット，ソーシャルネットワーキング）の使用が多く，身体活動が少ない子どもは，就寝が遅くなったことが示され，ビデオチャットは短い睡眠時間と関連していた。

Tso, W.W.Y. ほか（2022）は，香港に住む2～12歳の子どもの保護者29,202人対象の調査を通して，早く寝る子どもや睡眠時間が長い子ども，活動的な子どもは心理社会的問題が少ないこと，電子機器の長期にわたる使用増加が保護者のストレスと関連していることを示し，COVID-19パンデミックでは子どもにおける適切な睡眠，運動，デジタル機器使用制限の促進の重要性を強調している。

長時間のスクリーンタイムとそれに付随する生活習慣・生活リズムの乱れが精神的健康に与える影響についても指摘されている。Nagata, J.M. ほか（2022）は，思春期の過度なスクリーン使用は身体的精神的健康リスクと関連付けられており，さらに性別・人種・民族・収入の間でスクリーン使用に格差があることを報告している。Tandon, P.S. ほか（2021）は，米国の学齢期の子ども1,000人に対象に全国調査を実施したが，身体活動が多くて画面を見る時間が少ない子どもはメンタルヘルスの結果が良好であったことを示している。

1.6 視力低下・近視の増加

コロナ禍の一斉休校等でゲームやネット，オンライン学習等のデジタルデバイスの接触時間が伸長したことと相まって，生活様式・生活リズムの変容，

とくに外出制限のために外遊びや運動等を自由に行うことが困難になったことに伴う視力低下・近視の増加の顕在化が指摘されている。

　COVID-19パンデミックによるロックダウンや休校措置等で子どもの視力低下が生じる懸念について，2020年5月の段階からイタリアのサントルソラ＝マルピーギ総合病院とマグナグラシアカタンツァーロ大学の研究チームが警鐘を鳴らしていた。研究チームのPellegrini, M.ほか（2020）は，屋外で過ごすことの不足から近年，東アジア・東南アジアを中心に近視が増加しており，COVID-19パンデミックに伴うロックダウン・休校措置によって近視発生率の急激な上昇の可能性を指摘し，矯正されない近視増加が途上国における視覚障害児の増加を促進するとともに，早期発症の近視は中高年において失明に繋がる多様な合併症を引き起こす危険性があることを強調している。

　日本においては近視予防フォーラム（2020）が，コロナ禍に伴う生活様式の変化によって生じる視力低下の危険性を指摘し，2020年6月に小中学生の保護者1,000人（父親・母親各500人）を対象に「新型コロナウイルスによって変化した子どもの生活実態」に関する調査を実施した（図1.6）。その結果，1年前と比して小中学生の86.3％が「自宅で過ごす時間」が増加，67.1％が「屋外で遊ぶ時間」が減少，小中学生のPC・スマートフォンなどの視聴時

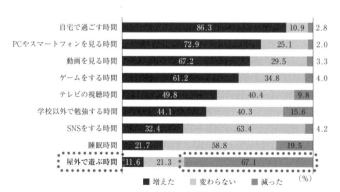

図1.6　小中学生の生活時間の変化（近視予防フォーラム：2020）

間は 1 日平均約80分であり，1 年前より20分長くなっていたことが明らかにされている。

　新しい生活様式に伴い小中学生の保護者は，「運動不足」79.6%，「体力の低下」76.4%と並んで「視力低下」70.6%，「太陽に当たる時間が短くなる」61.9%ことを心配している。太陽光を浴びる時間について，保護者はコロナ禍以降において「変わらない」42.6%，「減る」40.3%と回答し，視力低下の背景にはデジタル機器の使用時間の増加とともに，屋外への外出制限等が指摘されている。

　NHK（2021a）の報道では，一斉休校が明けた2020年 6 月に京都市の小学校で実施された視力検査を通して，視力0.7未満の子どもが前年の17%から23%に増加したことを受け，京都教育大学附属京都小中学校は，東京医科歯科大学眼科学教室・日本眼科医会・日本視能訓練士協会等の協力を得て2020年11月，小学校 1 年生〜 6 年生576人を対象に「眼軸」の長さや角膜の形などの10項目を測定した。近視と判定された児童は54.5%，その学年別内訳は 1 年23.5%， 2 年40.4%， 3 年52.1%， 4 年64.6%， 5 年70.5%， 6 年78.3%であり，学年が上がるほどに増加している。視力低下の重要な指標となる眼軸の長さも 6 年生平均が24.2ミリとすでに成人の平均に達していた。

　こうした子どもの近視の進行は，将来において網膜剥離等による失明のリスクが大きいとされるが，一方で太陽光によって眼軸の伸びが抑えられることが徐々に明らかにされている。

　国際的にも，東アジア地域ではCOVID-19パンデミックにおける視力低下・近視等の問題が指摘されている。Xu, L.ほか（2021）は，COVID-19パンデミックにおける中国浙江省温州市の1,305校の小中高校生を対象に近視発症に関する大規模な介入研究を行っているが，小中高校生のオンライン時間は，近視発生率増加と近視進行において有意に正の関連があり，屋外での活動時間は近視発生率増加と近視進行において有意に負の関連があることを明らかにしている。

Cyril Kurupp, A.R. ほか（2022）は，システマティックレビューを通して，厳格な自宅待機，屋外で過ごす時間の減少および画面を見る時間の増加が，COVID-19 パンデミック下の子どもの近視進行と関連していることを明らかにしている。軸方向の成長率は，屋外光にさらされると自然光がドーパミン放出を増加させて近視進行率を低下させるが，パンデミックで野外活動時間が大幅減少したために，子どもの近視進行率を高めたことを強調している。

1.7　不登校，自主休校，起立性調節障害，社会的孤独・孤立等

　COVID-19 パンデミックで増加を続ける不登校問題も懸念されている。その背景として，岡田（2021）は「子どもが何らかの脆弱性を抱えているときに，COVID-19 とこれに伴う社会の変化が『誘発因子』として加わると，身体症状やこころの問題，問題行動が顕在化する」と指摘し，その対応として「規則正しい生活，食事の摂取や睡眠時間の確保，適度な運動など，子どもの健康維持のため基本に立ち返ることの重要性」を述べている。さらにコロナ禍において「子どもの神経発達症や急性・慢性疾患，母親の精神疾患，ひとり親家庭，低所得家庭は心理社会的なリスクが高い」ことを指摘している。

　田中ほか（2022）は，2021年2月～3月，小児科医調査（48人，回答率24%）を行い，コロナ禍における「子どもの総合的な健康状態をどのように評価するか」に対して「良くない」という回答が23.4%であった。また「コロナ禍以前と比較して増加していると感じる子どもの健康状態」では「登校渋り」81.3%で最多，次いで「登校拒否」50%，そのほか「繰りかえす強い頭痛，うつや不安障害，心身症など」が4割を占めた。さらに「子どもの精神的健康は新型コロナウイルスの影響を受けているか」については「とてもそう思う」「非常に強くそう思う」が6割以上であり，COVID-19 パンデミックが子どものメンタルヘルスと登校問題に与えた影響は大きく，長期にわたって子どものメンタルヘルス問題に留意する必要性を指摘している。

　文部科学省初等中等教育局児童生徒課（2021）「令和2年度児童生徒の問

題行動・不登校等生徒指導上の諸課題に関する調査」では，コロナ禍の2020年度に30日以上登校せずに不登校とみなされた小中学生は前年度8.2％増の196,127人（在籍児童生徒に占める不登校児童生徒の割合2.0％）で過去最多となった。またこれとは別に「新型コロナウイルスの感染回避」により30日以上登校しなかった児童生徒数は小学校14,238人，中学校6,667人，高校9,382人であった。子ども本人や家族の基礎疾患等によって感染回避を目的とした自主休校を選ばざるを得ない子どもも多く含まれていると考えられる。

　文部科学省初等中等教育局児童生徒課（2022）「令和3年度児童生徒の問題行動・不登校等生徒指導上の諸課題に関する調査」では小中学校における不登校児童生徒数244,940人，「新型コロナウイルスの感染回避」により30日以上登校しなかった児童生徒数は小学校42,963人（前年度14,238人），中学校16,353人（前年度6,667人），高校12,388人（前年度9,382人）とこちらも顕著な増加傾向を示している。その対応として指導要録には「『欠席日数』としては記録しない」，特に「一定の期間児童生徒がやむを得ず学校に登校できない場合などには」「指導計画等を踏まえた教師による学習指導と学習状況の把握を行う」としている（文部科学省：2021b）。

　「生まれつき重いぜんそくがあり，発作を抑える薬が欠かせません。去年4月に入学して以来，学校には一度も通えていません」（NHKクローズアップ現代：2021）や「『学校に行きたくない』理由を聞くと，『学校でコロナにかかって，ママのおなかの赤ちゃんにうつしたらどうしよう』と泣き出した」（東洋経済オンライン：2021）等の子どもの声のように，基礎疾患を有する子どもや感染により重篤になる可能性のある家庭の子どもの自主休校と学習保障の課題が示された。

　文部科学省（2022a）「不登校に関する調査研究協力者会議（令和3年度）通知・報告書」では，不登校の理由として「『身体の不調』『生活リズムの乱れ』『友達のこと』がそれぞれ3割程度を占めるなど，不登校児童生徒の背景・支援ニーズの多様さが浮き彫りに」なり，その背景には「コロナ禍によ

る生活環境の変化により，生活リズムが乱れやすい状況であったこと，学校生活において様々な制限がある中でうまく交友関係が築けない等，登校する意欲が湧きにくい状況にあった可能性」を指摘している。そして「人と人との距離が広がる中，不安や悩みを相談できない子供たちがいる可能性があること，子供たちの不安や悩みが従来とは異なる形で現れたり，一人で抱え込んだりする可能性があることも考慮する必要」があるとしている。

　国立成育医療研究センター（2021a）の調査では学校再開後に通園・通学している子どもの87%が「ほぼ通常通りに行った」と回答し，大阪府立大学山野則子研究室（2021）の調査では2019年度と比べて2020年度に「ほぼ毎日通っている」の割合が1.2%ほど減少し，欠席が増加したことを明らかにしている。

　学校に行きづらい子どもたちの支援に係る合同研究チーム（2020）は，学校の休業措置で登校できない期間を経験したことで普段の学校生活の大切さ，日常の授業の意義を実感した子どもが多く，同時に学校に行きづらい子どもの中には分散登校期間に集団で学ぶことへの抵抗感が軽減された事例があり，学級という所属枠に対してストレスを感じている子どもが少なくないことを明らかにしている。

　水野（2020）は，コロナ禍での不登校・発達障害のある子どもについて「学校を休みがちでマスクが欠かせなかった生徒は『高校生になったらマスクを取ろう』と決意していたが，コロナ禍で常にマスクをせざるを得なくなってしまった」「一方，コロナ禍でみんながマスクをつけるようになり，自分に自信が持てず，クラスなどでの人間関係に悩んでいる生徒たちにとっては，安心してマスクをつけて過ごせるようになったという一面もある」と述べている。

　調布市教育委員会指導室（2022）の令和3年度スクールカウンセラーの利用状況報告では，利用者延べ人数は令和2年度と比べて小学校では約1,800人（約15%），中学校では約600人（約14%）増加し，中学校では不登校が最も

多く，次に情緒不安定，性格・行動，発達障害の順に多いこと，令和2年度と比較して不登校，性格・行動などの項目が増加しているとして，コロナ禍における不登校相談の増加を示している。

大川ほか（2022）は，コロナ禍における起立性調節障害（OD：Orthostatic Dysregulation）の問題，とくに「不登校の原因とコロナ禍での問題点」を調査しているが，2020年4月1日から2021年10月31日に小児科外来を受診したOD患者67例のうち心身症としてのチェックリスト陽性37例，不登校22例であった。コロナ禍で「子供達の生活環境も一変し，変化に適応出来ず不登校になった症例」「体調不良を訴えると感染を疑われ，保健室で休養出来ず早退させられた症例」もあり「外出自粛による生活リズムの乱れや，運動不足も症状悪化の原因と考えられた」と報告している。

金（2022）は，臨時休校後に起立性調節障害（OD）の発症増加について，休校中の外出制限により自宅に籠らざるを得ず，ゴロゴロ寝そべってゲーム・スマホを抱えて過ごす時間が長くなった生活は，長期のベッドレスト・過剰安静状態に類似し，運動不足や活動性低下で身体機能が低下する「デコンディショニング」が起こる可能性があり，循環器系では起立耐性の低下に伴う起立時の血圧低下・頻脈・脳血流低下によりOD症状が引き起こされると説明し，運動不足・OD・不登校の関連について指摘している。

松浦ほか（2022）は，「学校を欠席することの障壁や違和感は，コロナ以前よりもはるかに小さくなってしまった」ことは全国的に均一な動向であり，今後の不登校児童生徒の増加傾向には極めて重大な注意を払う必要があることを強調している。

澤ほか（2022）は，遠隔サポートは不登校状態の児童生徒には「新たな活用ツールとして選択肢となるもの」であり，「家から出ない状況でも，児童生徒にとっては容易にオンラインでサポートを受けられるなどの利点もあって，その可能性を検討できる」と指摘している。

相良（2022）は，福岡市の不登校児童生徒支援に取り組む校内適応指導教

室へのオンライン授業に関するインタビュー調査を通して「授業の説明を受けることができてうれしいです」「一緒に授業を受けている感覚があります」（適応指導教室生徒），「リアルタイムで授業を受けられるだけではなく，既習内容のふり返りもできるので，とても効果的だと思います」（授業配信教師），「学習に前向きに取り組むことができるようになってきていると思います」「子どもが，『ズームを通して，ステップルームの生徒にも声をかけてくださる先生がいる』と嬉しそうに言っていました」（保護者）等の声を紹介し，ICT 活用が不登校児童生徒支援に及ぼす利点を紹介している。

　COVID-19 パンデミックに伴う長期欠席についても徐々に明らかにされてきている。東京新聞（2022b）は，COVID-19 に感染し，後遺症とみられる症状で学校を長期欠席している生徒が2022年5月時点で「十数人」いたことを神奈川県教育委員会への取材で明らかにしている。「後遺症の症状として『倦怠（けんたい）感』『目まい』『吐き気』『頭痛』など」があり，「県教委のまとめによると1～4月に延べ9598人の県立校生徒が新型コロナに感染しており，感染者の0.1％以上が後遺症で長期欠席した計算になる」とされている。

　日本総合研究所（2022）は，ヤングケアラー実態調査において「新型コロナウイルス感染症の流行が長期化する中で，社会的な孤独・孤立の問題は深刻さを増し，中でもヤングケアラーは，年齢や成長の度合いに見合わない重い責任や負担があることで本人の育ちや教育に影響がある」と指摘している。例えば，家族の世話をしていると回答した小学生は6.5％であるが，健康状態がよくない・あまりよくない，遅刻・早退をたまにする・よくすると回答する割合が世話する家族がいない人よりも2倍前後高くなっており，世話に費やす時間が長時間になるほど学校生活等への影響が大きく，本人の負担感も重くなることが確認されている。また，コロナ禍によりヤングケアラー状況の把握困難も報告されている。

　板橋区教育委員会（2022），千葉市（2022）でもヤングケアラーによる不登

校問題等が報告されている。

Nakanishi, M. ほか（2022）は，COVID-19 パンデミックにおいて英国のヤングケアラーは「介護負担の増加と介護役割による休憩の喪失により心理的苦痛を経験した可能性」があるとして，2018年から2021年3月まで，ヤングケアラー311人とそうではでない3,616人の心理的苦痛や精神的ウェルビーイング（幸福度）のコロナ前後での変化を比較検討している。睡眠の質の悪さ，自殺未遂，社会的支援の低さ，パンデミック中の強い孤独感に関して，ヤングケアラーではそうではでない人よりも有意に多くみられたことが報告され，ヤングケアラーはコロナ禍において一層孤立しやすい状態に置かれていることが示された。

米国では慢性的な学校欠席率やその他の深刻な行動問題の発生率が上昇している。EdWeek Research Center の調査によると，2020-21学年度においてオンライン学習を行っている学校では対面学習を行っている学校よりも欠席率が有意に高いという結果が出ている。さらに公立学校の87％以上にCOVID-19 パンデミックによって児童生徒の社会性と情動の発達に著しい悪影響，83％の学校に児童生徒の行動の発達に悪影響，56％の学校に生徒の非行が増加，46％の学校に生徒間の身体的攻撃の脅威が増加と報告している（Daily Wire: 2022）。

ノルウェーの Havik, T. ほか（2022）は，COVID-19 パンデミックに伴う学校閉鎖中にオンライン教育を受けていた「登校に困難のある生徒（students with school attendance problems: SAP）」が，学校再開時の学校復帰においてどのような困難を有するのかについて，教師への半構造化面接法調査を通して検討している。ほとんどの教師は SAP の生徒が学校に戻るのは難しいと考えており，その主な理由は「オンライン教育期間中は構造／規則がない」ことであった。また SAP の生徒のために学校再開時に取り組みたいこととして「生徒が登校していない場合には，より多くのデジタル／ハイブリッドソリューション（一部登校，一部デジタル登校）を使用する」「生徒の課題・強

み・興味に基づき，生徒に合わせた対応を増やす」「教師と生徒，生徒同士の関係に焦点を当てる」が挙げられた。

また Havik, T. ほか（2021）は，教師において学校閉鎖中のホームスクーリングが SAP の生徒に有益なものであると認識しているかどうかを調査しているが，ホームスクーリング中の生徒の気分や生活の質について，半数以上の教師が COVID-19 パンデミック前と違いを感じていない，もしくは把握できていないということが判明した。一方，約 3 割の教師がホームスクーリング中の生徒の QOL 低下を感じていた。

Haddad, N.R. ほか（2021）は，COVID-19 パンデミックにおいてほとんどの子どもは仲間との社会的交流を最小限に抑えていたが，学校が再開してバーチャルな選択肢がなくなると「不安を抱える子ども，特に社交恐怖症の子どもは重大な課題に直面する可能性がある」と指摘する。とくに「不本意な社会的孤立の心理的影響，COVID-19 感染の心配，家にいる間の学業の遅れ」が重要課題であり，代替教育手段の提供が有効であるとしている。

1.8 メンタルヘルス問題

國井（2021）は，2020年 5 月に国連・WHO から相次いで声明が出され，「メンタルヘルス危機（うつ病，依存症，DV，自殺など急増や子どもの発達への影響など）」の警告がなされたが，その懸念は現実のものとなり，世界各国で「不安，抑うつ，ストレス関連症状，不眠，自傷，自殺企図の増加」等のメンタルヘルスへの悪影響が多数報告されていると述べている。その背景として COVID-19 は「自然災害に比し，五感で感知することができず不確定な要素が多いため，不安や恐怖が強まりやす」いこと，「コロナ禍前より複数のストレス因子を抱えながら何とかギリギリ心の平衡を保っていた人が，コロナ禍の状況変化が加わったことによりラインを超え，うつ状態を来したというケースが20代などの若い世代を中心に目立つ」として，従前の問題がコロナ禍でより具体的に顕在化したことを指摘している。

渡辺（2021）は，「成長期にある子どもは身体活動や友人とのコミュニケーションなどによりストレスに対処しているが，COVID-19パンデミックはこうしたストレス発散を妨げている」として，COVID-19パンデミックによる制約が子どもに与えるストレスについて指摘している。

梅本ほか（2022）は，コロナによる中学生メンタルヘルスへの影響，とくに女子生徒の情緒不安の悪化と希死念慮率の増加について調査しているが，中学1年生の健康度リスク点数は2012年から2019年まで10点前後であったのに対し2021年の中学校1年のメンタルリスクの点数は27点と増加したこと，また希死念慮は従来中学生は平均10％であったが，2021年は中学1年男子18％，女子40％と悪化したことが指摘されている。

西原ほか（2022）は，小中学生を調査対象としてコロナ禍における子どもの心理的ストレスと学校適応感について検討しているが，コロナ禍において「子どもは日常生活で感じるストレスは平時のレベルとそれほど大きな差異はないと考えられる」一方で，「COVID-19感染拡大に伴う行動制限を背景に，学校生活においてポジティブな出来事を十分に経験できないことが，学校適応感を低減させている可能性がある」として，学校での活動制限と学校適応感の関係を示している。

遠藤ほか（2022）は，小学校5・6年生を対象にCOVID-19パンデミック下における小学生の自然体験活動がメンタルヘルスに及ぼす影響について検討しているが，自然体験活動の「1ヶ月後まで，運動時間多群において怒り感情が有意に低下し，運動時間に関係なく自信が高まっていたこと」から，子どもの日常生活には身体運動が安定したメンタルサポートに欠かせないことが示唆された。

大西（2022b）は，公立小中学校児童生徒2,983人を対象にコロナ禍での子どもの睡眠とメンタルヘルス不調の関係について調査しているが，「平日の就寝時刻が遅く，平日の睡眠時間が平均よりも短い児童生徒ほど，QOLが全体的に低く（とくに「精神的健康」），またストレス反応（とくに「無気力」）

も高かった」ことを明らかにしている。

Magklara, K. ほか（2022）は，COVID-19パンデミックに伴うロックダウンがギリシャの子ども・若者のメンタルヘルスに与えた影響について，保護者1,232人を対象に調査を行っているが，特に親の失業，在宅勤務の機会制限，心理的健康の悪化，家族対立の増加，子どもの身体的健康状態等がメンタルヘルスへの影響と有意に関連していた。また社会的孤立とスクリーンタイムの増加が，ロックダウン中に子ども・若者が経験した最も重大な困難であり，身体活動の減少と教育活動の欠如がそれに続くと報告された。

Andrés, M.L. ほか（2022）は，アルゼンチンの子ども・若者の保護者1,205人を対象に，COVID-19パンデミックが子ども・若者のメンタルヘルスに及ぼす影響について調査しているが，ロックダウン開始後の子ども・若者の変化として特に報告されたのは，口論46.5%，イライラ45.8%，神経質42.4%，喧嘩41.6%，癇癪40.7%，恐怖・不安36.3%等であった。

COVID-19パンデミックにおいて身近な人の死に直面した子どもたちのグリーフケアも長期的な課題となる。インペリアルカレッジロンドン（Imperial College London: 2022）の推計では，日本でも約2,300人の子どもが親を亡くしている（2022年11月23日現在）。Levine, R.L.（2022）は，米国ではCOVID-19により20万人を超える子どもが少なくとも一人の親を亡くしており，グリーフケアが必要であると指摘している。

Unwin, H.J.T. ほか（2022）は，2020年3月〜2021年10月における21カ国の出生・死亡に関するデータを用いた数学的モデリングにより，COVID-19関連によって少なくとも一人の親を亡くした子どもの数が世界全体で520万人を超えたと想定している。親を失った子どもは貧困，搾取，虐待，HIV感染，メンタルヘルス問題，教育機会喪失に直面する可能性が高くなることを指摘している。

厚生労働省（2022b）「令和4年版自殺対策白書」は，COVID-19の感染拡大下での変化として，「先進国6か国における15〜24歳の男女別自殺死亡率

の推移」について令和2年の自殺死亡率と感染拡大前5年の平均自殺死亡率を比較してみると，日本と韓国は男女ともに大きく上昇し，一方，英国・ドイツ・米国・カナダでは同様の変化はみられないと述べている。

　文部科学省初等中等教育局児童生徒課（2022）も，小中高校から報告のあった自殺した児童生徒数は368人（前年度415人）で「調査開始以来過去最多であった昨年度より減少したものの，小中学生は増加傾向にある」としており，コロナ禍における自殺増加対応は最重要課題である。

　稲垣ほか（2021）は，これまでの自殺予防策は「普段の社会の中で格差のある状態に追い詰められた人々への支援を如何に構築するかという点に重点が置かれ」「世界的な感染症の流行の際の自殺予防対策は想定されていなかったし，具体的な対策計画もなかった」と指摘する。

　国立成育医療研究センター（2021a・2021b）は，小学4年生以上の子ども当事者調査（924人）において，回答した小学4〜6年生15%，中学生24%，高校生30%に「中等度以上のうつ症状」があり，また小学4年生以上の子どもの約6%がこの1週間に「ほとんど毎日」自殺・自傷行為（「死んだ方がいい，または自分を何らかの方法で傷つけようと思った」）について考えたと報告している（図1.7）。

　山本（2022）は，2020年1月〜2021年6月の思春期新規患者54例のうち「希死念慮」は7例と報告し，その内訳は「死にたい」ことを訴えて受診した子どもは1例のみで，「学校に行きたくない」「学校に行きづらい」主訴2例，「人と関わるのが嫌」「友だちの意味がわからない」等の対人関係主訴2例，「学校内でのトラブルの中で自傷行為」2例であった。コロナ禍との関連では休校中に入学式があり，その後再度休校を迎えた例が3例あったが，休校について「やる気がそがれた」と語っている。

　Zhang, L.ほか（2020）は，2019年11月，中国安徽省の小中学校1,389人を対象にメンタルヘルス調査を実施し（第1波調査），3か月間のロックダウンの後の2020年5月にフォローアップ調査（1,333人，第2波調査）を行った。

第1章　57

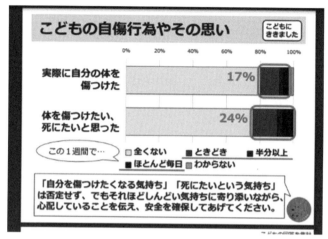

図1.7　子どもの自傷行為・自死念慮（国立成育医療研究センター：2021b）

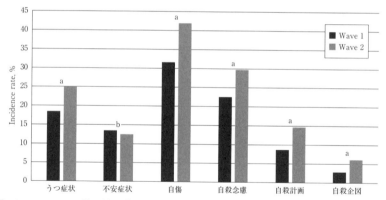

図1.8　COVID-19第1波と第2波のメンタルヘルスの有病率比較（Zhang, L. ほか：2020）

その結果，第1波よりも第2において自傷や自殺行動（自殺念慮，自殺計画，自殺企図）が大きく増加していた（図1.8）。

1.9 摂食障害

　各国の医療機関からCOVID-19パンデミックにおける「摂食障害（eating disorder）」の症状悪化や新規患者増加の報告が相次いでいる。国立成育医療研究センター（2021e）の調査では，2019年度と比較して2020年度では神経性食欲不振症（神経性やせ症）の初診外来患者数が約1.6倍，新入院者数が約1.4倍に増加している。

　Takakura, S. ほか（2022）は，非常事態宣言（2020年4月7日）後に初診で受診した摂食障害患者は若く，年齢中央値（14歳）に着目している。日本摂食障害協会（2021a・2021b）の調査では摂食障害当事者の93％が感染拡大の影響を感じている。

　大谷（2021）は，2020年6月以降に初診の神経性食欲不振症（AN）の発症契機はほぼ休校中のダイエットであり，具体的にはコロナ太りが心配でダイエット，友人・親にダイエットに誘われた，休校前からダイエットしていたが休校で加速した等を紹介している。コロナ禍においては子どもに「規則正しい食事と睡眠，適度な運動の重要性など正しい情報が必要」「小児摂食障害が増えている中で早期発見・早期対応においてはより学校との連携が重要」と指摘する。

　国際的にも摂食障害に関する報告が多くみられ，各国の医療機関からCOVID-19パンデミックにおける摂食障害の症状悪化や新規患者増加の報告が相次いでいる（Graell, M. ほか：2020, Branley-Bell, D. ほか：2020, Haripersad, Y.V. ほか：2021, Carison, A. ほか：2022, Goldberg, L. ほか：2022, Reed, J. ほか：2022）。例えばカナダ小児科学会（CPS）の調査では小児科医の73％（108/148）がCOVID-19パンデミック前と比較して摂食障害の子ども・若者の患者数の増加を報告している（Vyver, E. ほか：2021）。

　Spettigue, W. ほか（2021）による摂食障害を有する子ども・若者に対するCOVID-19パンデミックの影響のコホート研究では，カナダの小児摂食障害三次医療センターにおいて入院治療を必要とする子ども・若者は63％急増し

（2019年患者数41人，2020年患者67人），摂食障害を有する子ども・若者の40％はコロナ禍が摂食障害の引き金になったことを指摘している（例えば，ロックダウンの結果，競技スポーツをやめなければならないストレス，一日中自宅で何もすることがなくて退屈であり孤独というストレス）。

　Toulany, A. ほか（2022）も，カナダの COVID-19 パンデミック発生後における子ども・若者の摂食障害の急性期医療受診について，小児摂食障害救急科（3〜17歳）の受診・入院はパンデミック前と比較して大幅に増加し（受診66％，入院37％増加），摂食障害の誘発には不安増大，コントロール喪失感，運動量低下と体重増加の恐れ，ソーシャルメディアに費やす時間の増加，家族内のストレス増加との関連を示している。

　Gilsbach, S. ほか（2022）は，ヨーロッパ諸国（フランス，ドイツ，イタリア，スペイン，スウェーデン，オランダ）の摂食障害専門病棟における COVID-19 パンデミック時の小児期思春期の神経性食欲不振症の入院率と症状の重症度の調査結果を報告している。ドイツで増加傾向が見られなかったのは，COVID-19 パンデミック前の2019年にすでに神経性食欲不振症（AN）の入院患者数が満床で，2020年はそれ以上の増加が困難であったことによる。スウェーデンの入院患者数増加が僅かであった理由は明らかではないが，スウェーデンではロックダウンや学校閉鎖が行われず日常生活の混乱がそれほど深刻ではないことが想定される。神経性食欲不振症の増加と症状悪化の主な要因として「ソーシャルメディアの消費の増加」「コントロールの喪失」「対面評価と体重管理の欠如」等が想定されるが，要因特定にはさらなる調査の必要性を指摘している。

　摂食障害当事者からはレジリエンスに関わる声も報告されている。例えばTermorshuizen, J.D. ほか（2020）は，米国・オランダの摂食障害当事者に対する COVID-19 パンデミックの早期影響を調査しているが，米国の当事者49％，オランダの当事者40％において COVID-19 パンデミックが生活に前向きな変化をもたらし，家族や友人との繋がりの感覚，回復志向の目標に集

中する能力，適応的な対処スキルへの関与を報告している。

　Schlegl, S. ほか（2020）は，COVID-19 パンデミックにおける摂食障害（神経性食欲不振症）当事者対象のオンライン調査から，生活の質（QOL）は当事者の半数で悪化し，うつ・不安症状が増加したが，当事者自身の対処法として最も有用だったのは毎日のルーティンを続けること，計画的で見通しのもてる生活，楽しい活動・経験であることを明らかにしている。また，COVID-19 パンデミックに対して「現時点では外部からの多くの助けを期待できないので，私は摂食障害をうまくコントロールした」「拒食症はCOVID-19 の重症化要因になるという脅威が私を目覚めさせ，生きたいと思っていることを私に示した」「パンデミック下の時間をどうするのか非常に心配していたが，不確実性に対処する方法を学ぶことはとても良かった。自分の気持ちに注意を払い，良い日と悪い日があることを受け入れ，何よりもその日を生きることを学び，自分が何を望み，どのように過ごしたいかを自発的に決めることができた」との肯定的な想いを25.8％の当事者が語っている。

1.10　子どもの貧困・被虐待等の社会的養護問題

　小林（2020）は，コロナ禍における教育格差と学びの保障についての検討を通して，COVID-19 パンデミックの拡大はもともと低所得であった世帯所得をさらに減少させ，低所得世帯や一人親世帯の子どもほどコロナ禍で起床・就寝時刻や食生活といった生活習慣・生活リズムが悪化する傾向を指摘するとともに，その一方，高所得世帯では低所得世帯に比べて臨時休校期間の総学習時間の減少幅が小さく，臨時休校終了後も学習時間が高止まり傾向にあったことに言及している。

　浅井（2022）は「令和 3 年子供の生活状況調査の分析」を取り上げ，相対的貧困状態（年収158万7,700円未満）にある家庭の割合は12.9％であり，例えばコロナ禍のオンライン教育としてタブレット端末を学校で配布されても，

家庭において Wi-Fi 環境がない家庭も少なくない現状を指摘している。

　渡辺（2022）は，ファミリーサポート登録者を対象にコロナ禍と子どもの貧困について調査（回答数1,972件）しているが，長引くコロナ禍において保護者が限界を超えて心身の不調を来たし，それに伴う経済困窮等により子どもの学力低下や進路変更等を招き，子どもの生涯に関わる不利益につながる可能性を示唆している。具体的には「休校などコロナの影響で子どもの学力が悪くなった」46.5%，「ほとんど学校に行くことができなくなった」8％，「休むようになった」12%，「行き渋りがあった」25.8%であり，子どもの進路について「実際に進路に影響があった」12.9%，「今後進路に影響あると推定」22%と回答されている。

　内閣府男女共同参画局（2020）によると，DV の相談件数は2020年に明らかに増加傾向を示し，特に非常事態宣言が出された４月以降の増加が顕著になっている。しかし，児童相談所における子ども虐待の相談件数は減少しており，保育園・学校等の関係機関からの通告が少ないことによるが，教師・保育士は感染対策に忙殺され，子どもとの会話や接触が少なくなり，虐待事例を発見する余裕がなくなっている可能性も考えられる（奥山：2021）。

　Promise Barnahus Network（2020）は，2020年６月，クロアチア・フィンランド・アイスランド・アイルランド・ノルウェー・スウェーデン・英国の Barnahus に対して子どもの性的虐待についてのオンライン質問紙法調査を実施した。「Barnahus」とは児童虐待に対する子ども中心の権利擁護機関である。1980年代に米国アラバマ州で開始され，警察・ソーシャルワーカー・小児科医・児童精神科医・心理士・検察官等が所属して司法面接・医学鑑定と子どもの治療・保護・家族のケア等を総合的に実施する機関である（内藤ほか：2019）。

　Barnahus アイスランドは多様な形態の性的虐待が増加しており，COVID-19 パンデミックによりその傾向が悪化したようにみえると回答し，Barnahus ノルウェーも性的虐待は増加傾向にあるものの，COVID-19 パン

デミックが性的虐待の増加につながったかどうかを決定づけるには時期尚早であるとも述べている。

厚生労働省（2020）「新型コロナウイルス感染症防止のための学校の臨時休業に関連しての児童養護施設等の対応について」（令和2年2月28日）において，小中高校が臨時休校になったことに対して，児童養護施設等において人員・設備及び運営基準等の柔軟な取扱いを示している。

坂東（2021）は，児童養護施設に入所する子どもについてのコロナ禍の影響やワクチン接種選択の問題について述べている。ワクチン接種において15歳以下の子どもは親権者の同意が必要なため，親権者が接種を拒否した場合には子どもは接種できなかったことを指摘している。また，施設内におけるマスクの常時着用，保護者との外出・面会の制限，自由に外に遊びに行けない等の状況は，子どもにはとてもストレスフルであり，小さなトラブルも大喧嘩に発展したり，不満のはけ口が職員に向けられている。

大塚（2021）は，コロナ禍における児童養護施設の実践の困難さについて言及してるが，マスクをしながらの養育は子どもには表情が読みづらく，「怒っている？」と聞かれたことから，「特に幼児期に表情を学ぶ機会が少なく育つことは心配」であると報告している。

2．コロナ禍の子どもの発達困難・リスクと学校教育の動向

2.1 国連・ユネスコ等の国際機関とCOVID-19パンデミック対応の学校教育施策の動向

2020年3月，ユネスコはCOVID-19の蔓延を封じ込めるために13か国で学校が閉鎖され，2億9,050万人の子どもの教育が中断されているという発表を行った。当時からユネスコは，学校閉鎖によって教育パフォーマンスの低下が懸念されるだけでなく，「親が仕事と育児のバランスを取るのに苦労することによる経済生産性の低下等の測定が難しいその他の損失」や教育不平等の拡大が懸念されることをいち早く表明している（UNESCO: 2020c）。

またユネスコは「オンライン教育を計画するための10の推奨事項」を発表し，その中においては「オンライン教育プログラムをインクルーシブなものにする」「オンライン教育実施の前に心理社会的課題に対処するための解決策に優先順位をつける」「デジタルツールの使用について教師と保護者をサポートする」等の学びが断絶されないことをめざす項目が盛り込まれた（UNESCO: 2020a）。

さらにユネスコは「#LearningNeverStops」をスローガンとして，子ども・若者の教育を受ける権利を保護するための協力と交流の世界的プラットフォーム「世界教育連合（Global Education Coalition）」を立ち上げた（UNESCO: 2020b）。この連合はコロナ禍に伴う教育の不平等を最大の懸念事項として位置づけ，国際労働機関，国連難民高等弁務官事務所，国連児童基金，世界保健機関，世界銀行，世界食糧計画，国際電気通信連合，OECDなどの多国間パートナーも参加している。連合の目的として「各国がリソースを動員し，ハイテク，ローテク，ノーテクのアプローチを活用し，教育をリモートで提供するための革新的で状況に適したソリューションの実装を支援する」「公平な解決策と普遍的なアクセスを求める」「調整された対応を確保し，取り組みの重複を避ける」「中退率の急上昇を避けるため，学校再開時に子どもの学校復帰を促進する」の4点が挙げられている。

国連本部も2020年4月に「COVID-19の子どもへの影響」を報告し，「低所得の国やコミュニティにおいて，標準的な物理的距離の取り方や閉じ込め戦略が子どもに与える影響を最小限に抑えるために，介入の組み合わせを再検討し，最も弱い立場にある子どもに届くように社会的保護プログラムを拡大する」「学校教育，栄養プログラム，予防接種，その他の母子ケア，コミュニティベースの子どもの保護プログラムに関連したアクセスの公平性に重点を置き，子どもを中心としたサービスの継続を優先させる」「親や介護者にパンデミックについて子どもと話す方法，自身や子どもの心の健康を管理する方法，子どもの学習支援のツール等の実践的サポートの提供」の3点が

64 第1部

強調されている（United Nations: 2020a）。

　2020年6月，国連人権理事会「教育の権利に関する特別報告者」が
COVID-19パンデミックの教育の権利への影響を調査した報告書「教育の権
利：コロナウイルス感染症の危機が教育の権利に与える影響—懸念，課題，
機会—」を提出した（Special Rapporteur on the right to education: 2020）。報告
書ではとくに，①「構造的差別と増加する不平等」，②「改善手段の十分さと
不十分さ：高い技術，低い技術及び非技術的な解決策」，③「教育のデジタ
ル化：課題と機会」，④「教員と他の教育労働者の権利」，⑤「公教育の将来」
の5つの課題が示された（徳永：2022）。

　COVID-19パンデミックによって「教育制度の中に深く潜む不平等と脆弱
性」や「教育の権利をはじめとする人権の侵害」の可能性が示されたが，例
えば「教育のデジタル化」に関する措置は人の移動を制限する措置（学校閉
鎖など）を前提としていることに危惧を示した。すなわち，生命の権利や健
康の権利を保障するための措置は，教育の権利などの他の権利との関係と影
響を十分に考慮に入れた上でとるべき措置を検討して実施しなければ，当事
者に対して新たな人権侵害を生じさせる可能性があるということである。ま
た報告書は，COVID-19パンデミックという緊急事態における教育措置を国
家が実施する場合には，構造的不平等の問題との関連を慎重に検討しつつ，
子どもや教師・教育労働者及び親などの関係者の人権に対する影響を改めて
検討することを提起している（徳永：2022）。

　髙橋（2022）は，この報告書で感染症対策をめぐる全ての意思決定におい
て学校当事者の参加保障が提言され，子どもの教育を受ける権利の実現にお
いて教師の役割が重視されていることを指摘する。そうした観点から「時の
為政者が政治的判断によって学校の休業や感染症対応を決定するという光景
は，日本的特徴というよりも，感染症対策の例外，ないし異常性を示してい
る」と批判する。

　国連本部は2020年8月に「COVID-19中およびその後の教育」において

「ウイルスの感染を抑制して学校再開の計画を徹底する」「教育資金を保護して影響を与えるための調整を行う」「公平で持続可能な開発のための弾力的な教育システムを構築する」「教育を再構築して教育と学習の変化を加速させる」の4点を推奨事項として示した（United Nations: 2020b）。

　ユネスコと欧州評議会は合同で，2020年7月～9月，ヨーロッパと中東・北アフリカ（MENA）を対象とした中等学校教員調査を実施した（1,036人回答：ヨーロッパ60%，MENA40%）。調査の結果，学校における教育活動をCOVID-19パンデミック前と比較した際に生徒会活動52%，地域社会活動50%，ボランティア活動49%，教室のディスカッション30%の割合で減少し，生徒が意見表明をすることを学ぶ機会が大幅に失われたことが指摘された。とくに社会経済的に不利な立場におかれている生徒には，学校はこうしたスキルを学ぶ上で重要な場であるため，その影響も大きいとされている（UNESCO and the Council of Europe: 2021）。

　OECD（2020a）もCOVID-19パンデミックによって「最も貧しい子どもたちが最も大きな打撃」を受けていること，学校閉鎖・社会的距離の確保・外出制限は子どもたちの栄養不良のリスクを高め，家庭内暴力にさらし，不安とストレスを増大させ，家族ケアサービスへのアクセスの減少を生じさせていること，広範なデジタル化は学校閉鎖による教育損失を軽減するが，最も貧しい子どもたちはインターネットに接続された良好な家庭学習環境で生活する可能性が最も低くなることや監視されていないオンラインインターネット使用の増加により，性的搾取やネットいじめの問題が拡大することを強調している。

　OECD（2020b）は「COVID-19が生徒の公平性とインクルージョンに与える影響」を発表している。COVID-19パンデミックによって生み出された最も重要な課題の一つが，物理的な「学校」を中心に構築された教育システムをCOVID-19パンデミックにどのように適応させるかということである。ピーク時には188以上の国が学校を閉鎖したが（世界中の就学者の約91%が対

象），なかでも最も脆弱な生徒に深刻な影響を与えることが指摘された。それは低所得家庭やひとり親家庭，移民・難民，少数民族と先住民族，多様な性的アイデンティティと性的指向，特別教育が必要な子どもが，物理的な学習機会，学校で利用できる社会的心理的サポート，学校給食等を奪われて苦しんでいる実態がある。

　そうした実態に対してOECD（2020b）は「パンデミックが脆弱な生徒の教育システムへの参加をさらに妨げないようにすることを目的とした政策指針」を示し，「デジタル学習リソースへの公平で包括的なアクセスの提供」「良好な学習条件への公平で包括的なアクセスの提供」「多様な言語によるオンラインリソースの提供」「社会感情的ニーズが満たされていることの確認」「若者とその家族をサポートするためのカウンセリングのオプションと社交の機会」「脆弱な生徒への追加サービスの公平かつ包括的なアクセスの提供」「教師へのサポートおよび教師によるサポートの確保」の7点を提起している。各国が教育の公平性とインクルージョンを促進するための措置を講じない場合，脆弱な生徒はさらに遅れをとり，孤立する危険があり，教育成果を失う可能性が最も高いとしている。

　OECD（2022）は，COVID-19パンデミック対応の焦点が危機管理から回復に移行していることを指摘する。ほぼ全てのOECD加盟国が，学習損失を定量化するための標準化された評価を実施し，また子どもへのパンデミックの影響を軽減するための追加サポートを提供している。初等中等教育レベルでは加盟国の約80％がそのような回復プログラムを実施しており，就学前教育レベルはあまり一般的ではないもののデータ入手可能な28か国中19か国で提供されていた。さらに29か国中19か国において初等中等教育の子どもに対する追加の社会的心理的サポートが提供されていたことが明らかになっている。

2.2 文部科学省・教育委員会とコロナ禍対応の学校教育施策の動向

　文部科学省は2020年2月10日にCOVID-19に関する初発の通知を発出したが，この時点では従来通りに学校保健安全法に基づく対応をするものとされた。ところが北海道が全国に先駆けて2月26日に「全道一斉休校要請」を行い，翌2月27日に内閣総理大臣が全国全ての小学校・中学校・高校・特別支援学校について2020年3月2日から春休みまで臨時休校を行うよう要請した。それにもとづき文部科学省は2月28日に事務次官名で全国の学校関係者に「一斉臨時休校」を求める通知を発出して（文部科学省：2020c），この要請にほとんどの自治体が応じた。

　この要請は春休みまでを期限としていたため，文部科学省は2020年3月24日に「令和2年度における小学校，中学校，高等学校及び特別支援学校等における教育活動の再開等について（通知）」を出し，その中で「学校再開ガイドライン」を公表し，教室換気，検温実施，マスク着用などの感染防止対策と「新しい生活様式」に係る留意点を示した（文部科学省：2020b）。「新型コロナウイルス感染症に対応した臨時休業の実施に関するガイドライン」では「児童生徒等又は教職員の感染が判明した場合」には「症状の有無，学校内における活動の態様，接触者の多寡，地域における感染拡大の状況，感染経路の明否等」を総合的に考慮し，衛生主管部局と十分相談の上，「実施の有無，規模及び期間について判断する」ものとし，「感染した児童生徒及び濃厚接触者の出席停止のみ」で対応すべき場合もあるとした。

　しかし，2020年4月1日に政府の新型コロナウイルス感染症専門家会議が，感染拡大警戒地域における学校再開は慎重にすべきとし，一斉休校もその対応策として示されていたため，文部科学省は前述のガイドラインを改訂した（文部科学省：2020a）。4月7日に政府の緊急事態宣言が行われ，4月16日に基本的対処方針の変更で全都道府県が緊急事態措置の対象となったこと等を受け，再び全国的に臨時休業が広がり，学校再開の目途は立たなくなった。

　休校中の児童生徒の授業時間不足について文部科学省初等中等教育局は4

月10日に「新型コロナウイルス感染症対策のための臨時休業等に伴い学校に登校できない児童生徒の学習指導について」を通知し，家庭学習で補う方針を示した（文部科学省初等中等教育局：2020a）。学校の指導計画に家庭学習が組み込まれることとなり，コロナ禍における「家庭の学校化」（前川：2022）によって子ども・保護者の負担増や家庭環境による「学びの格差」が生じたことは国内外の調査研究により問題視された。

　文部科学省は「学校における新型コロナウイルス感染症対策に関する懇談会」を開き，2020年5月1日に「新型コロナウイルス感染症対策の現状を踏まえた学校教育活動に関する提言」をまとめた（学校における新型コロナウイルス感染症の対策に関する懇談会：2020）。この「提言」には「新型コロナウイルス感染症の学校における集団発生報告は国内外においても稀であり，小児年齢の発生割合，重症割合も少ない。一方で，海外ではロックダウンによる休校，国内では学校は感染拡大初期から断続的に一斉休業が続いており，学校での感染拡大にかかる科学的エビデンスが蓄積されていないこともある。なお，国内においては緊急事態宣言が全国に拡大（4月16日）される前から，多くの地方自治体が自主的に臨時休業の措置をとっている（4月10日時点で小中学校の67%が休校）」と記述されている。

　全国一斉休校は地方自治体の「自主的」な判断によるものとも読み取れるが，しかし「要請」に約7割の自治体が従い，その後の緊急事態宣言の発出によってさらに増え，2020年5月時点では公立小中学校，高校の約9割が休校となっていた。

　一方，「提言」では「学校における感染リスクをゼロにするという前提に立つ限り，学校に子供が通うことは困難であり，このような状態が長期間続けば，子供の学びの保障や心身の健康などに関して深刻な問題が生じることとなる」と指摘し，「社会全体が，長期間にわたりこの新たなウイルスとともに生きていかなければならないという認識に立ち，その上で，子供の健やかな学びを保障するということとの両立を図るため，学校における感染及び

その拡大のリスクを可能な限り低減しつつ段階的に実施可能な教育活動を開始」すること等が示されている。

　緊急事態宣言は2020年5月14日に39県，25日には8都道府県で解除され，これに伴って学校休校を解除して全面再開する地域が増えたが，分散登校による段階的な再開を経て，全国の学校が全面再開したのは6月末であった。

　しかし，休校前の学校生活に戻ったわけではない。例えば，各教科等に関する指導は「感染拡大防止の観点からリスクの高い学習活動を行わないなどの感染拡大防止対策をとること。部活動を実施する場合にも，各教科等の指導に準じて感染症対策を講じてもなお感染の可能性が高い活動については行わないこと」とされ，具体的には「音楽科における狭い空間や密閉状態での歌唱指導や身体の接触を伴う活動」「家庭科における調理などの実習」「体育科・保健体育科における児童生徒が密集する運動や児童生徒が近距離で組み合ったり接触したりする場面が多い運動」「児童生徒が密集して長時間活動するグループ学習」「運動会や文化祭，学習発表会など児童生徒が密集して長時間活動する学校行事」「他の都道府県等に移動する，校外学習や宿泊を伴う学校行事」が挙げられた。

　給食もリスクの高い教育活動とされ，「給食（昼食）を提供する際には，特に手洗いの徹底を図るとともに，配膳の過程での感染防止のため，可能な限り品数の少ない献立で適切な栄養摂取ができるようにすることや，可能な場合には小分け済みの形（弁当方式）とすること，さらに食べる際に机を向かい合わせにしないことなどの工夫が考えられる」とされ，給食献立の簡易化，配膳を児童生徒にさせない，「黙食」の徹底などが求められた。

　子どもに求められる制約も顕著に多く，また教職員等には衛生管理や消毒作業，子どもへのソーシャル・ディスタンスの指導，新たな制約をふまえた教育活動の組み直し，状況に応じて生じる対面指導と遠隔指導の切り替えへの対応なども大きな負担となった。

　文部科学省初等中等教育局は2020年5月15日に「新型コロナウイルス感染

症の影響を踏まえた学校教育活動等の実施における「学びの保障」の方向性等について（通知）」を出し，休校による学習の遅れに対して学習指導要領で定められた学習内容を「次学年または次々学年に移して教育課程を編成する」ことを認めたが，最終学年の小学校6年生，中学校3年生，高校3年生には必要な指導を年度内に終えることとした。そのために夏季・冬季休業の短縮，土曜授業の実施，1コマあたりの授業時間を短縮して1日当たりのコマ数を増やすことも例示された（文部科学省初等中等教育局：2020b）。児童生徒や教職員の負担も考慮されないまま取り入れる自治体も多く見られた。

　前川（2022）は「少なくとも長期休校で授業日数を失った2020年度に関しては，授業時数の基準をゆとり教育のころに戻してもよかったのではないか。そのためには，新学習指導要領の内容をすべて学習させるという考えを棄てて，学習内容を精選することが不可欠」であり「夏休みの短縮，土曜授業，1日7時間授業などで『詰め込み教育』を行うことは，かえって子どもたちの学習意欲を削ぎ，不登校を助長する」と指摘する。

　文部科学省初等中等教育局健康教育・食育課は2020年5月に「学校における新型コロナウイルス感染症に関する衛生管理マニュアル〜『学校の新しい生活様式』〜」をまとめた。休校に関する方針について「感染者が確認された場合には，直ちに地域一律に一斉の臨時休業を行うのではなく，感染者及び濃厚接触者を出席停止としたり，分散登校を取り入れたりしつつ，学校内で感染が広がっている可能性についての疫学的な評価を踏まえた臨時休業についての判断を行」うとした。「臨時休業は，緊急事態措置の際でも『1つの選択肢』であり，生活圏において感染者が発生していない場合や，生活圏内において感染がまん延している可能性が低い場合などについては，必ずしも実施する必要」はなく，「新型コロナウイルス感染症とともに生きていく社会を作るためには，感染リスクはゼロにならないということを受け入れつつ，感染レベルを可能な限り低減させながら学校教育活動を継続していくことが重要」であることから，休校には慎重な姿勢を示した（文部科学省初等中

等教育局健康教育・食育課：2020）。

　そして第5版（2020年12月3日）の改訂版からは「設置者が，保健所の調査や学校医の助言等を踏まえて判断」し「学校内で感染が広がっている可能性が高い場合などには，その感染が広がっているおそれの範囲に応じて，学級単位，学年単位又は学校全体を臨時休校とする」こと，「これ以外の場合には，学校教育活動を継続」することが明示された。

　文部科学省は全国一斉休校が児童生徒の生活や学習に与えた影響，保護者の負担をふまえて，学校の臨時休業（休校）や学級閉鎖等には慎重な姿勢をとるようになった。2021年夏には第5波による急激な感染拡大が起こったが，文部科学省は一律の一斉休校要請はしなかった。各自治体は学校保健安全法に基づく独自の判断により，夏休みの延長，分散登校やオンライン授業の実施等の対応を行った。

　そのことに関連して，日本小児科学会予防接種・感染症対策委員会（2020）は休校中の子どもの状況について以下のように指摘している。「学校閉鎖は，単に子ども達の教育の機会を奪うだけではなく，屋外活動や社会的交流が減少することとも相まって，子どもを抑うつ傾向に陥らせている」「就業や外出の制限のために親子とも自宅に引き籠るようになって，ストレスが高まることから家庭内暴力や子ども虐待のリスクが増すことが危惧されている」「子どもでは，COVID-19が直接もたらす影響よりもCOVID-19関連健康被害の方が大きくなることが予想される」。

　文部科学省初等中等教育局児童生徒課（2021）の「令和2年度児童生徒の問題行動・不登校等生徒指導上の諸課題に関する調査結果について」でも，コロナ禍初年の2020年度に30日以上登校せずに不登校とみなされた小中学生は前年度8.2％増の196,127人（在籍児童生徒に占める不登校児童生徒の割合は2.0％）で過去最多となり，このうち「新型コロナウイルスの感染回避」により30日以上登校しなかった児童生徒数は小学校14,238人，中学校6,667人，高等学校9,382人であった。子ども本人や家族の基礎疾患等によって感染回

避を目的とした自主休校を選ばざるを得ない子どもも多く含まれていると考えられる。

さらに「小・中・高等学校から報告のあった自殺した児童生徒数は415人（前年度317人）で，調査開始以降最多となっている」として子どもの自殺者数の顕著な増加が示された。国内外の研究では子どもの自殺増加の要因として，コロナ禍により社会全体の不安・不確実性が高まり続けるなかで一斉休校中の家庭内トラブルや虐待が増えたこと，学校再開後のストレスなどが指摘されているが，文部科学省としての分析は示されていない。

文部科学省初等中等教育局児童生徒課（2022）の「令和3年度児童生徒の問題行動・不登校等生徒指導上の諸課題に関する調査結果について」では，コロナ禍2年目の2021年度における小・中学校の長期欠席者数は413,750人（前年度287,747人），このうち不登校244,940人（前年度196,127人），COVID-19の感染回避によるものは前年比3倍の59,316人（前年度20,905人）である。不登校児童生徒数は9年連続増加で過去最多，不登校児童生徒のうち90日以上欠席者は134,655人（55.0%）である。

高校の長期欠席者数は118,232人（前年度80,527人），このうち不登校50,985人（前年度43,051人），COVID-19の感染回避によるものは12,388人（前年度9,382人）であった。高校の中途退学者数38,928人（前年度34,965人），中途退学率1.2%（前年度1.1%）である。

文部科学省はこの調査結果に対し「新型コロナウイルス感染症によって学校や家庭における生活や環境が大きく変化し，子供たちの行動等にも大きな影響を与えていることがうかがえる。人と人との距離が広がる中，不安や悩みを相談できない子供たちがいる可能性があること，子供たちの不安や悩みが従来とは異なる形で現れたり，一人で抱え込んだりする可能性があることも考慮する必要があ」ると指摘する。

文部科学省初等中等教育局（2022）は，COVID-19の影響でやむを得ず学校に登校できない児童生徒の学習保障の取り組み事例を紹介している。例え

ば小学校では，①オンライン活用の健康観察・学習指導とプリント等を用いた学習指導の併用（福島県），②Web 会議システムの常時接続によりクラスとの繋がり継続（鎌倉市），③Web 会議システム，学習支援ソフトを活用した授業・課題配信（三重県伊勢市），④ICT 端末の持ち帰りによるスムーズな同時双方向の授業配信（静岡市），⑤Web 会議システムで授業を同時双方向配信して学校との繋がり継続（岡山県総社市），⑥Web 会議システムの活用によりスムーズな登校再開（島根県益田市）⑦学習課題の自宅ポスト配布，登校再開後の学習支援員による補充学習実施（高知県），⑧Web 会議システム利用による話合い参加（福岡県）等。

　さて，コロナ禍における子どもの心身状態把握のための教育委員会調査も実施されている。例えば，兵庫県教育委員会（2022）は2020年7月から小中学生対象の「新型コロナウイルス感染症の影響に関する心のケアアンケート」を実施し，2022年3月公表の第3回目の調査結果では「感染症への恐れや学校生活への不安等，心理的ストレスを抱えている児童生徒が一定程度存在すること」「第5波後に行った第2回調査と比較して，ストレス反応の平均値に大きな変化は見られないものの，小学校におけるストレス反応の平均値が0.1ポイント高くなった。前回調査も実施している学校のストレス反応の平均値は，56.0%の学校で高くなっている」ことを明らかにしている。

　徳島県教育委員会（2022）は2021年10月，県内公立学校児童生徒（小6・中1・高1）2,447人（回収率90.3%）とその保護者1,524人（回収率56.2%）を対象に「コロナ禍における子どもと保護者を対象とした実態調査」を実施した。児童生徒において不安・悩み・ストレスが「ある」26.0%，「少しある」36.0%となり，2020年度実施の「コロナ禍における児童生徒の心の状態に関する実態調査」（以下，「2020年度調査」）の「ある」21.7%，「少しある」39.1%に比して「ある」が4.3%増加している。このうち COVID-19 が影響している不安・悩み・ストレスが「ある」児童生徒は11.7%（2020年度調査12.2%）であり，その内容は「自分や家族に感染すること」42.1%（2020年度

調査40.4%），「学校行事」37.9%（34.3%），「文化・スポーツ（部活動・習いごと）」28.2%（29.0%），「健康・体調」25.6%（23.1%），「進路・将来」19.6%（26.2%）であった。2021年4月〜10月の期間に「疲れがなかなかとれない」40.6%，「不安やイライラが続く」32.8%，「考えたり，集中したりすることが難しい」21.6%，「急にキレて（怒って）しまうことがある」19.5%，「特にない」36.1%という状況も報告されている。

　岡崎市教育委員会（2021）によるCOVID-19の子どもへの影響実態調査では，学校再開後に困ったこととして「学校の行事がなくなったりやり方が変更されたりした」「今までのような授業ができない（グループ学習等）」と訴える子どもが特に多く，「学校行事やグループ学習など，友達と関わりながら成長したり学んだりすることを願う子供が，一定数いた」ことが明らかにされている。

　川西市教育委員会（2022）は，コロナ禍における子どもの学校生活についての調査を行っている（小学校・中学校・特別支援学校児童生徒6,079人・回答率53.6%，保護者6,270人・回答率67.7%）。コロナ禍の学校生活に不安がある小学生2・3年生11%，4・5・6年生10%，中学生9％であった。学校生活でCOVID-19の不安がある活動は小学校2・3年生「給食の時間」43%，「休み時間」25%，「授業の時間」18%，4・5・6年生「給食の時間」29%，「休み時間」18%，「学校行事」13%，中学生「弁当の時間」18%，「休み時間」13%，「部活動」12%，「学校行事」12%と回答されている。

2.3　コロナ禍の学校教育と教育実践の動向

　コロナ禍に伴う学校臨時休校により学校給食の休止，学童保育・児童館・図書館・子ども食堂等の地域の子どもの居場所の閉鎖も相まって，子どもは日中の主要な生活拠点を失い，家庭に留まらざるを得ない状況となった。

　その中で学校は子どもの学びの場のみならず，子ども・家庭の生活維持の社会的基盤として不可欠の機能・役割を有していることが社会においてあら

ためて実感されることとなった。そして学校臨時休校と再開後において，子どもの多様な発達困難・リスクの実態が明らかにされた。

　長崎大学アフターコロナ・ワーキング・グループ（教育系）(2020) による学校臨時休業と感染拡大は「学校教育にいかなる影響を与えたのか」に関わる調査（長崎県公立小中学校教員対象）では，臨時休業期間から臨時休業明け後の子どもの状況について「生活リズムが乱れた子どもがいた」67.5％，「運動不足の子どもがいた」66.6％の2項目が高い割合を示した。教師が認識している保護者の不安・困難として多く挙げられたのは「子どもの在宅時の過ごし方」52.0％，「子どもの学習の遅れや受験等」47.0％，「仕事を休めない，子どもを預ける場所がない」36.7％などであった。「これからの学校教育への不安」として「学校行事」76.7％，「子どもの健康・安全の確保」69.5％「学校の多忙化」62.0％の回答が多く挙げられ，コロナ禍の学校教育への支援・配慮として特に必要性を感じていることでは「学習の遅れに対応するための人的・物的支援」64.9％，「オンライン授業実施のための環境整備への支援」56.7％，「消毒作業への支援」54.5％等であった。

　宝上ほか (2020) は，COVID-19 による休校措置・学校再開において，小学校スクールカウンセラー（週2回～3回，1日7時間勤務）としての「学校とのつながりを維持する」と「子どものメンタルヘルスケア」の取り組みを報告している。具体的には休校措置におけるインターネットによる「体と心のメンテナンス動画」配信，双方向システムの通信手段運用，個別支援の取り組み，学校再開後における質問紙による子どもの支援ニーズの把握，子ども支援委員会での支援のコーディネーション，登校しぶりや教室に入りにくい子どもの居場所づくり等の実施である。とくにスクールカウンセラーが直面したのは，休校期間と学校再開後の生活習慣・リズムの大きな変化を引き金として，子ども・保護者において潜在的に存在していた支援ニーズが問題行動・登校しぶり・長期欠席傾向が表出したことであり，「からだと心の健康アンケート」を継続的に実施して子どもの実態把握と専門的対応の重要性

を指摘している。

酒井ほか（2021）は，小学校1年生の子どもの保護者1,400人を対象にコロナ禍における小学校就学時の子どもと保護者の生活について調査しているが，休業中に子どもが「イライラしていた」34.9%，子どもが「学校に行くのを不安に感じるようになった」27.7%とコロナ禍・学校休業が「無視しえない割合の子どもにストレスや不安を生じさせていたこと」を明らかにしている。さらに暮らし向きが苦しいと答えた家庭では，子どもと話をしたり，一緒に体を動かす時間をとることや食事のバランスを心掛けることが難しかったこと，子どもの体力が落ちた，寝つきが悪かったという回答も多く見受けられた。

酒井ほか（2022）は，上記の調査をもとに学校休業が子どもの心理面や身体面に及ぼした影響を検討しているが，心理面では「わがままになったり怒りっぽくなったりした」「寝る時，手を繋がないと眠れなくなった」等の気持ちが不安定である様子，身体面では「自粛であまり外に出られず，体を動かす事も出来なかったので，体力が落ちていると感じた」「子どもが太った」等の体力低下や体重増加に関する保護者の声を紹介している。

岩崎（2021）は，COVID-19に対して小学校児童は「どのようなことに気をつけ，どのようなことに心配を抱いているのか」について調査している（2020年9月，小学校児童639人対象）。小学校児童は「自分が新型コロナウイルス感染症にならないか」373人・58.4%，「学校に感染者が出たらどうしよう」370人・57.9%，「感染症にかかったらどうなるのか」369人・57.7%，「学校でクラスターが発生したらどうなるのか」323人・50.5%，「コロナになったら周りの子に嫌われないか」291人・45.5%等の多様な心配を有しているが，その相談相手として最も多かったのは家族であった。COVID-19に伴う子どもの心の不安を取り除くためには「発達段階に則した心の健康教育の指導内容」の必要性を強調する。

千葉大学教育学部附属小学校では「コロナいや」「いやだ息ぐるしい」「こ

わい」「外にでれない」等のノートに書きつけた子どもの声を踏まえて，3年生2組担任の中谷教諭は，子どもの「コロナに対する思い」を書き残すため，スペイン風邪の危険性を伝える約100年前のポスターを教材にして，5回にわたる社会科の授業を実施した。

　授業を通して引き出された「怒り・悲しみが大きい」「歌を歌いたい」「マスクを取りたい」等の子どもの思いを踏まえて，「コロナ禍だから成長できたこと」を子ども同士で話し合わせた。すると「自分と向き合う時間が増えて成長できた」「人のためになることを考えるようになった」「他人の我慢を尊重し，不満を我慢できるようになった」等の肯定的意見が挙がり，子どもがコロナ禍を成長の糧にしている様子が示された。コロナ禍においても子どもの声やニーズを丁寧に聴き取り，子どもの不安・ストレスを和らげていく中で，子どもが前向きに学校生活を送ることができる教育実践のあり方が示されていた（NHK：2021b）。

　愛甲（2021）は，2020年10月・11月のコロナ禍における「学校の新しい生活様式」の下で取り組まれた「限られた形のグループワーク」において「どのような学び」が成立するのかを検討し，「新しい学習」のあり方を考察している。グループワークではポスター・配付物・根拠探し・図書館利用の活動種類を増やす等の工夫を通して，コロナ禍に伴う制約の中でも「伝え合う力」を育成することができたことを報告している。インターネット，パソコン，ZOOM・Teamsを駆使した「ウィズコロナ」の学習方法が多様に報告されているが，「協働で作業すること，周りの班の進み具合を視野の端に入れながら，焦ったり，喧嘩したりしながら，乗り越える経験などは，なかなか難しいのではないか」，対面でなくても「『失敗』や『あそび』を含み込む新たな活動方法を開発できるか」が大きな課題であることを指摘している。

　上野ほか（2022）は，コロナ禍の保健体育科授業における中学生の学びについて検討しているが，長い休校期間に伴い友達との関わりについて約5割の生徒が「近づきにくくなった」「同じグループでしか話さない」「友達が減

った」「うわさを立てられる」等の困りごとを挙げ，うまくコミュニケーションがとれない実態が示された。学校再開に伴い，「仲間との関わりから生まれる気づきや再考を通して互いに高めあうことの重要性を認め」「授業や行事の楽しさと必要性を理解し，自発的に取り組みたいと考えていること」を明らかにしている。

後藤ほか（2022）は，コロナ禍が続いているなかで中学生の「意思伝達や他者理解に対する不安，困難感は依然として続いている」ことを指摘し，その不安・困難は「体育祭等の学校における様々な行事や活動，友達など周囲との関わりの中でよりよい状況に変化していく」ことを示している。

3. おわりに

本章では，コロナ禍における子どもの「いのち・生活・学習・発達」等の困難・リスク（コロナ禍後遺症問題を含む）について，国内外の研究動向のレビューを通して検討し，子どもの発達困難・リスクの状況とコロナ禍において求められている学校教育・発達支援の意義・役割・課題について，子ども当事者の声・支援ニーズを中心に明らかにしてきた。

コロナ禍において子どもの日常生活・学校生活を保障することの意義は大きく，それに果たす学校教育と教師の役割はきわめて重要であることが確認された。

コロナ禍の不安定な状況においても，子どもに向ける教師のまなざしや丁寧な声掛けのなかで，子どもは安心して落ち着きを取り戻し，子ども全体のレジリエンスに繋がると考えられるが，これは学校ならではの重要な発達支援の方法である。まずは学校でコロナ禍における子どもの声を聴くことが求められている。

学校教育はCOVID-19パンデミック前の「もとに戻る」のではなく，新しい状況に立ち向かうことになる。そのなかで子どものセーフティネットおよび発達支援システムとして進化・拡充させていくためには，コロナ禍で照

射されている子どもの発達困難・リスクや学校教育の実相から出発する必要がある。

　今後もさまざまな感染症や自然災害等により，子どもが登校できない状況に陥ることが想定される。子どもがコロナ禍で抱えている発達困難・リスクは以前から生じていた問題とも不可分な関係にあり，それがコロナ禍によって一層深刻化したとして，その実態を把握していくことも不可欠である。

　多様な Long COVID やコロナ禍後遺症等の未検証の課題も含めて，COVID-19 パンデミックにおける子どもの発達困難・リスクを精査し，教育記録・データとしても正確に残していくことは，コロナ禍における二次的な発達困難を予防・改善していくためにも不可欠であり，さらに今後も繰り返されることが予想される世界規模の気候変動や災害・パンデミック等における子どもの教育保障・発達支援において不可欠の課題である。

　感染症パンデミック・災害等の災禍において脆弱な状況にある障害・疾病等を有する子どもも含めたすべての子どもの「いのち・生活・学習・発達」を保障することは，災禍において全ての子どもの「いのち・生活・学習・発達」を守る盤石でインクルーシブな社会的基盤を築くことにもつながると考える。

　　　　（髙橋智・田部絢子・能田昴・石井智也・石川衣紀・内藤千尋・池田敦子）

第2章 「新型コロナ後遺症（Long COVID)」と 子どもの発達困難・リスクの動向

1．はじめに

　COVID-19 パンデミックは子どもの「いのち・生活・学習・発達」等に多大な影響を及ぼしている。子どもへの影響は直接の感染だけでなく，いわゆる「新型コロナ後遺症（Long COVID)」（以下，Long COVID）と呼ばれる COVID-19 の罹患後症状も含まれる。具体的には，①筋力低下・疲労などの運動不耐症，②brain fog などの認知・気分・睡眠障害，③筋肉痛などの疼痛症候群，④低血圧・低体温などの自律神経障害その他が挙げられるが（黒川ほか：2022)，この罹患後症状に関しては未だ定説がない。

　子どもの Long COVID についても曖昧であり，大人の Long COVID と一緒にされがちである。子どもの Long COVID の有病率も研究により1.8％から67％と推定値に大きな幅があり（MIT Technology Review：2022)，特にその実態や子どもの心身の発達への影響も含めてほとんど未解明である。倦怠感や疲労感，認知障害などは子どもの学業や生活に大きな支障をもたらすことも考えられるが，学校教育の課題としても十分に取り上げられてきていない。

　倦怠感・自律神経障害などの病理的な罹患後症状だけでなく，パンデミックという感染症災害による社会・地域・学校・家庭の環境的激変に伴う子どもの心理発達的影響も検討しなくてはならない。具体的には，感染症への不安・恐怖，自粛・我慢を強いられ先行きの見えない生活の中での抑うつ・ストレスや孤独・孤立，登校困難を感じる子どもの増加，子どもの自殺者数の増加等の実態が報告されている（大阪府立大学山野則子研究室：2021)。急激な社会変化に伴う社会的孤立は，子どもの適応障害・心的外傷後ストレス障害

82　第1部

等と関連があることも指摘されている（Loades ほか：2020）。

　以上をふまえて本章では，子どもの Long COVID および COVID-19 パンデミックに伴う子どもの「いのち・生活・学習・発達」等の困難・リスク（コロナ禍後遺症問題を含む）に係る国内外の動向について検討し，子どもの発達困難・リスクに対する発達支援の意義・役割・課題を，子ども当事者の声・支援ニーズを中心に明らかにしていく。

2．子どもの Long COVID に関する概念・定義

　COVID-19 パンデミック拡大以降において世界的に報告されるようになった罹患後症状は，2020年5月頃からメディア上で Long COVID として取り上げられるようになった。「post-acute covid-19」「postcovid syndrome」「chronic covid-19」という表現もあるが，いずれも慢性化やポストウイルスの状態であるかどうかを判断するには時期尚早であるとして，長期にわたることがあることを示す Long COVID が定着していった（The BMJ Opinion：2020）。

　ここでは Long COVID という名称を使用するが，これも確定的な表現ではないことに留意しつつ，定義や症状等について整理する。

　2020年12月に発表された英国国立医療技術評価機構（NICE）のガイドラインでは，感染後4週間〜12週間までの「ongoing symptomatic COVID-19」と12週間を超える「post COVID-19 syndrome」を合わせて Long COVID という用語が利用されることとなった。その他に，世界でも有力な感染症対策機関として知られる米国疾病予防管理センター（CDC）では，感染4週間以降の症状を「post COVID conditions」と称している（下畑ほか：2022）。

　国や機関によって用語・期間が様々で統一がとれていないなか，2021年10月に WHO は以下の定義を発表した（厚生労働省：2022a）。

> ・新型コロナウイルス感染症（COVID-19）後の症状は，新型コロナウイルス
> （SARSCoV-2）に罹患した人にみられ，少なくとも2カ月以上持続し，また，
> 他の疾患による症状として説明がつかないものである。通常はCOVID-19の
> 発症から3カ月経った時点にもみられる。
> ・症状には，倦怠感，息切れ，思考力や記憶への影響などがあり，日常生活に影
> 響することもある。COVID-19の急性期から回復した後に新たに出現する症状
> と，急性期から持続する症状がある。また，症状の程度は変動し，症状消失後
> に再度出現することもある。小児には別の定義が当てはまると考えられる。

　厚生労働省の『診療の手引き』ではこれまで「遷延症状」が使用されてき
たが，WHOの「post COVID-19 condition」を「COVID-19後の症状」と訳
したうえで「罹患後症状」が使われるようになっている。

　WHOは子どもについては別の定義が当てはまることを指摘している。日
本においても最終的な定義は大人同様に定められていないものの，厚生労働
省の『診療の手引き』の別冊である『罹患後症状のマネジメント・第1.1版』
においては，国外の専門家と当事者（患者，保護者）のパネル協議に基づい
た下記の定義が示されている（厚生労働省：2022a）。

> 　小児における罹患後症状とは，以下のような症状（そのうち少なくとも1つは
> 身体的な症状）を子どもまたは若年者（17歳以下）が有する状態である：
> 1）COVID-19であることが検査によって確定診断された後に継続して，または
> 　新たに出現した
> 2）身体的，精神的，または社会的な健康に影響を与える
> 3）日常生活に何らか形（原文ママ）で支障をきたす（例えば，学校，仕事，家
> 　庭，人間関係など）
> 4）COVID-19の診断がついてから最低12週間持続する（その間，症状の変動が
> 　あっても良い）

　厚生労働省はこの定義への補足として，小児では成人と比べるとその頻度
は低く，年長児よりも年少児ではさらに少ないこと，さらに「小児では元々
機能性身体症状を呈することが多く，それが心理社会的ストレスに伴い心身

84　第1部

症となりやすい年齢群でもあり，COVID-19に罹患したストレスによって，さまざまな症状が出現する可能性があること」「罹患していなくてもコロナ禍の生活の変化や制限のために罹患後症状とよく似た心身の変調を訴える小児が増えている」と述べている。そのうえで「小児における罹患後症状というものを単一の疾患概念と捉えることは困難」であることを指摘しており，現状では知見の蓄積の乏しさもあり，Long COVIDという疾患概念は暫定的なものと考えられている（厚生労働省：2022a）。

3．子どものLong COVIDの症状

　子どものLong COVIDの症状については徐々に調査されているが，各国の感染実態や調査方法等において大きな差異がある。それゆえに実態がつかみにくいが，代表的な調査研究を中心に，子どもの症状についての議論を概観する。

　Munblitほか（2022）は，入院した成人の追跡調査等から症状が明らかになり始めているが，急性期の臓器障害に直接起因するもの（持続的な肺機能障害，心臓・血管，腎臓，神経系の問題）もあれば，男性よりも女性に多く見られる疲労，集中力低下，生活の質の低下など，原因がわかりにくいものもあると指摘する。

　『The Lancet』の論説「Facing up to long COVID」や『Nature Medicine』の社説「Meeting the challenge of long COVID」において，Long COVIDが今後の研究課題とされつつも，子ども・若者への悪影響については言及されていない（Munblitほか：2022）。

　Ludvigsson（2021）は，スウェーデンの5人の子どものコホート研究を実施している。子どもは大人と同様のLong COVIDを経験する可能性があり，女性はより影響を受ける可能性があることを指摘したが，そもそも小児科のデータが不足していると指摘した。

　Zimmermannほか（2021）も，14の研究報告のレビューを通して明確な症

例定義の欠如，臨床評価のない申告（本人，親）に依拠していることを指摘し，Long COVID 研究の相対的不足によって真の発生率が不明確であるとしている。

　系統的なメタレビューとして Behnood ほか（2022）は，23,141人の子ども・若者（19歳以下）を含む12か国の22の研究を分析しているが，認知障害，頭痛，嗅覚障害の割合が有意に高いことを指摘している。研究の質が高いほど，嗅覚の喪失と認知症状を除く，全ての症状の有病率が低くなる傾向が見られた。

　Lopez-León ほか（2022）は，80,071人の子ども・若者が含まれる21の研究のシステマティックレビューから40を超える長期的な臨床症状を特定し，Long COVID の有病率は25.24％であるとした。図2.1の様に，最も一般的な臨床症状は「気分症状（悲しみ，緊張，怒り，抑うつ，不安）」16.50％，「疲労・倦怠感」9.66％であった。「睡眠障害（不眠症，過眠症，睡眠の質の低下など）」8.42％，「頭痛」7.84％，「呼吸器症状」7.62％，「喀痰または鼻づまり」7.53％，「認知症状（集中力の低下，学習困難，錯乱，記憶喪失）」6.27％，「食欲不振」6.07％，「運動不耐」5.73％，「嗅覚の変化（低嗅覚症，無嗅覚症，嗅覚異常，嗅覚錯誤，幻臭）」5.60％であった（fatigue は日本語訳では倦怠感も含まれるため疲労と合わせて表記した）（Lopez-León ほか：2022）。

　Molteni ほか（2021）は，2020年9月から2021年1月までの間に発症したイギリス国内の学齢期（5歳〜17歳）の1,734人の調査を行った。保護者からの子どもの感染後の症状についての報告（アプリ入力）を分析した結果，症状が4週間以上続いたのは4.4％，追跡調査ができた1,379人の子どものうち25人（1.8％）だけが56日間症状を経験していた。具体的症状として倦怠感や嗅覚の喪失，頭痛が多かった。研究チームは，一般的に多くの子どもは感染しても発症はせず，発症した場合も症状は軽い傾向にあるとした。今回の調査では年齢で比較すると，12歳〜17歳の方が5歳〜11歳より症状が長引く傾向があった。

86　第1部

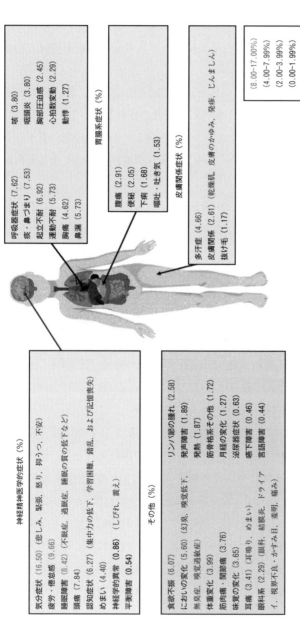

図2.1　子どもの Long COVID の症状の種類と部位ごとの有病率（Lopez-León ほか：2022）

Molteni ほか（2021）の調査結果は，日本においても「子どものコロナ後遺症まれ」と題して報道されたが（南日本新聞：2021ほか），その調査結果については反論もなされている。例えば Gurdasani ほか（2022）は，Long COVID の測定において親がアプリ入力をやめたタイミングをもって症状が無くなったと見ることはできないなど，方法論上の疑義から発生率が過小評価されている可能性があるとした。

McFarland ほか（2022）も，症状が再発する前に1週間以上無症状であった子どもは調査から外していることなどから実際の有病率を過小評価しているとし，多くの政府がこのデータを使用して施策を実施しているため，正確な有病率理解が重要であるとした。

オランダ国内の小児科病院を対象に行われた調査によれば，57の病院で計89人の子どもに12週間以上続く Long COVID が見られた。著者の一人であるアムステルダム大学医療センター小児呼吸器科医のブラッケル（Caroline L.H. Brackel）は「そのうちの36％で強い倦怠感，集中力の低下，呼吸困難などにより，日常生活に深刻な制限を受けるほど重い症状が見られた」と報告している（National Geographic：2021，Brackel ほか：2021）。

Borel ほか（2022）は，小児集団における COVID-19 の長期的な身体的，精神的，社会的健康への影響に関するスコーピングレビューを行っている。身体的な症状としては疲労，集中困難（Brain fog），睡眠障害，および感覚障害が最も報告されており，また小児集団における COVID-19 の影響を調べるほとんどの研究が，成人集団と同様の症状に焦点を当てており，子ども独自の症状や問題が不明確であることも指摘している。さらに COVID-19 パンデミックは子ども・若者の社会環境に中程度の影響を及ぼしており，現在および将来の生理学的，心理的，行動的，および学業的成果を悪化させる可能性があるとした。

Buonsenso ほか（2021）は，イタリアの123人の子どもに電話等でインタビューを行っている。半数以上が1つ以上の症状を報告しており，42.6％が

感染後60日を超えて少なくとも1つの症状を示した。疲労，筋肉痛，関節痛，頭痛，不眠症，動悸，呼吸器系の問題が特に頻繁に見られた。またLudvigsson（2021）の調査における年齢の中央値が12歳であり，Buonsensoほか（2021）の調査の中央値（11.4歳）と同様だったことから，この年齢層が特にLong COVIDに苦しむ可能性があることを裏付けたとしている。

　Osmanovほか（2022）は，2020年4月から2020年8月にCOVID-19の疑いで入院した518人の子どもの親に対してインタビューを行った。子どもの年齢の中央値は10.4（3-15.2）歳，270人（52.1%）が女児である。退院後の追跡期間の中央値は256（223-271）日であった。フォローアップのインタビューの時点で126人（24.3%）の参加者が持続的症状を報告しており，その中で多いのは疲労53人10.7%，睡眠障害36人6.9%，感覚障害29人5.6%であり，44人8.4%が複数の症状を経験していた（図2.2）。子どもの4分の1は

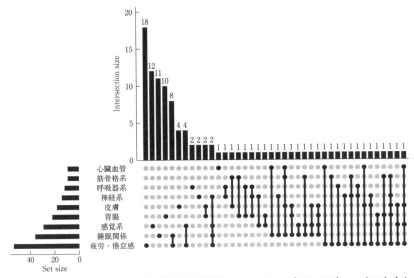

図2.2　フォローアップ評価時の持続性症状（フォローアップインタビュー時に存在し，5か月以上続く）の重複状況（Osmanovほか：2022）

第 2 章　89

COVID-19 による入院から数か月後に持続的な症状を経験し，ほぼ10人に1人において複数の臓器に関与していた。年齢が高いこととアレルギー性疾患があることは，フォローアップ時における持続症状のリスクが高いことと関連していた。以下，代表的症状について検討する。

①疲労・倦怠感

Lopez-León ほか（2022）をはじめ，子どもの Long COVID に関わるほとんどの先行研究において最も頻度が高い後遺症の一つである。Osmanov ほか（2022）でも，COVID-19 診断から 6 ～ 7 か月後においても最も持続していた。スウェーデンの 5 人の子どものコホート研究においても，COVID-19 診断から 6 ～ 8 か月後の症状として疲労が際立っており，5 人全員のフォローアップ終了時にも持続しており，フルタイムで学校に戻ることができた子どもはいなかったと報告されている（Ludvigsson: 2021）。

筋痛性脳脊髄炎／慢性疲労症候群（ME/CFS）も Long COVID のなかで取り上げられている。Mancini ほか（2021）は，23～69歳の COVID-19 罹患後症状のある患者41人にインタビューによる調査を行っているが，対象者の46％が ME/CFS の基準を満たしていた。

「ME/CFS は医学的に解明されていない病態で，重度の疲労により少なくとも 6 か月以上，通常の日常活動が制限されるのが特徴」（Care Net: 2022）であり，コロナ後遺症の主訴と重複することも多いが，その関連は不明確である。

②認知機能障害

COVID-19 パンデミックから 3 年の段階では長期的データは少ない。「グローバル臨床医療データサービスである TriNex を用いた研究で，COVID-19 発症後 6 か月以内における，気分障害，不安や精神疾患，あるいは認知症など様々な神経・精神症候の発症が，インフルエンザや他の呼吸器

90　第1部

感染症と比べても多いこと」が示されている。「入院患者を対象とした横断
研究から，高次脳機能検査が検討されて」おり，「注意，言語流暢性，意味
カテゴリー流暢性，記銘や想起の低下が外来患者に比して高率に認められ
た」という（下畑ほか：2022）。

　COVID-19関連の認知機能障害などを評価する際に，発症前の状況をよく
検討しなければバイアスが生じる可能性があり，どこまでがCOVID-19の
影響によるものか，発症前の認知機能障害が存在した可能性はないのか，判
断が困難なことも多い（下畑ほか：2022）。

　Lopez-Leónほか（2022）では，子どもの集中力の低下，学習困難，錯乱，
記憶喪失等が認知機能障害（認知症状）として示され，有病率は6.27％であ
った。

　COVID-19と関連していることが疑われる小児急性発症精神神経症候群
（PANS）も未検証の課題の一つである。英国の関連団体は，学校教育に関わ
る事項として認知面の困難（算数障害，書字障害，睡眠困難，Brain Fog，視覚処
理困難，ワーキングメモリーの困難，聴覚処理困難）を挙げている（UK Education-
al Resources for PANS and PANDAS）。

③Brain Fog

　自覚症状としての認知機能低下，集中力低下といった主観的状態を指す用
語であり，具体的な脳の病態は解明されていない（下畑ほか：2022）。前述の
認知機能障害とも重複するが，子どもの場合，こうした神経学的症状が軽度
と診断されるものであっても，特に数週間または数か月続く場合，学校への
出席・成績・日常生活等への影響があり，課外活動や社交活動への参加意欲
が欠如する可能性も指摘される（Parents：2022）。

　Long COVIDを診察している群馬大学の小和瀬桂子は「20〜40歳代の比
較的若い人が多い印象だ。全身のだるさのほか，記憶力が低下する，いわゆ
るブレーンフォグは共通する症状。デルタ株が流行した昨年は味覚障害もみ

られたが，最近はほとんどない」と指摘する（読売新聞オンライン：2022）。

④睡眠困難・睡眠障害

　睡眠困難のみの患者は少なく，多くは不安，抑うつ，認知機能障害，嗅覚障害など様々な症候を同時に認めることが多い（下畑ほか：2022）。Osmanovほか（2022）が，子どものコホート研究において睡眠障害を6.9％の子どもが抱えていたことを報告しているほか，Lopez-Leónほか（2022）も8.42％という数値を出している。Borelほか（2022）は，睡眠障害が最も報告されている結果の一つであり，将来の学業を悪化させる可能性があるとした。

⑤運動不耐

　様々なレベルの運動不耐の症状がCOVID-19の慢性期神経症状として見られ，重篤な場合には「歯磨きができない」「洗髪ができない」など生活上の困難が生じ，寝たきりになることもある。体をわずかに動かすだけで痛みやめまいが生じる場合もある。身体がだるい，しんどい，すぐに横になりたくなるなどと表現される倦怠感のため，仕事や学業に困難をきたすことが多い。感染後期に不耐症状が持続する場合と，感染から回復した後に新たに不耐症状が現れる場合がある。平均値を取れば月単位での改善傾向が見られるが，1年以上にわたって持続するケースもある（下畑ほか：2022）。

　Asadi-Pooyaほか（2021）の子ども・若者58人の調査では，倦怠感12人21％，息切れ7人12％，運動不耐7人12％，脱力感6人10％，歩行不耐5人9％であった。

⑥頭痛

　比較的頻度の高い罹患後症状であり，発症後1か月を経ても残存する場合もある。「QOLを著しく低下させ，思考力・集中力にも悪影響を与えてしまうため」（下畑ほか：2022），深刻な後遺症の一つである。後述の当事者の声

92　第1部

にも示されているが，毎日の頭痛や集中力の低下が長期にわたって続く事例
もある。

⑦自律神経障害

　様々な後遺症症状の一部はLong COVIDにおける自律神経障害の症状の
可能性も指摘されており，起立不耐（起立性調節障害）・体位性頻脈症候群の
頻度が高い。「感染した患者は，倦怠感，筋肉痛，胃腸機能障害など，さま
ざまな臨床症状を発症する可能性があり，これらは起立不耐の素因となるこ
とが知られている体調不良，体重減少，および血液量減少につながる可能
性」（下畑ほか：2022）もあるという。

⑧心臓障害

　Erolほか（2022）による子どもを対象とした調査によれば，COVID-19が
心臓血管系に影響を与える可能性があることが示唆され，感染による心臓へ
の影響を明らかにするための包括的研究を実施する必要性が強調された。日
本でも感染してから2〜6週間後に心臓など複数の臓器の働きが悪くなる小
児多系統炎症性症候群（MIS-C）と診断されるケースが見られることが自治
医科大学附属病院の調査で判明しており，少なくとも全国で64人の子どもが
診断されている（Medical DOC：2022）（2022年11月30日時点）。

　小児多系統炎症性症候群「MIS-C」はCOVID-19に感染した子どもにまれ
にみられる新たな症状で，感染から2週間から6週間後に全身に炎症が起き，
心臓など複数の臓器の働きが悪くなるなどして，海外では死亡するケースも
報告されている（NHK：2022）。

　以上のようなLong COVIDの症状に関する議論がなされてきているが，
それらの研究結果のエビデンスには限界があるという。この理由について下
畑ほか（2022）は，Beghiほか（2022）を引用しながら，Long COVIDに関

する論文の取り扱いの課題について指摘している。すなわち，①厳選された症例報告・臨床シリーズから収集されたデータである，②低所得国からのデータが非常に限られている，③神経系や呼吸器系などの特定症状にフォーカスしている報告が多い，④COVID-19と既往の合併症との相互作用が不明であり，後遺症や合併症の調査が標準化されていない等の課題である。

この他にもBuonsensoほか（2021）では，重度知的障害のある6人の子どもは報告不可能なため除外したと明記されており，重度知的障害等の重度障害児が調査対象にならないという問題も存在する。

4．Long COVIDに対する子どもの声・支援ニーズ

Long COVIDに対して確立された治療法がないなかで，自分に何が起こっているのかわからず不安を抱える子どもの姿が報道されている（TBS：2022）。医療機関でも手探りの対応が続いており，Long COVIDに伴う困難を抱えた子どもが生活・学習上の困難や支援を訴えている。ここでは報道や当事者団体の情報をもとに，Long COVIDに対する子どもの声や支援ニーズについて検討する。

Long COVIDの専門外来で診療にあたる医師・平畑光一（ヒラハタクリニック）は，子どもは大人と傾向が異なると述べている。「子どもの場合，もちろん全身のけん怠感なども見られはするのですが，脈が速くなる・下痢をするなどの症状が多い」ことを指摘する。また，子どもは症状を適切に言葉で伝えるのは難しいため周囲の気づきが特に大切であり，ゲーム・漫画等，その子が好きだったものが楽しめなくなっている場合など，小さな違和感に親が気づいて受診に繋がったケースも多くあるという（NHK：2021c）。

こうした子ども当事者の実態は，メディア等でしばしば報道されてきた。例えば神奈川県の高校2年の女子生徒は感染後約1年たっても体調が戻らず，立っているだけで脈拍が上がり，倒れそうになり，運動をすればベッドから起き上がれないほどの疲労感が続いた（朝日新聞：2022）。「"やりたいことが

できない"自己嫌悪と罪悪感」によってこの女子生徒は「転校」という決断に至ることになる（NHK・クローズアップ現代：2022）。こうした状況に置かれた子どもの生活・学習・発達・進路選択等への影響は計り知れない。

東京都の高校2年生は「全身のだるさが抜けなくて，食べては寝ての繰り返し。ちょっと動くだけで微熱が出てしまう。『自分は人と違うんじゃないか』と思い，外に出るのが怖くなった」と振り返る。普段と変わらない学校生活を送るクラスメイトに「置いていかれちゃう」と焦りが募り，リハビリを兼ねて家の周りを歩くと涙がこぼれ落ち，後遺症外来では「うつ状態の可能性」を指摘された。担任教諭の勧めで，スクールカウンセラーのカウンセリングを受けることを決め，週1回の面談を重ねた。つらい思いを打ち明けるうちに，気持ちは少し楽になったという（東京新聞：2021）。

埼玉県の男子中学生は下記のような症状を訴えるが，学校からは「気の持ちようだよ」と言われている。「やっぱりまだ理解されないんだなっていうのが一番でしたね」「学校では，体育の後に汗が止まらなくなって，歩けなくなり，友達に肩を貸してもらって保健室に連れていってもらいました。自分では全然暑くないと思っても（汗が）顔からポタポタ垂れてきて，地面が水浸しになっていました。本当に怖かったです。ずっとこのままなのかなって」「文字を読んで理解しようとしたり，必死に覚えようとすると一気に疲れます。勉強とか頭を使うことをやった後に疲れてすぐに寝ちゃったりとか。立てなくてソファにぐだーってなったり」（TBS：2022）。

沖縄県教育委員会は2022年6月〜7月，沖縄県内の公立小中高特別支援学校約490校を対象に罹患後症状のある児童生徒の実態調査を行っている。感染した児童生徒のうち70人が罹患後症状またはその疑いと診断され，各校は保健室で休ませたり，別室登校で対応しているという。「診断はなくても症状のある子どもは他にもいる可能性」があり，国の基準はまだ確立されていないが，こうした知見・対応の集積の必要性が指摘されている（琉球新報：2022）。

海外の事例では，米国ネバダ州の高校生は Long COVID を発症し，激しい疲労，偏頭痛，数ヶ月続く頭痛，時には立っていられないほどの激しい足の痛みに悩まされた。学校が筆記試験の代わりに口述試験にしたり，様々の融通を利かせてくれなかったら授業の受講に時間がかかり，単位を失っていたかもしれないと保護者は指摘し，「彼女の学校と教師は，本当に彼女の回復を助けてくれた」と述べている（Education Week: 2022）。

イェール大学の岩崎明子（免疫学）は Long COVID に苦しむ子ども・若者にインタビューを行っているが，その一人であるティリー・アダムス（11歳）は「いつも気分が悪く，お腹が痛く，足が痛いです。また，目が痛くなるような頭痛がします。私はもう自分らしくありません」と述べている（knowable MAGAZINE: 2022）。ティリーは摂食困難で体重も激減し，2021年夏以降，経鼻経管栄養を通じて食事をとっている。自宅の階段を上ることも難しく，失神も何度か経験していた。ミラー紙の取材に対して，ティリーは「時々，怒りが込み上げてくる。学校に行きたいけれど，すごく難しい。あまりに疲れ切っていて，本当に何もできない日がある」と述べている（Newsweek: 2022）。

2020年2月に COVID-19 に感染し，Long COVID や慢性疲労症候群の症状を有している高校生のリディアは，COVID-19 に感染した10代の若者がお互いに理解し合い，不安や不満の感情を集団で解決していくための空間の必要性を感じて，サポートグループを組織した。サポートグループ「chronic-connections」には42人の COVID-19 に感染した子ども・若者の事例や声が掲載されており，その一部分を紹介する。

ルーシー・ファロ（Lucie Fallot）（17歳，フランス）：「ルーシーは学校に戻りましたが，放課後，家に帰ると体がだるいほど疲れていると言っています。今週，新しい医師に会って希望を感じましたが，自分の話を説明し終える前に，状況を脚色するのをやめて，先を見据えるように言われました。ルーシーには切実に求めていたケアや共感を提供されませんでした」「（日によって

症状が異なるため）仲間が彼女を信じていないのではないかと心配しています。彼女はいつも疲れ果てており，学力面と健康・運動面の双方でイライラしています」（https://www.chronicconnections.org/post/lucie-fallot）。

マガン・アトキンス（Maganne Atkins）（米国アイダホ州）：「2022年1月現在，耐え難い頭痛，めまい，吐き気，Brain fog に苦しんでいます」「学校の秋学期のほとんどを欠席しました。光や音に非常に敏感になったため，学校の環境は耐え難いものです。時々，めまいがひどくなり，視界が真っ暗になり，気絶しそうになることがあります」「chronicconnections に出会えたことに感謝しており，COVID-19 感染後の症状に耐えている他の10代の若者と繋がることで，世界との繋がりをより感じられるようになることを願っています」（https://www.chronicconnections.org/post/maganne-atkins）。

アリシア・フォウコン（Alicia Faucon）（フランス）：「最初の感染から2週間後，小さな発疹，疲労，Brain fog，頭痛，書くときの集中力の低下などを経験しました。3週間目までに彼女は自分の状態がさらに悪化していることに気づき，脱毛，錯乱，低血圧，脱力感などの多くの症状を経験しました」「教師が彼女を完全にはサポートしていないようで，しばしば彼女が『病気でも疲れているようにも見えない』と発言しました。アリシアは優秀な成績を維持することができましたが，教師や仲間から理解されたりサポートされたりしているとは感じていませんでした」（https://www.chronicconnections.org/post/alicia-faucon）。

前述のヒラハタクリニックにもオミクロン株の後遺症の子どもが通院しているが，訴えるのは強い「だるさ」症状だけでなく，「周囲の理解」が得られない「二重の苦しみ」だという（MBS ニュース：2022）。当事者から報告されるこうした周囲の無理解による困難によって，さらに症状が長期化するとも想定される。同時に，学校・教師による適切な支援が回復の助けになったケースもあり，こうした事例の収集・検討が早急に求められている。

5．COVID-19 パンデミックによる子どもの心身の発達への影響

　Long COVID は子どもの生活・学習・発達に大きな影響を与えているが，同時に COVID-19 パンデミックという子どもを取り巻く環境の激変による影響もしばしば指摘される。このような社会的な「パンデミック後遺症」は，感染や免疫学的機序等の病理的問題との関連だけではとらえられない問題である。

　ウイルス検査で陰性だった子どもが後遺症と似た症状を経験していることがしばしば指摘されている。Stephenson ほか（2021）は，COVID-19 の検査で陽性または陰性だった英国の11歳から17歳までの子ども・若者6,804人のコホート研究を行っているが，陽性または陰性と判定された子どもたちの間で Long COVID とされる症状の有病率にあまり差が無く，陽性のグループは3分の2，陰性のグループでは半分強であり，頭痛と倦怠感が双方によく見られた。

　フィラデルフィア小児病院小児科医の Chris Forrest の研究からも，COVID-19 感染の有無にかかわらず子どもの倦怠感が同程度であることが示されている。キングス・カレッジ・ロンドンの Emma Duncan は「学校の閉鎖，家庭の混乱，教育の崩壊」もあり，パンデミックは「すべての子どもにとって恐ろしいもの」と指摘する。また，ヒューストン・メソジスト病院の Sonia Villapol はこのような現象が「パンデミック後遺症症候群（long pandemic syndrome）」と称されているとし，小児科医たちは摂食障害・チック・うつ病・不安症が増加していると話している（MIT Technology Review：2022）。

　Stephenson ほか（2021）は，Long COVID に関する症状は実際にはウイルス感染自体ではなく，パンデミックやロックダウンなどに関連する要因が混在している可能性，社会的孤立・不安・うつ等の要因が根本的原因である可能性があると指摘する。発達過程にある脳や行動への影響が広範囲に及ぶ

可能性もあるとした。

　Buonsenso ほか（2021）は，様々な制限的措置が子どものメンタルヘルスに重大な影響を与えているという証拠が増えているのにもかかわらず，パンデミックにおいて子どものメンタルヘルスの問題がほとんど見過ごされてきたことを指摘する。人の生涯において幼少期が繊細かつ基礎的な時期であり，社会的・行動的・教育的発達の獲得において重要であるなかで，COVID-19 が子どものそうした発達の獲得にも長期的影響を与える可能性があること，COVID-19 に罹患していない子どもも含め，パンデミックが子どもの健康に及ぼす影響を軽減するための措置を講じる必要性を指摘している。

　Munblit ほか（2021）は，COVID-19 の長期的影響の議論においては，慢性疲労症候群やうつ病，身体化障害（身体症状）等の鑑別・診断が困難であり，ウイルスへの免疫反応の過程と子どもが受ける心理的影響の結果の相互作用を丁寧に明らかにすることが重要であること，また社会的制約はすべての子どもが経験しているが，Long COVID の影響を受けた子どもにおける心理的ストレスは研究されていないことを指摘する。

　さらに，大人と同様に子どもの Long COVID は，対処されない限り，社会経済的に不利な地域や少数民族の出身者に大きな影響を与え，健康格差の拡大に寄与する可能性があること，パンデミックは社会的繋がりや身体活動の機会を制限し，孤独感・不確実性・恐怖・退屈を増大させること，恐怖に満ちた環境下で長く続く症状はストレス悪化の条件を作り出し，発達過程の敏感な時期に発生したストレスの影響は有害な転帰につながる可能性があること，子どもの健康への悪影響の結果は短期間で観察できるものもあるが，数十年が経過するまで明らかにならないものもあると指摘する。また COVID-19 が学校の欠席率や成績，社会的活動，親の失業や休業に長期的に影響する証拠を評価する必要があり，医療や社会に対する COVID-19 関連の負担の調査も必要であるとした。

　COVID-19 パンデミックに伴うロックダウンや遠隔学習は，子どもの教育

に各種の困難をもたらしている。

米国では慢性的な欠席率やその他の深刻な行動問題の発生率が上昇している。米国の EdWeek Research Center の調査によると、2020-21学年度において完全に遠隔学習を行っている学校では対面学習を行っている学校よりも欠席率が有意に高いという結果が出ている。全米教育統計センター（NCES）の調査によると、過去1年間に公立学校の72％が年間15日以上学校を休んだ生徒と定義される慢性欠席者の比率上昇を報告している。さらに公立学校の87％以上がパンデミックによって子どもの社会性と情動の発達に著しい悪影響があったと回答し、83％の学校が子どもの行動面の発達に悪影響があったと報告している。56％の学校が教室での非行が増加したと回答し、46％の学校がパンデミック以降、生徒間の身体的攻撃の脅威が増加したと報告している（Daily Wire：2022）。

Levine（2022）は、COVID-19 による長期的影響の一つとして、20万人を超える米国の子どもが親を COVID-19 で亡くしており、それによる悲嘆は計り知れないものがあり、ケアが必要なことを指摘する。

Unwin ほか（2022）の2020年3月～2021年10月の21カ国の出生・死亡に関するデータを用いた数学的モデリングにより、保護者のうち少なくとも1人を亡くした子どもの数が世界全体で520万人を超えたと見られることがわかった。研究チームは、親・保護者を失った子どもは貧困、搾取、虐待、HIV感染、メンタルヘルスの問題、教育を受ける機会の喪失に直面する可能性が高くなることを指摘している（Forbes JAPAN：2022）。

2021年の変異株の流行のなかで親を亡くした子どもの数は急増しており、今後数年間で1,000万人規模に増加していくことが見込まれている（**図2.3**）。インペリアルカレッジロンドンの推計では、2022年11月30日現在、日本でも約2,300人の子どもが親を亡くしている（Imperial College London：2022）。

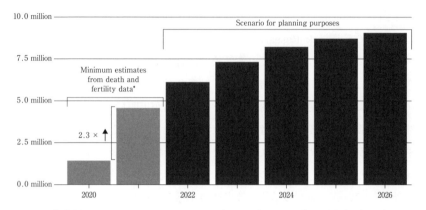

図2.3 全世界においてCOVID-19によって親を亡くした子どもの推計人数と今後の増加予測（The World Bank: 2022）

6．おわりに

　本章では，子どものLong COVIDおよびCOVID-19パンデミックに伴う子どもの「いのち・生活・学習・発達」等の困難・リスク（コロナ禍後遺症問題を含む）に係る国内外の動向について検討し，子どもの発達困難・リスクに対する発達支援の意義・役割・課題を，子ども当事者の声・支援ニーズを中心に明らかにしてきた。

　子どものLong COVIDに関わる症状は多岐にわたり，倦怠感・気分症状や疲労，睡眠障害，呼吸困難，嗅覚や味覚の障害など，その実態は不明確であるが，各種の調査研究からは子どもの抱える多様な「いのち・生活・学習・発達」の困難・リスクをうかがい知れるものであった。

　Munblitほか（2022）は，Long COVIDを有する子どもに対するCOVID-19パンデミックの影響を緊急に解明する必要性とともに，COVID-19の感染による直接的影響についてはロックダウンや学校閉鎖，親の収入減少，検疫，

その他の病気によって引き起こされる影響と区別する必要があると指摘した。この点が重要であり，今回の COVID-19 において「パンデミック後遺症症候群（long pandemic syndrome）」と表現されている抑うつ・不安症・不登校等は，Long COVID とは同一に扱えないものである。

　COVID-19 パンデミック以前の平時より，各種の「いのち・生活・学習・発達」の困難・リスクを抱える子どもが抑圧され，発達の権利保障が十分になされていない状況において COVID-19 パンデミックが発生し，子どもの「いのち・生活・学習・発達」の困難・リスクが急激に顕在化した。COVID-19 パンデミックのもとでよりいっそう深刻化した子どもの「いのち・生活・学習・発達」の困難・リスクが Long COVID と「混在」している。

　こうしたなか，Long COVID という言説においては医療的対応が強調されるが，各種の調査研究や子ども当事者の声・支援ニーズを踏まえても，子どもの Long COVID の対応において学校教育や発達支援の意義・役割があらためて確認することができ，医療と学校教育や発達支援機関の連携・協働が不可欠となっている。

（能田昴・田部絢子・髙橋智）

第3章　コロナ禍と知的障害・発達障害を有する子どもの発達困難・リスクの動向

　本章では，コロナ禍における知的障害・発達障害を有する子どもの「いのち・生活・学習・発達」等の困難・リスク（コロナ禍後遺症問題を含む）について国内外の研究動向のレビューを通して検討し，子どもの発達困難・リスクの状況とコロナ禍において求められている学校教育・発達支援の意義・役割・課題について，子ども当事者の声・支援ニーズを中心に明らかにする。

　レビュー対象文献は「新型コロナウイルス感染症／COVID-19，子ども／Children，特別支援教育・特別ニーズ教育／special needs education，知的障害／intellectual disabilities，発達障害／developmental disabilities, developmental disorder」等をキーワードに Google Scholar・PubMed 他を用いて検索した，2022年8月までに公表された国内外の文献資料である。検索された216件の文献資料のうち，本研究の目的に関連があり研究の手続き・方法が的確であるもの39件を採用した（**表3.1**）。

表3.1　コロナ禍における知的障害・発達障害を有する子どもの発達困難・リスクに関する文献資料

	検索件数	対象の文献資料					
		採用件数	対象国		内容		
			国内	国外	レビュー	調査	その他
知的障害	46	12	5	7	0	8	4
発達障害	56	18	9	9	0	13	5
特別支援教育・特別ニーズ教育全般	114	9	9	0	2	5	2

1. コロナ禍における障害・疾病等を有する子どもの状況

コロナ禍における障害児の生活実態は，北海道教育大学釧路校・特別支援教育研究室（2020）がCOVID-19パンデミックの初期に休校・生活制限等による障害児とその家族の生活に関する調査を行っているが，「運動不足等，身体を動かすことが減った」82.0%，「メリハリある生活ができなかった」47.7%，「就寝時間や起床時間の遅れや昼寝等の睡眠リズムが乱れた」44.4%，「食生活が不規則となった」25.0%などの生活リズムに関する困難や，「行動制限や自由にできない等でイライラやパニックなどが増えた」27.9%，「自宅での勉強は学習の遅れや理解度に不安がある」21.9%などの行動・学習上の困難を挙げている。保護者自身の「気分転換がなかなかできなかった」51.2%「自分が倒れられないなど精神的に張り詰めた状態が続いた」42.8%のように，4割以上の保護者が精神的に張り詰め，不安が大きかったことが示されている。

丸山（2021）は，2020年6月〜7月に障害を有する小学生から高校生の保護者288人を対象とする質問紙法調査を実施し，COVID-19パンデミックに伴う休校期間に学校の「受け入れ」や放課後等デイサービス事業所の開所が重要な役割を果たしたことを確認し，子どもの居場所を社会的に確保する必要性と学校・事業所と子ども・保護者とのコミュニケーションの重要性を示している。

学校教育については2020年3月，内閣総理大臣から全国一斉の臨時休業を要請されたことに伴い，文部科学省（2020a）は「新型コロナウイルス感染症対策のための小学校，中学校，高等学校及び特別支援学校等における一斉臨時休業について（通知）」を発出した。「特別支援学校等に在籍する障害のある幼児児童生徒には，保護者が仕事を休めない場合に自宅等で1人で過ごすことができない幼児児童生徒がいることも考えられることから，各教育委員会等においては福祉部局や福祉事業所と連携したうえで，地域の障害福祉サ

ービス等も活用して，幼児児童生徒の居場所の確保に取り組むこと。やむを
得ず，福祉サービスの人員確保の問題等で幼児児童生徒の居場所を確保でき
ない場合等，臨時休業措置をとれない場合は，多くの幼児児童生徒が同じ場
所に長時間集まることのないよう，必要な対策を行ったうえで，必要最小限
の人数に絞って登校させる等の特段の配慮を行うこと。また，特別支援学校
の寄宿舎については，基本的には学校に準じて休業するものと考えられるが，
保護者が迎えに来られない場合等，個別の状況に応じて柔軟に対応するこ
と」を求めた。

　日々の教育活動では「必要に応じ，学校医等の助言を得ること，児童生徒
等の安全確保などの観点から指導や介助等において必要となる接触などにつ
いて保護者に対し事前に説明することが重要」「認知の特性により手洗いや
咳エチケットの指導の徹底が難しい児童生徒等や感覚に過敏がありマスクを
常時着用できない児童生徒等が在籍」しており「特性に応じた配慮を検討す
ることが必要」としている（文部科学省：2020b）。

　文部科学省は COVID-19 パンデミック対策として ICT を活用した児童生
徒の学習活動を推奨し，自宅等においても学習を継続できるようオンライン
学習が行える環境を積極的に整えることを設置者や教職員に要請している。

　太田ほか（2021）が調査したコロナ禍における47都道府県教育委員会 Web
サイトに公開されている特別支援学校在籍児童生徒向けのコンテンツや動画
は，47都道府県中19県40.4％で確認された（2020年12月時点）。動画を視聴し，
自学自習できる子どもには有効な学習支援コンテンツとなると思われるもの
の，中重度の知的障害児には動画視聴による学習よりも実体験を伴う学習活
動が必要と述べている。

　鈴木ほか（2021）による調査でも「障がいの多様化という観点からも，多
様な学び方について考える契機となった。教育課程の見直しを検討してい
る」等の意見が挙がっている。

　坂本ほか（2022）は，臨時休業期間におけるオンライン授業等の実施状況

を岐阜県立特別支援学校19校に調査している。オンライン授業は全校で実施され，その配信授業数は延べ5,236コマであったが，いわゆる「準ずる」教育課程の学習内容や下学年適用の授業では「学習内容の深まり」「体験活動への対応」「授業時数の確保」等の課題があったと述べている。さらに知的障害教育における教科等の授業では「保護者の協力」「デイサービス等との調整」「知的障害児用コンテンツの開発」「同時双方向的学習への対応」等が，自立活動を中心とした授業では「保護者の協力」「デイサービス等との調整」「表出の読み取り」「重度重複障害児用コンテンツの開発」等が検討課題であったとしている。

武田ほか (2021) は，「『安全』と『教育』のバランスをとることが課題」であり，社会不安のなかにいる子どもにとって「心理的に『いつでもそばにいる (Being)』状態がコロナ禍，ポストコロナ社会においては必要不可欠なこと」と述べている。

大牧ほか (2021) は，コロナ禍の特別支援学校在籍児童生徒には安全の確保や生命維持について考える必要が生じ，教育現場に求められているのはこれまでの教育を復元することではなく，教育をさらなる次元に引き上げることで新しい教育の姿を生み出し，その質を高める必要があると指摘している。

2．コロナ禍における知的障害を有する子どもの発達困難・リスクと支援ニーズ

2.1　コロナ禍における知的障害を有する子どもの生活状況

大津市障害者自立支援協議会 (2020) は，障害を有する子ども（知的障害約63％，発達障害約19％）の保護者にコロナ禍における生活実態の調査を行っているが，「生活リズムが乱れた」55.6％，「子どもがイライラしていた」28.5％，「子どもが運動不足で太った」25.9％等の回答が挙げられている（**表3.2**）。

日本自閉症協会 (2021) が2020年12月に自閉症児者家族423人（約74％が知

第3章　107

表3.2　コロナ禍における知的障害等を有する子どもの様子

質問項目	数	%
1．子どもが，ちょっとしたことで，怒ったり泣いたりした。	52	19.30%
2．いつものパターンが崩れて混乱した。	56	20.70%
3．生活リズムが乱れた。	150	55.60%
4．子どもがイライラしていた。	77	28.50%
5．きょうだいげんかが多くなった。	60	22.20%
6．子どもが食べ過ぎて太った。	46	17.00%
7．子どもの食欲が落ちた。	15	5.60%
8．子どもが夜眠りにくくなった。	62	23.00%
9．子どもが運動不足で太った。	70	25.90%
10．子どもが運動不足でイライラしていた。	54	20.00%
11．できていたことをしなくなった。	42	15.60%
12．特に子どもに変化はなかった。	39	14.40%

（大津市障害者自立支援協議会：2020）

的障害を有する）を対象として行った調査では，コロナ禍における自閉症当事者の精神的状態は「変わらない」51.3％，「やや悪くなっている」34.0％であり，「よくある／たまにある」行動上の問題については**図3.1**に示したように「強いこだわり」86.5％が最も多く，自由記述で「コロナ禍におけるストレスの影響かこだわり行動がみられた」との回答を示している。

　知的障害児の精神的状態の悪化の背景には生活リズムの乱れや運動不足，睡眠困難等に関連があることが推察される。マスク着用ができないことに対して強く注意を受けたり，利用を拒否されたという回答が約8割，マスク着用による生活の変化を感じた人は回答者90人中79人であったことが報告され，マスク着用に関わる困難として「イライラする」「マスクを噛んでいた」「マスクを使いすぎてしまう」「強要されていると感じている」等の回答が多くみられる。

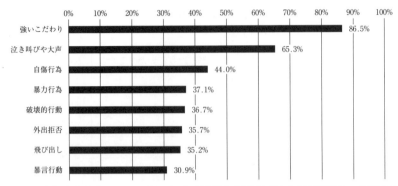

図3.1　自閉症当事者のコロナ禍における行動上の問題（日本自閉症協会：2021より作成）

　山田（2021）は，「『マスクが着けられない』人たちに対する世間の寛容さは，小さな子どもに比べて，重度知的障害者に対しては厳しい」ことを述べており，周囲の理解が得られにくい状況がうかがえる。

　放課後等デイサービスやショートステイ等の居場所の確保にも困難があり，コロナ禍では利用状況を変更せざるを得なくなっている。大津市障害者自立支援協議会（2020）の調査では休校中に保護者が困ったことについて「親だけが感染した時，障害のある子どもを，どこで誰がみてくれるのかわからなかった」50.7％であり，髙橋・柴田（2020）の調査によれば，働く保護者からは職場の対応について「未就学児の保護者への優遇はあっても，障害児保護者への理解はなく早く帰れない」との声が挙げられている。

　COVID-19のクラスター感染のリスクが高い場所として障害児者入所施設が挙げられるが，山田（2021）は，リスク管理が困難な知的障害者が感染してしまった場合，その責任は支援者や福祉事業所が負うことになるリスクがあるために，コロナ禍で施設入所している知的障害者に対する管理は一層強くなっていると述べており，コロナ以前の日常を保障することの難しさがうかがえる。

海外の研究動向においても，COVID-19パンデミックでは知的障害児者の「いのち・生活・学習・発達」に関する多様な困難・リスクが深刻化したことが指摘されている。

　ヨーロッパ各国の当事者・家族組織の連合体である「インクルージョン・ヨーロッパ（Inclusion Europe）」は，COVID-19パンデミックが知的障害者とその家族の権利にどのように影響したかについて報告しており，多くの知的障害者が再び隔離され，差別されたことを強調している（Inclusion Europe：2020）。

　医療面では知的障害者の病院での治療アクセスが確実ではなかったこと，病院が罹患者で満室となった場合に知的障害者が治療を受けることができるかどうかを判断するためのトリアージが生じたことが指摘されている。ベルギーの当事者組織「Unia」も，知的障害当事者の証言により「知的障害者は優先事項でないといわれた」「知的障害者が泣き過ぎたり，叫び過ぎたために病院から追い出された」ことを示している。

　COVID-19パンデミックにおける情報へのアクセス困難も大きな問題であり，知的障害者にはアクセス可能な情報が十分に提供されず，また情報は読みやすく理解しやすい言葉やイラストで提示されなかったことを示しており，サポートなしではインターネットにアクセスできない人々もいれば，ガイドライン理解のためのサポートが必要であったケースも少なくなかったことが指摘されている（Inclusion Europe：2020）。

　デンマークの当事者団体「Lev（livet med udviklingshandicap）」は，2020年に知的障害児者の保護者に対してCOVID-19パンデミックに係る実態調査を実施したが，ロックダウン時は作業所，社会サービス，STU（Særligt tilrettelagt ungdomsuddannelse：青少年教育サービス）特別幼稚園は長期に渡って閉鎖を余儀なくされ，回答者の約70%がデイケア・サービス閉鎖の影響を受け，ウェルビーイングにかなりの悪影響を与えたことが示された（Lev：2020）。

フィンランドの知的障害当事者団体「Tukiliitto」は、COVID-19 パンデミックにおける知的障害当事者の実態として、趣味・余暇活動の中止、友人に会いに行くことの困難、言語コミュニケーションが難しく適切なサポートを得ることが困難、支援者に会えない等を報告し、こうした日常生活の変容・孤立によるメンタルヘルスの悪化・深刻化を指摘している（Tukiliitto: 2020a）。

スウェーデンの知的障害当事者組織「FUB」は、COVID-19 パンデミックにおける知的障害者の中核的な困難として COVID-19 に関わる情報理解の難しさがあるとして、COVID-19 に関する情報や具体的な感染症対策（体調がすぐれない時は家にいる、手洗い・手指消毒をする等）をまとめた動画「コロナウイルスに関する情報」やイラスト等の視覚情報（図3.2）をインターネット上で公開している（FUB: 2020a）。

FUB は2021年6月に知的障害者を対象に COVID-19 パンデミックの影響に関する調査を実施した（FUB: 2021b）。スウェーデンでは「機能障害がある人々への援助とサービスに関する法律（LSS）」によって知的障害者の日常

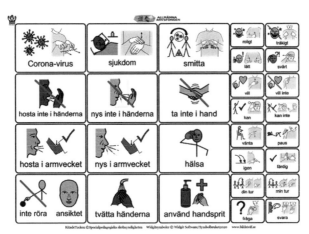

図3.2　COVID-19 に関する画像支援（FUB: 2020a）

活動に関するプログラムが提供されているが，ワクチン接種以前には「とき
どき日常活動プログラムがなされなかった」25％，「常になされなかった」
14％と回答され，ワクチン接種後も22％が「まだ日常活動は実施されていな
い」と回答した。

　常に日常活動に参加している知的障害当事者の56％は抱えている孤独感が
少ないことが明らかにされ，COVID-19 パンデミックにおける日常生活の継
続の重要性が示唆される。ワクチン接種以前には64％の知的障害当事者が孤
独感を感じていたが，予防接種が可能になった後は様々な活動ができるよう
になったことで，その割合が42％にまで減少したことが明らかにされている。
　「パンデミックの際に何を逃してしまったか？」という質問には「FUB の
ミーティング等で友人に会えない」等の社会的接触，「以前と同じように日
常活動に参加する」「Lärvux（知的障害成人の特別教育）への参加」等の日常
活動，「スペインの親戚のもとへの旅行」「温水プールに行って泳げなかっ
た」等の旅行・余暇活動について語られ，これまでの友人との関わりや日常
活動・外出・旅行・余暇活動等が当事者にとって重要であったことがうかが
える。

2.2　コロナ禍における知的障害を有する子どもの学校教育の状況

　休校期間中には知的障害のある児童生徒が遠隔授業に取り組むことの難し
さや遠隔での学習機会が保障されていない状況も指摘されてきた。髙橋・柴
田（2020）は「子どもは障害が重くて動画に注目することが難しい。本人は
プリント教材に取り組むことも困難で，日々何もせずに過ごしている」「学
校が配信した教材に興味が持てない」といった保護者の声や「『動画等の視
覚的情報のみでは伝わらない発達段階の子どももいる』といった理由から配
信する教材の内容や対象について，校内でなかなか意見がまとまらなかっ
た」といった教師の声を示しており，重度の子どもではプリント学習や遠隔
授業での学習の難しさがうかがえる。

112　第1部

　学校行事については「通常の授業以外のことはなるべくしないほうがよい」という意見も強くあるなかで，調査に回答を寄せた教師は，学校行事は「子どもの発達にとても重要である。学校行事が苦手な子どもも経験の積み重ねで徐々に楽しめるようになるため，1年間の空白の影響はとても大きい」ことを指摘しており，保護者からも障害の状況によりめったに旅行ができないので宿泊行事を経験させたいという強い要望が出されている（髙橋・柴田：2020）。

　矢野川（2022）は，2021年8～9月に特別支援学校の進路担当者を対象に現場実習や就労支援の課題を調査し，「高3生徒の就職先確定に向けて，候補先の企業のみでは就労に結びつくかどうか，不明確」「来年度以降の実習については，各企業の運営状況に大きく左右される」「卒業生のアフターケアにおいて，企業の業績不振から勤務時間が短縮されている卒業生が複数名いる」などの課題を挙げており，コロナ禍に伴う時間的・物理的制約があるなかでの雇用候補先との丁寧な情報交換や調整の実施とともに，生徒から「困りごと」や支援ニーズなどの当事者の声を十分に聴くことの重要性を指摘している。

　海外の動向をみると，スウェーデンにおいては日本の小中学校に相当する基礎学校や知的障害対象の特別基礎学校が閉鎖されなかったが，スウェーデン学校監督庁は基礎学校247校と特別基礎学校13校の校長にインタビューを実施している（Skolinspektionen：2020）。

　特別基礎学校ではオンライン授業を実施するのは適切でないと捉え，一般的に閉鎖が考えられる場合であっても，子どものために特別学校の活動を維持するべきであると回答していた。一方，2020年春学期においてICTの利用機会が拡充したことで，教師と子どもの双方のデジタルツール利用がいっそう促進されたことが明らかにされている。また複数の特別基礎学校では個別発達計画に基づきながら教育が実施されたこと，子どもには必要なサポートが提供され，学校生活は概ね維持されるとともに，子どもの安心感につな

がったことも指摘され，特別基礎学校の開校が維持されたことによって，知的障害児が安心して学習・生活できたことがうかがえる。とくに特別基礎学校では保護者が強くCOVID-19感染に関する懸念や不安感を抱いており，子どもを家に留めようとしていたために，特別基礎学校の教師・スタッフは毎日，子どもに連絡したり，家庭訪問を実施するなどして，子どもや保護者の不安感を和らげることに取り組んでいた。

　デンマーク，ノルウェー，フィンランドの各国ではCOVID-19パンデミック初期からロックダウンが行われ，社会からの隔離，学校教育の途絶，孤立・孤独，各種サービスの断絶等に伴う各種の影響が報告されている。デンマークでは2020年前半において障害・特別なニーズを有する子どもの教育は遠隔学習・ホームスクーリングではなく対面授業で実施され，フィンランドでは特別支援（special support）に相当する子どもの学習において不可欠と考えられる場合，対面授業に参加することが許可された（EDUFI: 2020）。

　フィンランドの当事者組織「Tukiliitto（知的障害者支援協会）」は，緊急事態宣言により知的障害当事者の多くが不安・恐怖感を経験していたこと，知的障害等の特別支援や延長義務教育を受けている子どもの約9％のみが地域の教育を受け，それ以外の子どもの多くは在宅を余儀なくされ，日常生活をサポートするサービスが不十分となってしまったこと，COVID-19パンデミックにおいて特別教育アシスタントの雇用形態が不安定になった一方で，特別教育アシスタントが子どもの家に訪問して指導することが効果的であったことを指摘している（Tukiliitto: 2020b）。

　インクルージョン・ヨーロッパは，学校が閉鎖されオンライン授業が開始された時に知的障害児はリソースにアクセスできず，支援もなかったために取り残されたことを指摘している。例えば，フランスでは学校閉鎖時にオンライン学習が開始されたが，知的障害児はデジタルツールが十分に利用できず，教師も十分な対応ができなかったため，当事者組織「Unapei」が知的障害児へのデジタルサポートとともに言語療法活動などの教育リソースの提

114 第1部

供をしたとの報告もある（Inclusion Europe：2020）。

3．コロナ禍における発達障害を有する子どもの発達困難・リスクと支援ニーズ

3.1 コロナ禍における発達障害を有する子どもの生活状況

　発達障害情報・支援センター（2021）は，2020年7～8月に発達障害当事者と家族に調査を実施した（**表3.3**）。コロナ禍において発達障害当事者は多様な困難を有し，家族の回答と比較すると当事者は他者が捉えている以上に生きづらさを抱えていたことがうかがえる。「これからの生活に関する自身の状態や気持ち」では「いつまでこの状態（コロナを気にかけながらの生活）が続くのか，とても不安／気持ちが落ち込む」62％，「将来の生活について，あまり希望がもてない」48％，「感染予防に気をつけながら，趣味の時間や人とのつながりを大切にしたい」45％，「学校生活や仕事に，これまで以上の影響が出ないか，とても心配だ」42％，「コロナについて色々な情報があふれていて，何を信じたらいいかわからずに，混乱している」35％の回答が明らかになっている。

　このようにコロナ禍に伴う生活様式の変化等によって不安が強く，あまり将来に期待がもてない一方で，「感染予防に気をつけながら，趣味の時間や人とのつながりを大切にしたい」45％のように，余暇や人との関わりを求めていることも指摘できる。そうしたなかで相談できる人や場所（機関）については「いる・知っている」65％であり，発達障害当事者は不安を抱えやすいからこそ人との繋がりを求めたり，相談できる場を確保している様子が推測される。

　生活リズムに関わる困難については，国立精神・神経医療研究センター（2021）が2020年5月に6～18歳の神経発達症（発達障害）の子どもの保護者136人を対象に質問紙法調査を実施し，緊急事態宣言下で母親が通常勤務を継続した場合ならびに小児の睡眠リズムが変化した場合は，親と子どもの

第3章   115

表3.3　コロナ禍において発達障害当事者が抱える困難（左：本人，右：家族）

最近のあなたについて，あてはまるものをすべて選んでください。 ＊「日本でコロナが流行る前」（今年1月頃まで）と，「最近」（この1〜2週間）を比べて考えてください。	割合	最近のご本人の様子について，あてはまるものをすべて選んでください。 ＊「日本でコロナが流行る前（今年1月頃まで）」と，「最近」（この1〜2週間）を比べて答えてください。	割合
身体的な不調が増えた／身体症状が悪化した	38%	身体的な不調や症状を訴えることが増えた	18%
睡眠の問題が増えた（寝つきが悪い，途中で目が覚める，以前より早く目がさめる，昼夜逆転など）	43%	睡眠の問題が増えたようだ（寝つきの悪さ，寝起きの悪さ，途中で目を覚ます，普段より早く目をさます，昼夜逆転など）	29%
食欲が大幅に変化した（減った／増えた）	25%	食欲が大幅に変化したようだ（減った／増えた）	16%
［20歳以上の場合］飲酒量が約2倍（またはそれ以上）になった	8%	通学するのがきつそうになった（遅刻が増えた，時々休むようになった，登校しぶり）	18%
仕事や学校に行くのがきつくなった（遅刻が増えた，時々休むようになったなど）	18%	感染をこわがり，手を洗う回数が極端に増えた（例：1日に6〜7回→1日に20回）	3%
感染がこわくて，手を洗う回数が極端に増えた（例：1日に6〜7回→1日に20回）	16%	感染をこわがり，外出（通学／余暇など）ができないことがあった	13%
感染がこわくて，必要な外出（通学／通勤／通院／生活必需品の買い物など）ができないことがあった	25%	怒りっぽくなった・イライラしやすくなった／気分の浮き沈みが大きくなったようだ	38%
怒りっぽくなった／気分の浮き沈みが大きくなった	42%	家族とのトラブル（親子／兄弟）が増えた	23%
家庭内（親子／兄弟／パートナー）でのトラブルが増えた	23%	特に変わったことはない	27%
お金に関する心配ごとが増えた	41%	その他	14%
特に変わったことはない	14%		

（発達障害情報・支援センター：2021）

116　第1部

QOL（生活の質）が有意に低いことを明らかにしている。母親が通常勤務を継続した場合や小児の睡眠リズムが変化した場合でも親の抑うつ・不安・育児ストレスが低い場合，子どもの不適応行動が少ない場合には親と子どものQOL は維持されやすいことが示された。

　染谷ほか（2020）の聞き取り調査によると，コロナ禍の「巣ごもり」において発達障害当事者は「集めた情報に振り回されることなく，上手に取捨選択をしていくことや，必要な情報を理解するということが非常に難しかった」ことが示されるとともに，本人としては「日常生活は多くのことが変化し，ストレスが溜まりやすい状況」であり，さらには「巣ごもり」中ではストレスへの対処方法がいっそう限られて，暴飲暴食，ゲーム依存等の「問題行動によるストレス発散」が続いてしまったとの意見が出されている。

　コロナ禍におけるスマートフォンやゲームの使用については発達障害の有無に関わらずコロナ前よりも増加傾向にあり，2020年9〜10月の調査において約41％が「テレビ・スマホ・ゲームの時間がコロナ前よりも増えた」と回答している（国立成育医療研究センター：2020c）。

　2020年7〜8月に行われた発達障害情報・支援センター（2021）の調査によると，調査回答時点の1〜2週間でパソコン・スマホの使用状況が毎日1〜3時間以上増えた当事者は約60％であったことを報告している。

　全国LD親の会（2020）が2020年9〜10月に行った調査では，感染症対策のうち外出の際の身体的距離の確保や非接触応対等に関わる困難については約14％が「ある」と回答しており，具体的には「距離感がわからない。パーソナルスペースがうまく取れない」「話しをするときの声が大きい」「衛生エチケットを守らない人を見るとあからさまに嫌な表情や態度が出る」ことが報告されている。

　発達障害情報・支援センター（2021）は，「本人がマスクを嫌がったり，未だに手の指をなめたりするので，怖くて外出，特に外食ができません」「マスクもできないし，人混みで大声を出すこともあるし，気になるものが

あるとすぐに触ってしまうし，感染対策が非常に難しい」「病気が怖い，感染するのが怖い思いが行動の幅を狭くして，家に引きこもりがち」「病気の感染に対して極度の不安を覚え事あるごとに手洗い消毒を繰り返し止めると不穏になって暴言や地団駄踏んだりして困る」「相手がマスクをしていると，よく知っている人の顔が分からない，相手の表情が分からず不安になる」等の状況を報告している。

　海外の動向をみると，カナダの小児医療研究機関「Sick Kids」は，COVID-19パンデミックの緊急措置に伴う子どものメンタルヘルスの影響について検討しているが，6〜18歳の子どもの保護者（n＝1,013人），10〜18歳の子ども（n＝385人）を対象に，うつ病・不安・過敏性・注意力・多動性・強迫観念の6領域にわたるメンタルヘルスの変化を明らかにしている。

　調査結果によれば，子どもの67〜70％が少なくとも1つのメンタルヘルス領域で悪化したこと，メンタルヘルスの悪化には社会的孤立やストレスによる影響が最も強いことが示されるが，うつ病，過敏性，注意力・多動性の悪化は自閉スペクトラム症（ASD）の診断のある子どもで最も高く（56.1-66.7％），不安と強迫観念の悪化はASDとともに精神疾患を有している子どもで最も高かった。こうした結果は，ASDの子どもはコロナ禍に伴う社会的孤立やストレスに想像以上に大きな影響を受けていると捉えられている（Costほか：2022）。

　スウェーデンの発達障害当事者組織「Attention」は，COVID-19パンデミック発災から約1年経過した2021年4月に約1,500人の発達障害（ASD，ADHD等）の当事者とその家族を対象に，COVID-19パンデミックによって発達障害当事者がどのような影響を受けたのかについての調査を実施した。約45％が過去1年間に心身の健康状態に大きな影響を及ぼした，あるいは非常に大きな影響を及ぼしたと回答している。ある当事者は「人生の熱意を失った。本当に寂しくなりました」「私は不安が増し，心配してしまい，リラックスして回復する時間がありません」と述べているように，「孤立の高ま

り」「余暇活動の中止」「社会や周囲からの支援不足」によって心身の健康状態に大きな悪影響がもたらされたことがうかがえる。その一方で、「社会的接触」が減り、デジタル化が進む中でメンタルヘルスや日常生活が改善されたと回答する当事者もいる（Attention: 2021a）。

当事者組織「デンマーク自閉症協会（Landsforeningen Autisme）」の当事者は「ストレスを感じています。これがいつまで続くかわからないので、悲しくてつらいです。このコロナ禍には未知数なことがたくさんあります。ナビゲートするのに苦労しています」と述べているが、自閉症当事者はCOVID-19パンデミックによる日常生活の不確実性や不透明性によって生きにくさを経験していることがうかがえる（Landsforeningen Autisme ウェブサイト）。

3.2 コロナ禍における発達障害を有する子どもの学校教育の状況

持田（2020）は、コロナ禍における知的障害や発達障害の子どもの学校生活に関わる困難について教師への聞き取りを行ったところ、「行事が中止になったことで、ひどく落ち込み、無気力になってしまった」等の予定変更に関わる困難、「家庭学習用に出された課題内容を理解できず、パニックになってしまう」「オンライン授業のほうが参加しやすいという子も中にはいるが、多くは、オンデマンド型では理解しにくかったり、双方向型には苦手意識が強かったりして、授業に参加できない」といった学習に関わる困難を報告している。

遠隔授業では「人の目を気にしたり、音が気になったりがないので楽」という肯定的な声も挙げられており（特定非営利活動法人凸凹ライフデザイン: 2021）、コロナ禍による長期休校でオンライン教育を模索する動きが広がったなか、時間・場所に縛られない新しい学び方が学校での一斉授業になじめなかった子どもに適している例も報告されている。

野口（2021）は、発達障害児の中には見通しが立ちにくい、教室以外の場

は指示がわかりづらいといった理由から学校行事への参加に困難を有する子どもが少なくないと述べている。

日本発達障害連盟（2021）は，「個人的には取り組みたくないが授業であるためにしぶしぶ触れてみる，という経験も失われている」ことや縦割り活動が中止となっている学校もあり，「異年齢の子どもや『あまり知らない子』との距離の取り方，交流の仕方などを経験する機会がない」ことを示している。

海外では，米国における思春期のADHDの子ども620人とADHDでない子ども614人を対象に実施された調査において，ADHDの子どもはCOVID-19の症状（d=0.25），睡眠困難（d=−0.52），感染リスクに対する恐怖と否定的な感情（d=−0.56），遠隔学習の困難（d=−0.54），COVID-19制限に関連する規則違反行動（d=−0.23），家族の対立（d=−0.13），次の学年への準備が不十分であったこと（d=0.38）を報告している。すなわちCOVID-19パンデミック中においてADHDの子どもは保護的な環境変数（保護者の監視，学校への関与など）に対する反応が鈍く，対面での学校教育や日常活動に戻るためにより専門的サポートが必要になる場合があると指摘している（Rosenthalほか：2021，**表3.4**）。

スウェーデンの発達障害当事者組織「Attention」の調査によれば，回答者の58%が「学校・幼稚園・課外活動がパンデミックの影響を受けている」と感じており，とくに困難を抱えている状況として「遠隔教育の困難」33%，「適応困難」29%，「サポート不足」28%，「学校欠席の増加」27%，「学校職員の減少」23%，「劣悪な学校環境」23%，「成績が目標に達していない」20%等が明らかにされている（Attention: 2021b）。

とくに遠隔教育やホームスクーリングを継続的に行うためには，保護者の負担や労力の軽減が不可欠となった。例えば，調査対象の保護者からは「私は自分の仕事をするのと同時に，息子が追いつくための条件を整える必要がある」「遠隔教育を機能させるのは難しい。家族の多大な努力が必要」「子ど

120　第1部

表3.4　ADHDの子どもとADHDでない子どもにおける困難の比較（Rosenthalほか：2021）

変数	t値	p値	Cohen's d	ADHD 平均値	ADHD 標準偏差	非ADHD 平均値	非ADHD 標準偏差
COVIDの結果							
ルールを破る	-3.827*	<.001	-0.225	1.98	1.05	1.77	0.87
コロナへの不安	-1.393	.164	-0.082	2.29	1.14	2.20	1.04
次年度への準備	6.449*	<.001	0.380	2.97	0.95	3.34	0.95
コロナを深刻に受け止める	-0.006	.995	<0.001	3.78	0.89	3.78	0.93
遠隔学習でのトラブル	-6.510*	<.001	-0.56	2.84	1.26	2.17	1.10
コロナに感情が揺さぶられる	-4.70*	<.001	-0.341	1.61	0.84	1.36	0.63
睡眠の問題	5.472	<.001	0.524	11.04	2.34	12.21	2.09
コロナの症状	4.41*	<.001	0.25	0.36	1.15	0.14	0.59
自己検疫	1.3	.092	0.1	0.02	0.14	0.01	0.11
医療利用の変更	4.87*	<.001	0.27	0.29	0.45	0.17	0.38
パンデミック前の予測因子							
両親のモニタリング	4.432*	<.001	0.255	4.34	0.51	4.47	0.45
学校の関与	4.997*	<.001	0.287	12.58	2.50	13.27	2.25
ポジティブな学校環境	3.376*	.001	0.194	19.90	2.95	20.43	2.54
パンデミック時の予測因子							
スクリーンタイム	-0.679	.497	-0.040	4.84	3.08	4.72	2.99
家庭内不和の増加	-2.297*	.022	-0.133	2.48	1.20	2.32	1.15
日々のスケジュール	-1.503	.133	-0.089	3.40	1.17	3.29	1.16
身体活動（時間／日）	-6.47	.517	-0.041	1.43	1.55	1.37	1.50
身体活動（日／週）	1.184	.237	0.070	3.13	2.10	3.28	2.02

もを励ますには多くの時間がかかる。さもなければ子どもは一日中ベッドを離れないままである」との言及もあり，発達障害児にとって遠隔学習等では学習機会が十分に保障されず，様々な困難を抱えながら生活をしていたことがうかがえる（Attention：2021a）。

　遠隔教育に関わる困難は米国でも報告されている。EdWeek Research Centerの調査によると，2020-2021学年度に完全遠隔授業を行っている学校では対面授業を行っている学校よりも欠席率が有意に高いという結果が出ている（Daily Wire：2022）。

　米国で学校閉鎖された2020年5月～6月に，思春期の子どもとその保護者

を対象に行われた調査の結果では，COVID-19パンデミック発生前に受けていた学校ベースのサービスがCOVID-19パンデミック発生後の遠隔教育中も継続されたのは59%であり，22%の家庭が遠隔教育のために経済的負担をしていたこと，ADHDの子どもはADHDでない子どもよりも遠隔教育が困難であったこと，保護者は遠隔教育の管理に自信がなく，学校との連絡をサポートすることが困難であったことを報告している（Beckerほか：2020）。

米国のアパラチア地方の6～17歳の子ども49人と保護者を対象に行われた調査では，子どもの87%は推奨される量の直接的な遠隔教育を受けておらず，とくに農村地域の低所得家庭出身の神経発達症（発達障害）の子どもは最も遠隔の困難が大きいことを示しており，子どもの感情調節の不全や保護者の精神病理がこうした状況に大きく関わっていることが示されている（Mc-Faydenほか：2021）。

学校閉鎖のメリットについても指摘されている。フランスにおいてCOVID-19パンデミックに伴うロックダウン中にADHDの保護者538人を対象に行われた調査では，学校閉鎖中は学校関連の負担が少なく，子どものリズムを尊重した柔軟なスケジュールになったことで子どもの不安が改善したこと，この機会に子どもの学習面における不注意とADHD症状に対する保護者の理解が促進されたことが示されている（Boboほか：2020）。

4．おわりに

本章では，コロナ禍における知的障害・発達障害を有する子どもの「いのち・生活・学習・発達」等の困難・リスク（コロナ禍後遺症問題を含む）について国内外の研究動向のレビューを通して検討し，子どもの発達困難・リスクの状況とコロナ禍において求められている学校教育・発達支援の意義・役割・課題について，子ども当事者の声・支援ニーズを中心に明らかにしてきた。

例えば，知的障害当事者の「いのち」の困難・リスクに関わり，ベルギー

の当事者組織「Unia」による知的障害当事者の証言「知的障害者は優先事項でないといわれた」「知的障害者が泣き過ぎたり，叫び過ぎたために病院から追い出された」に示されているように，医療面において知的障害者の病院治療のアクセスは確実ではなかったこと，病院が罹患者で満室となった場合に知的障害者が治療を受けることができるかどうかを判断するためのトリアージが生じたことが指摘されている。

COVID-19 のクラスター感染のリスクが高い場所として入所施設が挙げられるが，コロナ禍において施設入所している知的障害児者への管理は一層強くなっていることや，またマスク着用ができないことに対して強く注意を受けたり，施設等の利用を拒否されたという知的障害児者が多いことが示された。

コロナ禍における情報へのアクセス困難も大きな問題であり，知的障害当事者にはアクセス可能な情報が十分に提供されず，また情報は読みやすく理解しやすい言葉やイラストで提示されなかったことを示しており，サポートなしではインターネットにアクセスできない人々もいれば，ガイドライン理解のためのサポートが必要であったケースも少なくなかったことが明らかとなった。

フィンランドの当事者団体「Tukiliitto」は，COVID-19 パンデミックにおける知的障害当事者の実態として，趣味・余暇活動の中止，友人に会いに行くことの困難，言語コミュニケーションが難しく適切なサポートを得ることが困難，支援者に会えない等を報告し，こうした日常生活の変容・孤立によるメンタルヘルスの悪化・深刻化を指摘している。

以上に検討してきたように，コロナ禍において障害・疾病等を有する子どもは重症化する可能性があるために，通常よりも厳格な感染予防対策が必要であり，社会・学校・家庭生活において関係性の断絶・隔絶を経験しやすいことから，生活や発達の困難・リスクも大きい。

なお，知的障害・発達障害を有する子どもがコロナ禍で抱えている「いの

ち・生活・学習・発達」の困難・リスクは，以前から生じていた問題とも不可分な関係にあり，それがコロナ禍によって一層深刻化したとも捉えられるが，その実態を実証的に把握していくことは不可欠の検討課題である。

（田部絢子・石井智也・内藤千尋・能田昴・石川衣紀・池田敦子・髙橋智）

第4章 コロナ禍と肢体不自由・重症心身障害等を 有する子どもの発達困難・リスクの動向

　本章では，コロナ禍における肢体不自由・重症心身障害等を有する子ども
の「いのち・生活・学習・発達」等の困難・リスク（コロナ禍後遺症問題を含
む）について国内外の研究動向のレビューを通して検討し，子どもの発達困
難・リスクの状況とコロナ禍において求められている学校教育・発達支援の
意義・役割・課題について，子ども当事者の声・支援ニーズを中心に明らか
にする。

　レビュー対象文献は「新型コロナウイルス感染症／COVID-19，子ども／
Children，肢体不自由／physical disabilities，重症心身障害／severe disabil-
ities, severe mental and physical disabilities」等をキーワードに，Google
Scholar・PubMed 他を用いて検索した，2022年8月までに公表された国内
外の文献資料である。検索された69件の文献資料のうち，本研究の目的に関
連があり研究の手続き・方法が的確であるもの30件を採用した。

1．コロナ禍における肢体不自由・重症心身障害等を有する子どもの 生活状況

　コロナ禍における肢体不自由を有する子どもの生活の実態について，特に
COVID-19パンデミック初期（第1波～第2波）の時期に「当初逼迫していた
消毒液などケアに不可欠な衛生用品不足は改善したが，感染による重症化の
恐れから外出の機会や療育施設の受け入れが制限され，発達への影響が懸念
されている」（毎日新聞2020年9月5日付）。

　また，二分脊椎症で24時間人工呼吸器をつけて暮らす子どもとその家族に
ついて「新型コロナウイルスに感染しないか心配で，外出する機会を減らし

た」「近所のスーパーにも行けず，（中略）刺激のない時間が増えた」（朝日新聞2020年11月12日付），「衛生用品はたんの吸引や鼻からの食事などのケアに欠かせない。スプレーの消毒液を使えばすぐにケアが終わるが，使い切ったら補充のめどがたたない」「特別支援学校へ通学しても大丈夫だろうか」（朝日新聞2020年11月15日付）等の感染不安・受け入れ制限・衛生用品不足に関する報道がなされた。

その後，COVID-19パンデミック第3波〜第4波の時期にも「新型コロナウイルスの感染リスクへの不安から，登校を控える『自主休校』を続けている子どもの中には，日常生活で医療支援が必要な『医療的ケア児』や重度の障害がある子どもたちもいる」（毎日新聞2021年5月25日付）等，特に医療的ケアの必要な障害の重い子どもの生活と発達の危機が引き続き報道されている。

東京都肢体不自由児者父母の会連合会（2020）は，感染症拡大による緊急事態宣言のもとで必要な支援を要望するための調査を実施したが（2020年5月，回収数112），子どもの困りごととして，①生活リズムが崩れ，体調に悪影響を及ぼしている（発作が増えた，自傷・他害行為が増えた，体の変形が進む，睡眠障害，排泄障害など），②いつもと違う生活により，強いストレスを感じている，③通所（施設）に行けない，友達に会えない，いつものヘルパーとの外出ができない等により，意欲が低下したり食欲が落ちている，④報道等で状況を知り，「コロナこわい」と言ったり，外出を控えるようになった，⑤運動不足により筋力の低下などが心配される等，COVID-19パンデミックに伴い子どもの生活環境が一変したことによる様々な不適応行動や身体への影響，体調の不良が生じていることが示された。

全国重症心身障害児者を守る会（2020a，2020b）は，2020年11月に「コロナを生きる障害児者と共に新型コロナウイルス感染症に関するアンケート」を施設編・在宅編に分けて実施した。在宅者の困りごととして，例えば，学校が休みになった際の放課後等デイサービスやショートステイの受入先の減少，リハビリの減少等による体のこわばり・緊張の増悪や筋力・身体機能の

低下，衛生用品の不足，訪問介護・訪問看護の減少に伴う保護者の介護負担，入浴等の支援の減少，子どもが家庭にいることにより生じる保護者負担の増加や保護者と子どものストレス，生活のリズムの乱れや体調の悪化，体重や食欲の増減等が報告された。

このようなストレスは，肢体不自由児の不眠・傾眠・便秘・緊張の増悪，側弯の進行，痰の貯留と呼吸の悪化などを生じさせ，子どもと家庭に健康とQOL（生活の質）の低下等の深刻な状況を生じさせた。望まれる対応・支援対策としては，重症児者に対応できる人材確保等の人的整備，リハビリ等の家庭派遣等の制度の充実や環境整備，情報などソフト面の支援，周囲の理解等が求められた。

松村ほか（2021）による COVID-19 が筋ジストロフィー患者に及ぼす影響の実態調査（2020年5月〜7月，542人回答）の中間報告では，「一斉休校処置の影響から，7割以上の未成年患者が学業・就労に影響があった」との回答があり，生命の維持に関わる医療品の不足，学校が休みになることによる運動不足・精神的ストレス，家庭での医療的ケア等の介護の負担の増加等，一斉休校による身体への影響や精神的ストレスの影響が示された。とくに歩行可能な患者の場合，リハビリテーションや日常生活への影響が大きかったことを指摘している。

認定 NPO 法人フローレンス（2020a）は，同法人が事務局を務めている「全国医療的ケア児者支援協議会」が実施した「医療的ケア児一斉休校に関する緊急全国アンケート」（2020年3月）の結果について報告している。それによると休校措置に対して，70.9%（107人）の親が「とても困っている／困っている」（n＝151人）と声が挙がっている。また「臨時休校の影響として困っていること，心配なこと」では「子どもの体調や生活リズムへの影響」62.9%，「家事や育児の負担が増える」62.3%，「子どもの日中の居場所・遊び場がない」53.6%などが挙げられている（**表4.1**）。

62.3%の医療的ケア児家庭が「家事や育児の負担増」を挙げているが，認

128　第1部

表4.1　臨時休校の影響として困っていること，心配なこと（認定NPO法人フローレンス：2020a）

順位	臨時休校の影響として困っていること，心配なこと（複数回答）	割合	人数
1	子どもの体調や生活リズムへの影響	62.90%	95人
2	家事や育児の負担が増えること	62.30%	94人
3	子どもの日中の居場所・遊び場がないこと	53.60%	81人
4	生活環境が変わることによる自身のストレス	41.70%	63人
4	休校自体や友達と会えないことによる子どものストレス，心のケア	41.70%	63人

定NPO法人フローレンス（2020b）が同時期に実施した「一斉休校に関する緊急全国アンケート」（主に全国の通常の子どもの保護者8,339人を対象）では「家事や育児の負担増」に困っていると回答した保護者は46.1%であり，医療的ケア児を有する家庭の負荷の高さがうかがえる。

　困っていることの具体的内容については「障害があることによって行動に制限があるため，社会との繋がりは唯一学校と言っても大袈裟ではありません」「生活リズムがくるい，夜なかなか寝られなくなってしまった」「学校で日常的に本人も活発に動いたり訓練的なこと（立位の訓練や摂食）をして頂いていたので，それが無くなり折角向上した能力などが衰えてしまうことが残念」等の自由記述回答が示され，学校に通うということが障害の重い医療的ケア児の「いのち・生活・学習・発達」を支える基盤であることが改めて明らかとなった。

　求める支援（**表4.2**）では「マスクやエタノールの提供」60.5%や「訪問看護の長時間化」40.5%を求める声が多い。「感染予防のマスクや，気管切開しているので吸引時に使用する消毒液が手に入らない」「家事をしながら3食の食事介助（1回に1時間半〜2時間かかる）をしており長期化すると大変」といった自由記述回答も寄せられている（認定NPO法人フローレンス：2020a）。

　鈴木ほか（2018）によれば「重症心身障害児（者）病棟ではウイルス感染

表4.2　どのような支援があると助かるか（認定 NPO 法人フローレンス：2020a）

順位	どんな支援があったら助かりますか（複数回答）	割合	人数
1	マスクやエタノールの提供	60.50%	115人
2	訪問看護の長時間化	40.50%	77人
3	特別支援学校の預かりの充実	35.80%	68人
4	ベビーシッターなど，自宅で医ケア児をみてくれるサービス	31.10%	59人

症が容易にアウトブレイクする。多くの患者が自覚症状を訴えにくく早期発見が難しいため，重大な転帰や隔離の遅れとなりやすい。また，多職種が患者に直接接触する活動や業務により短期間で感染が拡大する」「上記のようなアウトブレイクリスクの高い感染症が増え始めたと気づいたときには，速やかに，感染を拡大させる要因を制限することが必要となる。具体的には，集団での食事や療育活動，介助入浴等の日常的な活動などが対象となる」と重度心身障害者施設の感染リスクを指摘している。

　全国重症心身障害児者を守る会（2020a）の「コロナを生きる障害児者と共に新型コロナウイルス感染症に関するアンケート」施設編において，保護者は施設入居者の QOL について以下のように危惧している。「体力の低下，外部との交流，刺激の少ない生活が続いていいのか」「コロナ禍で生活環境が変わり精神状態に影響が出る事が心配」「刺激が少ない生活の中で無表情になってしまうのではないか」「体が固くなってしまうのではないか」「これ以上人との触れ合いが少なくなると顔の表情や声を発することが無くなるのではと心配」「寝たきりで体をあまり動かさないので体が硬くなってしまい血の巡りも悪くなりで足が浮腫んでしまう」「ストレスが蓄積され，自傷行為で傷口が悪化するのではないかと心配」等の声が寄せられていた。

　ウイングス医療的ケア児などのがんばる子どもと家族を支える会（2021）が行った「新型コロナウイルス感染拡大に伴うハイリスク児・者家族（医療的ケア児・難病児・重症心身障害児等）の不安・困りごとアンケート」では，最

も不安なこととして「保護者感染時の当事者本人の預け先の確保」75.5%が挙げられたほか，「家庭内感染」68.9%，「入院した当事者本人（非コロナ感染）への面会制限や付添制限」66.0%，「公的支援情報の不足（行政におけるハイリスク児・者家庭の把握不足）」46.2%等も指摘された。

　日本重症心身障害福祉協会が2020年10月に実施した新型コロナ感染症対応アンケート結果（93施設回答）によると，「入所者の外出や療育活動は大きく制限されており，約半数の入所者の心身の状態に好ましくない変化を認めていた。また，家族面会を大幅に制限せざるを得ない代わりに，過半数の施設でICT面会が導入されていたが，視覚認知や聴覚が低下した方が多いために効果には限界があり，双方のストレスは相当大きいと思われた」とコロナ禍における入所者の生活の困難について言及されている（木村・山下：2022）。

　岩手医科大学小児科は岩手県保健福祉部障がい福祉課と共同で市町村への調査を行ったが，岩手県内には15歳未満の医療的ケア児195人を含む298人の医療的ケア児・者がおり，65人の気管切開，37人の人工呼吸器管理がいること，その主な介護者は7割が母親のみであり，介護者が感染した場合，約半数は自宅で他の家族による介護は困難であること，介護を依頼できる親戚がいるのはわずか25%であることが判明した（木村・山下：2022）。

　全国社会福祉協議会・障害関係団体連絡協議会（2022）は，構成団体である14の障害関係団体に対するヒアリングをもとに，コロナ禍における障害当事者の声を収集している。肢体不自由関係では，例えば日常生活場面では「在宅生活が長引くことで，重症心身障害児者においては，傾眠状態や情緒不安定になる人や，自傷行為，食欲減退が見られる人もいた」こと，「肢体不自由児，重症心身障害児者，知的障害者においては，マスクの着用ができない人や，マスクを着用することが理解できない人がいるが，外出先で周囲の人の理解が十分に得られなかった」などが挙げられている。

　また，肢体不自由児の医療サポートについては，①病院の通院，新たな入院，短期入所，入所中の子どもとの親の面会が中止となった，②発熱時に診

察してもらえるクリニックを探すのが大変であった，③PCR 検査を希望し
てもなかなか受けられなかった，④公共交通機関を使うヘルパー訪問をスト
ップした，⑤PT 訓練（リハビリテーション）が滞って身体の変化が心配，⑥
発熱や体調を崩した時に肢体不自由専門医が対面診療を控えていたため，受
診先を探すのが大変であった等の声が挙げられ，平時での課題が新型コロナ
ウイルス感染症の拡大の中でより顕著になると述べられている。

　海外の動向では，Sutter ほか（2021）が，米国の脳性まひ児の保護者調査
（n＝102人）からリハビリテーションを受けられなかった子どもの割合が
COVID-19 パンデミック中に4.8倍に増加したこと，パンデミック中に子ど
もが受けられたリハビリテーションのうち PT・OT・SLP（言語治療士：
Speech Language Pathologist）によるものはパンデミック前と比較して半減し
ていること，パンデミック中の治療提供方法はビデオ通話76％，対面22％，
電話16％，電子メール 7 ％，自宅訪問 5 ％であったことを報告している。

　Cankurtaran ほか（2021）は，脳性まひ児と保護者を対象にした調査で，
①子どもの一般的な健康状態，②可動性，③痙性，④関節の動き，⑤社会的
機能とコミュニケーション，⑥気分の 6 項目において，パンデミック以前と
比較して悪化したことを報告している。

　von Schulz ほか（2022）は，「医学的複雑性を抱える子ども（children with
medical complexity, CMC）」の保護者を対象にした調査において，COVID-19
パンデミック中における健康の社会的決定要因として経済的ストレス（25％），
福利厚生の心配（17％），子どもの教育ニーズ（13％），食料不安（11％）等が
上位に挙がっていることを報告している。

　フランスの Cacioppo ほか（2021）による 0 歳から18歳までの肢体不自由児
（脳性まひ42％，神経筋疾患11％）の両親を対象とした調査では，意欲に係るロ
ックダウンの悪影響が43％の子どもで報告された。ロックダウン期間中に
55％の子どもは他の子どもとの接触がなくなり，さらに行動問題（興奮，怒
り，孤立など）32％，睡眠障害22％を示した。732人の子どものうち44％がロ

132　第1部

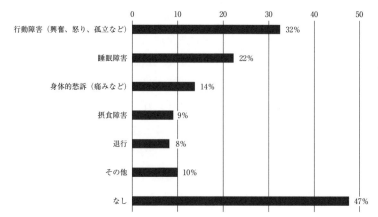

図4.1　ロックダウン中の子どもの変化（n=1,000人，複数回答可）（Cacioppo ほか：2021）

ックダウン中に身体活動を中止しており，それが子どもの行動や睡眠に影響を与えていると想定される（**図4.1**）。

　トルコの Akdal ほか（2021）は，脳性まひ児の保護者9人を対象に半構造化面接を行い，パンデミック中の困難を明らかにしているが，保護者が考えるパンデミック中に脳性まひの子どもが直面した困難として「教育の欠如による退行」9人，「理学療法の欠如」4人，「専門家や教育者の代わりに，自分たちが子どもに教育を提供しなければならない」4人，「子どもたちが通う施設の閉鎖」3人，「遠隔教育の開始」3人等を報告している（**図4.2**）。

　そのような問題を解決するために保護者が求める支援ニーズは「家庭での教育」3人，「脳性まひ児のニーズを満たすための医師による家庭訪問」2人，「脳性まひ児が通う教育機関や他の機関を閉鎖しない」2人，「理学療法の時間延長」2人，「自宅で子どもに教育を提供するための親のトレーニング」2人，「理学療法士による家庭訪問」2人等である（**図4.3**）。

　Handberg ほか（2021）は，デンマークの神経筋疾患の子ども・成人を対象に QOL の観点から調査を行い，子どもの81%と成人の79.4%において

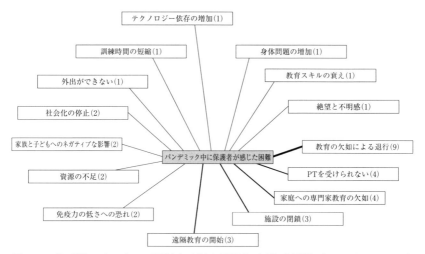

図4.2　パンデミックにおいて脳性まひ児の保護者が感じた困難（Akdal ほか：2021）

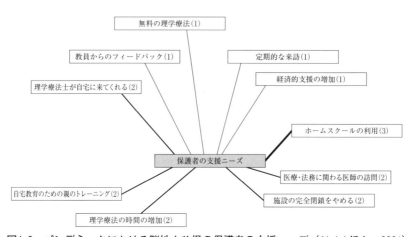

図4.3　パンデミックにおける脳性まひ児の保護者の支援ニーズ（Akdal ほか：2021）

QOLの低下が経験されたことを明らかにしている。また子どもの78.7％と成人の81.7％がCOVID-19パンデミックによって余暇活動時間を減らし，とくに子どもの29.5％と成人の40.5％はパンデミックの全期間において家の外での余暇活動から隔絶されていた。さらに周囲が神経筋疾患患者の健康を過度に心配し，当事者が一層脆弱と見なされて社会的排除されたことから「高リスクのグループに入れる前に慎重な配慮」が必要であると指摘し，COVID-19パンデミックで活動時間が減少しただけでなく，社会的対応にも変化が生じて一層孤立する状況が示された。

　Bhaskarほか（2022）は，脳性まひ児の介護者101人を対象に調査を行い，25.7％がパンデミック中（2020年3月〜2021年3月）にセラピストへのアクセス困難のためにセラピーを受けられなかったことを指摘している。またリハビリテーションサービスが利用できず，また自宅でも運動を行うことができないため，57人（56.4％）の子どもの歩行状態が著しく悪化し，34人（33.7％）の子どもが上肢の機能悪化につながったとしており，セラピー・リハビリテーションの中断によって子どもの身体状況が悪化したことが示された（図4.4）。ロックダウンにより46人（45.5％）の脳性まひ児に過敏性・怒り・攻撃性の増加が認められ，パンデミックが脳性まひ児の精神面にも影響を及ぼしていたことを強調している。

　Bentzenほか（2021）は，ノルウェーの身体障害当事者298人を対象に，最も行動制限が厳しかった第1波の時期における身体活動・健康状態・心理的ニーズの満足度（自律性，能力，関連性）の変化，および心理的ニーズの満足度の変化の身体活動レベルとメンタルヘルスへの影響について調査した。その結果，66％が前年の同時期と比較して身体活動の減少，45％が痛みの増加や身体機能の低下による健康状態の低下を報告した。特に自律性と能力についての満足度が身体活動やメンタルヘルスと正の相関があることが示され，医療サービスはCOVID-19パンデミックによる行動制限と脆弱なグループの身体的精神的健康を維持するための身体活動の重要性の双方に焦点を当て

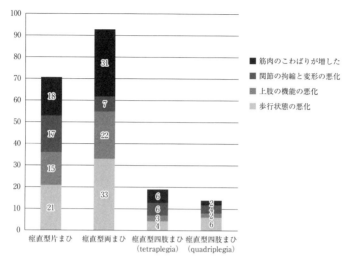

図4.4 脳性まひのタイプ別にみた上肢と下肢の機能の低下の報告数 (Bhaskar ほか (2022) より作成)

る必要があるとしている。

2. コロナ禍における肢体不自由・重症心身障害等を有する子どもの学校教育の状況

　文部科学省 (2020e) は, 臨時休業中における障害のある児童生徒の家庭学習支援について, とくに肢体不自由児の場合は「各学校で個々の児童生徒の実態に即して作成している教材の提供, 補助具及びコンピュータ等の情報端末など含む支援機器等の貸し出しについて検討すること」や「学習に伴う身体の操作や疲労軽減に必要な姿勢保持椅子等の物品について家庭と相談し, 必要に応じて持ち帰ることなどを検討すること」等, 学校で活用している教材について家庭へ持ち帰って学習を継続させる方針を示した。

　文部科学省 (2022b) は, 重症化のリスクの高い児童生徒等への対応等について「医療的ケア児の登校に当たって, 学校は, 事前に受入れ体制や医療

的ケアの実施方法などについて，学校医等に相談し，十分安全に配慮」することや「基礎疾患等があることにより重症化するリスクが高い児童生徒等についても，主治医の見解を保護者に確認の上，登校の判断をします。これらにより，登校すべきでないと判断した場合の出欠の扱いについては，『非常変災等児童生徒又は保護者の責任に帰すことができない事由で欠席した場合などで，校長が出席しなくてもよいと認めた日』として扱うことができます」と重症化リスクを避け，健康重視の対応を示している。

　全国重症心身障害児者を守る会（2020b）による調査では，学校に関する困りごとに関して，学校が休校になった時の子どもの預け先の問題，学校では感染症対策のため集団活動ができなくなったなどが回答された。休校措置に対してオンライン授業で授業風景を見ることができた一方で，教材プリントはあったが，親が全面介助しながら取り組むためにとても大変であったという回答も寄せられている。どうしてもやむを得ない場合は，福祉的措置として学校で預かりという形での支援を受けることができた家庭もあり，学校が各種の多様な努力をして子どもを感染から守り，学校生活を続けている様子が回答されている（表4.3）。

　矢島（2021）は重度・重複グループの子どもは学校再開後も感染リスクを考えて大きな集団参加を控えたり登校をせずに家で過ごす子どももいると述べ，武田ほか（2021）は医療的ケアが必要な児童生徒や基礎疾患のある児童生徒への学校生活上の支援に関して「同級生等との関わりが極端に少なくなり同じ学年の児童生徒としてのお互いのコミュニケーションや関係性など仲間意識をどう育てていくか」「新しい生活様式の中でソーシャルディスタンスをとり，感染症罹患のリスクを予防する，いわゆる『安全』と『教育』のバランスをとること」がとくに課題であると示している。

　肢体不自由特別支援学校寄宿舎の余暇活動に対するコロナ禍の影響について「ボランティアさんの参加をすべて中止した。日常の生活を，男女棟に分けて，行き来をやめた（食事，行事，リーダー会議などすべて）」「行事の時，学

第 4 章　　137

表4.3　コロナ禍における重症心身障害児の学校に関する困りごと

・学校は三か月弱休校になりほとんどの行事やプール，行事は中止になった。
・大人数が集まらないよう教室を分けるなどさまざまな感染対策を行っていた。
・感染の問題から，自主的に早期から休みに入った。
・朝のバイタルチェックは保健室ではなく駐車場で行われた。
・ほとんどの行事が中止になり保護者が校内に入ることもなくなった
・一つの教室の人数に制限規制があり先生方も厳しい感染対策をしている。
・学校からはお勧めのオンライン学習サイトの案内や学校独自のオンライン教材を担任
　の先生が作成し，動画を視聴した。文化祭などはリモートで視聴することができた。
・学校は休校措置となったが，週1～2回のオンライン授業となった。保護者の「やむ
　を得ない事情の場合のみ」日中の預かりを設けられた。欠席の理由が感染予防のため
　であれば欠席扱いしない旨の通知があった。
・5月に学校が再開してからもしばらくは学年毎に登校日が設定された。共働等事情が
　ある家庭では放課後デイサービス等の受け入れができない児童は市から特別支援学校
　校長への依頼で，福祉制度としての学校での預かりが実現された。

（全国重症心身障害児者を守る会：2020b）

校の学部職員に声をかけ，舎に来てもらい，児童生徒と一緒に行事を盛り上げてもらっていたが出来なくなった」「密になる集団の行事や外出等の行事を中止した」等の困難が示されている（阿部ほか：2021）。

　全国社会福祉協議会・障害関係団体連絡協議会（2022）の調査では，学校生活について，①休業となった学校は5月末まで対面授業禁止で，オンライン授業などの活用と整備を含めた学習支援がなく困った，②特別支援学校休校，放課後デイ休業，入学式・卒業式の中止または縮小，宿泊旅行・園外学習・プールなど全ての行事が中止，校外活動・文化祭・夏まつり・修学旅行がなくなった，③学校休校で家庭内だけでの見守り支援が困難，④特別支援学校が一斉休校となったため，子どもの生活リズムが乱れたり，日中の活動時間が減ったりしたことで，身体の変形がひどくなった，⑤オンライン授業は積極的に行われたが，肢体不自由児には有効ではなかった等が報告されている。

　海外の動向では，Sherby ほか（2022）が「医学的複雑性を抱える子ども（children with medical complexity, CMC）」は学校において教育サービスだけで

なく，社会サービス，言語療法，理学療法，心理的介入，栄養サポートおよび医療を利用しているため，学校に依存している割合が高く，COVID-19 パンデミックに伴う学校閉鎖によって生じる影響が顕著に大きいことを指摘している。

スウェーデンの Fäldt ほか（2022）は，脳性まひや変性筋障害の子どもを含む 6 人の当事者を対象に COVID-19 パンデミックをどのように経験し，生活にどう影響したかについてインタビューを行っている。スウェーデン政府は学校閉鎖を行わなかったが，感染リスクを恐れて実際には登校できなかった子どもがいたことや，学校生活も COVID-19 パンデミック関連の制限の影響を受け，活動が制限されて，ランチ等のルールが変わったこと等が語られた。また，日常的に子どもの学校教育に参加している外部専門家や保護者が敷地内に入ることが許されなかったため，障害を有する子どもの学校生活にマイナスに影響したこと等も明らかになった。

このことと関連して，デンマークの10歳の筋ジストロフィーの子ども当事者は「学校に行きたいのですが，そこにいると感染の恐れがいっぱいになり，教室に入るのが難しくなります。大人は，私たちが一定期間欠席しても，友情が失われないと考えています。しかし，これは10〜11歳の子どもではそうはいきません。私たちはコミュニティから外れることを恐れていて，そのことが私たちをより脆弱にしています」と感染不安とクラスメイトから遠ざかる不安の双方について語っている（Muskelsvindfonden：2020）。

3．コロナ禍における肢体不自由・重症心身障害等を有する子どもの QOL と発達支援の課題

COVID-19 の感染拡大に伴い，「障害者を取り巻く状況も，平時にも指摘されていた生活のしづらさ等がより顕著に現れ」ている（全国社会福祉協議会・障害関係団体連絡協議会：2022）。コロナ禍における肢体不自由・重症心身障害等を有する子どもの「いのち・生活・学習・発達」の困難・リスクとし

て，不眠・傾眠，便秘，筋緊張の増悪，側弯の進行，痰の貯留，呼吸の悪化等が示され，さらに医療・衛生用品不足，放課後等デイサービス・ショートステイの受入先の減少，訪問介護・訪問看護の減少，医療・療育回数の減少，入浴等の生活支援の減少等が，障害の重い子どもの生活全体に多大な影響を及ぼしている（全国重症心身障害児者を守る会：2020a，2020b）。

「肢体不自由児においては，特別支援学校が一斉に休校となったため，子どもの生活リズムが乱れたり，日中の活動時間が減ったりしたことで，身体の変形がひどくなった」「活動量や楽しみが減り，夜間不眠」が生じた（全国社会福祉協議会・障害関係団体連絡協議会：2022），「生活リズムがくるい，夜なかなか寝られなくなってしまった」「学校で日常的に本人も活発に動いたり訓練的なこと（立位の訓練や摂食）をして頂いていたので，それが無くなり折角向上した能力などが衰えてしまうことが残念です」（認定NPO法人フローレンス：2020a）という声のように，家庭の中で過ごすしかない状態で，身体機能の低下や生活リズムの乱れ等が多く示された。

文部科学省（2022c）によれば，医療的ケアを受けている幼児児童生徒数は特別支援学校約8,400人，幼稚園・小・中・高校約1,500人と年々増加している。医療的ケアを必要とする子どもはコロナ禍において重症化するリスクが顕著に高く，通常よりも厳格な感染予防対策が必要である。そのような状況において，肢体不自由・重症心身障等を有する子どもには医療受診・リハビリの減少は生命や健康保持の危機に直結し，療育・教育へのアクセス困難・不足は障害・心身状態の悪化を招いており，肢体不自由・重症心身障害等の子どもを支える社会的機能の脆弱性がより一層顕著になった。

武田ほか（2021）は，和歌山県特別支援学校5校の特別支援教育コーディネーターを対象に調査を行い，コロナ禍における特別支援学校の教育相談・巡回指導の実際を明らかにしている。地域校から特別支援学校への教育相談の内容は「基礎疾患がある子が通う学校での感染症の対策」「マスクの着用が難しい児童への対応」「身体機能の低下し，感染の不安に関する相談」等

140　第1部

が挙げられているが，「『安全』と『教育』のバランスをとることが課題」であり，社会不安の中にいる子どもにとって「心理的に『いつでもそばにいる（Being）』状態がコロナ禍，ポストコロナ社会においては必要不可欠」と指摘する。

　コロナ禍の重症心身障害児施設においては「呼吸器をつける人，たんの吸引が欠かせない人など医療的ケアを必要とする人が多い。そもそもリスクと隣り合わせの毎日だ。だからと言って，リスクを減らすことばかり考え，生活の楽しみを犠牲にして良いという立場はとらない」と感染予防の中においても障害の重い人たちのQOLの保障が重要であることが示されている（福祉新聞：2020）。

4．おわりに

　本章では，コロナ禍における肢体不自由・重症心身障害等を有する子どもの「いのち・生活・学習・発達」等の困難・リスク（コロナ禍後遺症問題を含む）について国内外の研究動向のレビューを通して検討し，子どもの発達困難・リスクの状況とコロナ禍において求められている学校教育・発達支援の意義・役割・課題について，子ども当事者の声・支援ニーズを中心に明らかにしてきた。

　肢体不自由・重症心身障害等を有する子どもの場合，コロナ禍で生じた特有の困難や支援ニーズは顕著に高いと考えられるが，それらが十分に把握・対応されてきたとは言い難く，その前提となる調査研究も圧倒的に不足しているのが現状である。

　コロナ禍において肢体不自由・重症心身障害等を有する子どもの健康・QOLの低下や発達困難を防ぐためには，子どもの「いのち・生活・学習・発達」の視点から，子どもの「日常」と発達支援を保障することが不可欠である。しかし実際には，子どもを「守る」観点から，肢体不自由・重症心身障害等を有する子どもは結果として，人的・社会的・環境的関係性の制限・

隔絶を経験しやすく，そのことがさらに生活・学習・発達の困難・リスクを増幅させている状況が明らかとなった。

（石川衣紀・池田敦子・田部絢子・石井智也・内藤千尋・能田昂・髙橋智）

第5章　100年前のスペイン風邪パンデミック
（1918-1920）と子どもの発達困難・リスク

1．はじめに

　本章で取り上げる1918（大正7）年から1920（大正9）年を中心として発生した「スペイン風邪パンデミック」は，世界全体で第一次世界大戦の死者数の数倍にあたる2,000万から4,500万もの人命を奪い，「記録のある限り人類の歴史始まって以来最大」の災禍であった（速水：2006）。「当時の世界人口16億人の内，少なくとも5億人が感染」したとされる（加藤：2013）。

　2020年のCOVID-19パンデミックが現代の人類社会に与えた影響が未だ見通せていないなか，スペイン風邪が当時の子どもの「いのち・生活・学習・発達」に多大な災禍・影響をもたらしたことは容易に推察できる。

　藤原（2020a）は，「多数の人びとが生命の危機にさらされる事件が起こるたびに，危機以前から医療，福祉，食糧がきちんといきわたる仕組みだったのか，災害や経済危機に対応できる政治や社会だったのか反省が迫られ」るが「スペインかぜも第一次世界大戦という出来事の影で忘却」されていったと指摘する。

　スペイン風邪パンデミックも他の災害事象と同様に「一過性」のものとして捉えられ，子どもに与えた災禍・影響は等閑視されてきた。教育史研究においてもスペイン風邪が主たるテーマとなることはほぼ皆無であった。

　以上の動向をふまえて本章では，現在のコロナ禍における子どもの発達困難・リスクの問題と対応の課題をより鮮明にするために，歴史的パースペクティブから約100年前の日本においても猛威をふるったスペイン風邪パンデミック（1918〜1920）を取り上げ，スペイン風邪パンデミックのもとでの子

144　第1部

どもの感染実態や子どもの「いのち・生活・学習・発達」の困難・リスク，
学校教育の対応等の諸相について明らかにしていく。

2．スペイン風邪と子ども・学校教育に関する先行研究の検討

　スペイン風邪と子ども・学校教育に関する事項について，例えば『学校保
健百年史』ではスペイン風邪と時期を同じくする「学校伝染病予防規定」の
改正の記述等にとどまっている。当時の学校教育におけるスペイン風邪の実
態等は描かれておらず，学校保健行政における位置づけは小さい（文部省・
日本学校保健会：1973）。

　都道府県の教育史誌等においてスペイン風邪と子ども・学校教育に関する
事項について簡略的に記述されることもあるが（東京都立教育研究所：1996な
ど），教育史研究の主たるテーマとしては扱われていない。

　スペイン風邪の歴史研究において一部，学校教育が取り上げられている。
代表的なスペイン風邪研究として速水（2006）があるが，これは歴史人口学
の立場から実態を明らかにした日本初の研究書であり，各地の学校の熾烈な
流行状況が新聞報道から詳述されている。日本全体で約39万人とされる死者
数についても内務省衛生局報告書『流行性感冒』の統計記録の不十分さを指
摘し，さらに多い約45万人としている。

　小田（2015）は，「感染症は多くの人の人生に影響を与えるだけでなく社
会にも大きな波紋を広げる」ことから，スペイン風邪を通して時代を浮き彫
りにするために，東北地方における流行を整理するなかで学校の流行につい
て扱っている。

　向井ほか（2020）と栗三（2020）も，富山県の事例を扱う中で学校での感
染実態を取り上げている。いずれもスペイン風邪感染の温床として学校が描
写されている。

　こうしたなか梅野（2021）が，史料としての校友会雑誌の活用可能性を検
討するなかで，生徒・学生による追悼文等の記述をもとに流行性感冒（スペ

イン風邪）の「忘れられた」歴史を明らかにする重要な試みを行っている。

　大谷（2021）も，「災害史研究・感染症史研究もともに社会史的な視点が重要である」とし，ある少年の日誌を手掛かりとし，その「体験とその時の感情に寄り添いながら，災害復旧・感染症流行下における一人の中学生の生活史を詳らかにする」ことを試みている。

　磯田ほか（2021）は，パンデミック研究において「治療に当たった医療者の視点から書かれた歴史は豊富に残っているのに，患者の側から書かれた歴史はほとんど残っていない」という「患者史」の視点の不足を指摘する。「どうやって感染したか，どんな症状があったかなどという患者の体験こそ，『命を守るための教訓』に満ちている」と述べ，患者当事者からみた歴史の重要性を強調している。

　以上の検討から，学校はスペイン風邪拡大の温床として描かれることが多く，スペイン風邪対応において学校・教師の果たした積極的役割やその後の学校衛生行政に与えた影響等の究明はきわめて不十分である。

　本書における子どもの「いのち・生活・学習・発達」の困難・リスクという概念は，「生存の危機」にすら晒されたパンデミック下の子どもの各種の困難の全体像を捉えるための視点である。その際，「患者史」の視点の必要性が指摘されていることも踏まえ，本章では「みな大変なのだから」という論理でかき消されてしまいがちな子ども当事者の視点から，パンデミックの実相を捉え直すことを重視する。

3．スペイン風邪パンデミック（1918年～20年）の発生と行政対応

　スペイン風邪は1918（大正 7）年 3 月を皮切りに，第一次世界大戦下の米国カンザス州の陸軍基地から世界各地に拡大していった（クロスビー：2004）。米軍の欧州戦線投入により「フランス，イタリア，ドイツ，スペイン，英国，ロシアへと拡散，1918（大正 7）年 6 月頃までにアフリカ，アジア，南米まで」広がった（岡部・和田：2020）。当時はまだ原因となる「ウイルス」自体

146　第1部

も発見されておらず，世界規模の正体不明の感染症災害によって大きな人的
被害がもたらされた。

　通常のインフルエンザ死亡率は0.1％以下に対し，スペイン風邪の場合に
は2.5％以上の死亡率と考えられており，10歳〜30歳の若年層の犠牲者が多
かったことも特徴である。死因の多くが急性の肺出血・肺浮腫であったこと
からも，スペイン風邪の症状がいかに劇的であるのかが推察される（小山・
佐藤：2009）。

　当時，日本では第一次世界大戦を通じて資本独占が進行する過程で，貧
困・不衛生・疾病等の社会問題が一層深刻化していた。都市生活不安定層・
失業の増加，農村荒廃は貧困と疾病に直結し，死亡率・乳児死亡率は大正期
にピークを形成した。当時死亡率は1,000人につき20人程度であったが，ス
ペイン風邪の大流行により1918（大正7）年に27.3人，1920（大正9）年は
25.4人を記録した（長谷川：1995）。

　このような社会的背景のもと，軍隊・工場・学校等の集団活動が行われて
いる場所におけるスペイン風邪の感染拡大が深刻化した。1918（大正7）年
8月下旬からはじまった流行は「10月末になると郵便・電話局員，工場・炭
鉱労働者，鉄道会社従業員，医療従事者等も巻き込み，経済活動や公共サー
ビス，医療に支障」を来すようになった（岡部・和田：2020）。

　この第1回流行の感染者数が最も多く，約2,117万人と実に人口の37％が
罹患し，このうち総死亡者数は25万7千人で致死率は1.2％に上った。第2
回流行（1919年9月〜1920年7月）は総患者数が約241万人，総死亡者数は約12
万8千人で致死率が5.3％と高い。第3回流行（1920年8月〜1921年7月）は総
患者数が約22万人に減少し（岡部・和田：2020），すでに季節性インフルエン
ザへと移行しているように見える。最終的な感染者数は約2,380万人で，当
時の日本人口が約5,473万人のため，およそ人口の半数以上が感染したこと
になる。

　第1回流行への行政対応は手探りで行われたが，通牒など一般への注意喚

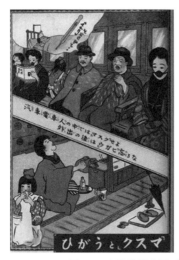 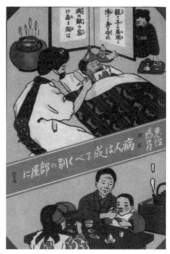

図5.1 内務省衛生局「流行性感冒」ポスター
(https://www.niph.go.jp/toshokan/koten/Statistics/10008882-p.html)

起と適当な予防上の処置の実施がめざされ，山間・僻地へも医師・看護師の派遣がなされた。病気による失業者に対する医療救済や，各種慈善団体への協力要請とそれに基づく救療施策が実施された。1919（大正8）年1月には予防マニュアルである「流行性感冒心得」が5万冊配布された。

第2回流行では国民自衛心の喚起と一般予防方法の奨励がなされ，市町村の伝染病院，隔離病舎の利用，マスク着用，含嗽，予防注射等の一般官公吏による率先実施がなされた。第3回流行では大臣訓令・「流行性感冒予防要項」に基づく予防計画の確立と実施がなされた（渡邉：2021）。

4．スペイン風邪パンデミックの日本の子ども・学校教育への影響

スペイン風邪は軍隊や工場，そして学校という集団活動が行われている場所での感染拡大が深刻化し，結果的に全国的な学校閉鎖が行われた。文部省は1918（大正7）年10月26日に感冒注意通牒を全国各府県知事並びに直轄学

校長宛に発し，教職員・学校医を促して本病に関する衛生講話や登校禁止等の処置をとるように指示したが，感染はこの対応を待たずに拡大していった（『教育時論』1208号）。

　文部省は「文部省直轄学校流行性感冒に関する調査」にて全国での対応と教育への影響を調べたが，1918（大正7）年11月5日時点において既に直轄学校55校のうち54校が悉く被害を被っていた。22校が衛生講話を実施し，感染は直轄校の子どもの36.8%，教師の29.8%に及んでいた（『帝国教育』第441号）。

　内務省衛生局報告書『流行性感冒』によれば，学校内に患者が2，3名発生した段階で直ちに集団流行になる例が多く，特に学校寄宿舎等で多く見られた。そのため各府県は中等学校，小学校に対してかなりの注意を払わせていた。温度および湿度の調節に気を配らせたり，うがいおよび唾・喀痰の消毒を奨励するために「うがい剤」の配給，「唾壺」の備え付けをさせたりして，予防に努めていた。

　罹患児童生徒の登校を禁止し，学校内またはその付近に本病流行の兆しがある時には学校全部または一部を閉鎖した。学校に体温計を備え付け，体温が37.5℃以上の児童生徒には登校停止，咳やくしゃみの症状がある者には教室内でマスク着用，健康者にも室外で常に着用させたところもあった。全国的に学校の全部または一部を閉鎖したが，多くの学校で閉鎖の判断が遅く，感染者増加に伴って結果的に閉鎖に追い込まれた。

　以下，「流行性感冒」関連の新聞記事より各地の様子を描写する。特に第1回流行初期の報道からは，急速に拡大する感染に混乱する状況がみてとれる。

　東京では1918年（大正7）年10月24日に「旦下各地に蔓延しつつある悪性流行性感冒は，東京府下と市内にも蔓延して，巡査教習所或いは電話交換局乃至は学校等」にまで及んできているが，東京府庁学務課清水視学が「当課に於いては赤十字病院の医師に調査させました。その報告によると，今回の

流行性感冒は大したものではなく，一日，二日が峠で約四十度の発熱を見る
が，四日間も経過すれば全治するそうです。各校に対しては，それぞれ校医
に適当な処置を執らして居ます」と語り，当初は感染拡大が過小評価されて
いた（『時事新報』1918年10月24日）。

　しかし，翌10月25日には「東京府下に於ける流行性感冒は一時猖獗を極
め」る状況で「東京市にては，二十五日午後一時より市内小学校専任校医五
十九名を召集して，悪疫予防に関する協議会を開催する事に決せり」とあり，
学校内での対応が急がれた（『時事新報』1918年10月25日）。

　関西方面でも感染拡大は深刻であった。神戸市では「患者数は九千六百二
十五名，内死亡五十四名にて，中学生徒最も多く約半数以上に達せり」と中
学生の死亡率の高さが報道された（『時事新報』1918年10月29日）。大阪市では
「予防の方法付かざるにより遂に市内百二校の小学校を始め附属幼稚園，裁
縫学校，補習学校等全部に対し四日より向こう一週間閉鎖休業を命じ，四日
区役所を通じてそれゝ伝達せしめ」，全市の小学校等閉鎖に踏み切った（『大
阪朝日新聞』1918年11月5日）。

　大都市圏だけでなく，感染は各地方都市にも蔓延していった。宮城県では
連日のように感染者増加の学校事情が報道され，児童生徒が密集する教室が
感染の温床になっていることが指摘された（『河北新報』1918年10月30日）。仙
台市の小学校長と学校医による会議では「中には全部閉校を主張する者もあ
ったが，義務教育上，遺憾」（『河北新報』1918年11月15日）とのように，休校
が最適であるものの長期化すれば教育に各種の支障が出るという難点が指摘
されており，現代とも重なるところである。

　福岡県では福岡郵便局の郵便配達夫25人，電報係17人の欠員に対して，福
岡高等小学校2年生20人，住吉高等小学校9人が放課後に業務にあたったと
いう報道があり（『大阪朝日新聞』1918年11月5日），感染拡大によって打撃を
受けている各種インフラの維持のために高等小学校児童も使役される事態と
なっていた。

150　第1部

　こうした状況に対して東京衛生施設審議では「(一)教室内を適当に温むること，(二)掃除を児童に課せざること，(三)早朝登校の生徒を教場内に集めて暖を取らしむること，(四)寒気の強き間過激の体操を爲さしめざること」が申し合せられるなど（『教育時論』1219号），必要な対応の検討が重ねられた。

　当時の学校現場での予防対応としては，①衛生講話，②「ガーゼマスク」使用の奨励，③放課後の換気や日光の照射，④紙屑類の廃棄，⑤始業時間の1時間短縮，⑥蔓延の恐れがある際に欠席者数に係わらず行う学級閉鎖，⑦全校閉鎖，重曹水の備蓄，予防注射の奨励等が行われていた（『日本学校衛生』第8巻3号）。

　過去に類を見ない状況であるために，学校現場でも手探りのなかで対応が行われていた。例えば，静岡県賀茂郡上河津尋常高等小学校の『校務日誌』には，全国的な感染拡大を受け，日増しに緊張感が高まり，警官も参加・登壇する衛生講話を実施していたことなどが示されている（上河津尋常高等小学校：1918）。他にも宮城県登米尋常高等小学校の『通達簿』には，身体の加減が悪い児童が無理に出席することがないよう注意する校長の通達が記録されている（登米尋常高等小学校：1918）。学校の対応の具体を明らかにするためには，同様の史資料の調査検討が必要である。

　子どもがスペイン風邪をどう捉えていたのか，現在，その声はほとんど不明である。2020年に京都・正徳寺で発見された当時12歳の女児の日記には，スペイン風邪に直面した子どもの日常が一変していく様子が描かれている（表5.1）（京都新聞：2020，神戸新聞：2020）。親族を含めて多くの人が亡くなっていく事態に心を痛め，「こはくなる」思いを重ねていたことがわかる。じきに本人も感染し，学校での学びについての不安なども吐露されている。

　さらには米騒動に続く不況の中で，両親や家族の感染で生活危機に陥り自殺する者や両親の死亡によって「物乞い」となる子どもも居り（栗三：2020），孤児となった子どもの救済も急務の課題であった。しかし児童保護施設においても感染は熾烈を極め，例えば東京市養育院巣鴨分院では第1回流行時に

表5.1　京都・正徳寺で発見された女児の日記（京都新聞：2020, 神戸新聞：2020）

〈10月22日〉この頃は大変いやな風が流行するので，先生も父母も私に気を付けよとおっしゃる。
〈11月2日〉此頃大層風が流行るから学校は今日から四日間お休みになった。学校は二百六十四人程の欠席者があった。
〈11月11日〉夜父は広島へおこしになって今晩から少しこはくなる。
〈11月12日〉この頃新聞を見ると黒枠の広告が沢山ついている。お友達の重田さんのお母さんも8日になくなられたそうで（中略）おくやみに行った。
〈11月28日〉（祖父の死亡）ついこの間，京都へ来られて私とピンポンをしたりして遊んだのに（中略）お茶のおけいこに行くのも忘れて泣いて泣いて泣き尽くしました。
〈2月20日〉今朝大変のどが痛かったので父が学校を休めとおっしゃったが強いて行った。
〈2月21日〉（自身の感染）病気で学校を休み一日寝ていた。
〈3月10日〉（回復）久しぶりに学校の門をくぐった。先生にお会いして，こんなに長い間休んだら落第になりますかとお尋ねしようと思っていたが，なんだか言いがたかった。お友達から試験のお話を聞けば聞くほど心配が増した。

おいて収容児童383人中181人が感染した（『九恵：東京市養育院月報』第217号）。多くの子どもがスペイン風邪に伴う「いのち・生活・学習・発達」の困難・リスクに晒されていたことが推察される。

5．スペイン風邪で明らかになった学校衛生上の課題

　スペイン風邪パンデミックは，日本全国各地の学校衛生上の問題・課題を白日の下に晒した。東京では「市学校衛生行政上の現実暴露也」「時機を誤れる学校閉鎖」等の批判がなされ（『医海時報』1920年2月7日），政府の感染症対策における「惰眠的態度」等も指摘された。

　富山県学校衛生主事は1919（大正8年）3月に「北陸タイムス」のなかで「県内各郡の小学校に就て其衛生状態を見るに実に時代遅れの甚だしきものあり」「寒村等に至っては元より学校医等の嘱託もなく」「一度医診すれば驚くべし其大半は疾病者なるものさえあり，実に危険極まる事というべし」「現在の学校に於ける学童衛生は殆ど形式的のもの多く，かくては恰も病菌を媒介伝播せしむる如きものにして其危険なる事，いうばかりなし」と厳し

く批判し，学校衛生行政の現実を明らかにしている（栗三：2020）。

　1919（大正8）年8月に「学校伝染病予防規定」が制定公布される。スペイン風邪の第1回流行が一応の収束をみた頃であり，前身の「学校伝染病予防及消毒方法」と比較すると，新しくトラホームなどいくつかの疾病が追加指定され，学校防疫体制も時代に即応するための改善が図られた。

　登校禁止，学校閉鎖の事項について，学校長が必要に応じ，校医の診断を求めて速やかに必要な措置をとれるように新たに定めており，校内の具体的な消毒方法等に関する要項が3項目から8項目に増加し，詳細な記述へと変化している（『官報』第2121号）。学校内において子どもを感染症から防護防疫するため，校内の衛生環境を保全するための具体的な対応方法が周知されるようになった。

6．おわりに

　本章では，現在のコロナ禍における子どもの発達困難・リスクの問題と対応の課題をより鮮明にするために，歴史的パースペクティブから約100年前の日本においても猛威をふるったスペイン風邪パンデミック（1918～1920）を取り上げ，スペイン風邪パンデミックのもとでの子どもの感染実態や子どもの「いのち・生活・学習・発達」の困難・リスク，学校教育の対応等の諸相について明らかにしてきた。

　スペイン風邪は強毒性のインフルエンザが蔓延するパンデミックであった。病原体が不明の深刻な感染実態のなかで，教師・学校医らは様々な予防方法を講じて懸命に対処した。学校教育機関が蔓延の温床になる側面もありつつ，学校・教師が子どもを守るために積極的に取り組んだのも事実である。一部の地域・学校では休校の長期化による義務教育上の支障に関する議論が行われたり，体調の悪い児童を無理に出席させないような配慮をしたり，学びと子どもたちの保護の両立に向けた教育課題が示されていた。

　スペイン風邪は最終的に季節性インフルエンザへと移行し，罹患率・死亡

率も徐々に低下していった。スペイン風邪を受けてその後,「学校伝染病予防規定」の改正や「流行性感冒予防要項」等の対応が規定される。しかし,赤痢・腸チフス・結核等の高い死亡率の疾病が依然蔓延するなかで,スペイン風邪は風化に晒され,忘れ去られていった。

　藤原（2020b）は「社会的に弱い立場の方ほど感染リスクが高く,危機の際はすぐに困窮が深まってしまう問題点は今も改善されないまま残ってい」ると指摘する。当時の子どもたちも周囲の多くの人が亡くなっていく事態に心を痛め,スペイン風邪という一種の巨大災害に対して大きな恐怖・不安を抱えていた。しかし,そうした子どもたちの実態はほとんど注視されることなく,むしろ人手不足・インフラ維持のために子どもたちが使役される事態さえあった。

　わずかに残る史料からは当時の子どもの抱えていた不安・恐怖や困難が垣間見えるが,「みな大変なのだから」という論理がまかりとおる感染症災害のなかで,子どもが「いのち・生活・学習・発達」の困難・リスクを抱えるという構造は現代とも共通する。歴史的連続性を子細に検討する上でも,スペイン風邪パンデミック当事者としての子どもの声・ニーズを引き続き歴史的に明らかにする必要がある。

　COVID-19 パンデミック対応において学校教育が子どもを保護し,支えるシステムであることも改めて明らかになってきていることをふまえて,感染症災害史の中で軽視されがちな学校教育機関や教師が果たした役割・課題,その後の対応の継承・制度化を含めて解明していくことが当面の課題である。

（能田昴・髙橋智）

第2部　日本におけるコロナ禍と子どもの発達困難・リスクの実態

第6章　コロナ禍における子どもの生活実態と
支援ニーズの実態
―全国の小中高校生・保護者・教師調査（2021年7月～8月）から―

　本章では，全国の子ども本人（小中高校生）およびその保護者・教師対象の質問紙法調査（2021年7月～8月）を通して，コロナ禍における子どもの生活実態と支援ニーズの実態を検討し，コロナ禍の学校教育・発達支援の意義・役割・課題を，子ども当事者の声・支援ニーズを中心に明らかにする。

1．研究の方法

　COVID-19パンデミックに伴う感染リスク・行動制限のためにGoogleフォーム使用によるオンライン質問紙法調査を実施した。調査対象は，全国の小学校・中学校・高校の在籍児童生徒およびその保護者，小学校・中学校・高校に勤務する教師である。回答者数は子ども1,360人，保護者683人，教師434人，有効回答数は子ども1,354件，保護者683件，教師434件であり，質問項目の8割以上未回答を無効回答とした（子ども6件，保護者・教師0件）。

　調査内容は，A．子ども調査（全37項目），B．保護者調査（全35項目），C．教師調査（全29項目）であり，回答者の基本情報（年齢，性別，居住地，校種，既往症），生活リズム・生活状況（睡眠・食・生活リズム・メディア使用・運動，教師のみ：給食），心身の状態（心身の症状，保護者のみ：子どもの健康管理，教師のみ：家庭状況），学校生活（登校状況，コロナ禍の心配），授業・学習（授業・学習の状況と満足度，学校の意義・役割），コロナ禍の心配・悩み（気がかり，支援者），コロナ禍の支援ニーズや要望で構成されている。

　調査項目は，コロナ禍の子どもの実態に関連する先行調査研究および著者らがこれまでに実施してきた食・睡眠・生活リズムの困難等に関する調査を

158　第 2 部

もとに作成した（田部・髙橋：2019，柴田・髙橋：2020）。

　子どもは自分の状況を，保護者は自分の子どもの状況を，教師はクラス等
の子どもの傾向を回答している。「コロナ禍（2021年 7 月時点）」とコロナ禍
以前との比較のために一部の項目では「コロナ禍前（全国一斉休校要請以前の
時期，以下「コロナ前」と示す）」の状態を思い返して回答する内容も設定した。

　本章では子どもの実態や声を中心に取り上げるため，特に断りのない限り
子どもからの回答を示し，統制群として保護者及び教師調査のデータを用い
る。

　調査期間は，2021年 7 月 1 日〜 8 月 1 日。得られたデータは Excel および
IBM SPSS Statistics 25 により単純集計と統計的分析を行った。子どもと保
護者・教師間比較や同一質問のコロナ禍前後の比較の分析に χ^2 検定を用い
た。相関関係はクラメールの連関係数を用いて分析した。

　なお調査実施にあたり，事前に所管の教育委員会および学校長に調査研究
の趣旨説明を行い，承認・協力を得ている。また調査参加者には個人情報保
護及び本研究の目的と内容を説明し，回答開始前に参加の同意を得ている。
本調査に関わり報告すべき利益相反事項はない。

2．結果

　回答した小中高校の子ども1,354人は全国13都道府県に居住し，性別は男
子498人（36.8%），女子814人（60.1%），どちらでもない 9 人（0.7%），無回
答33人（2.4%），年齢は17歳286人（21.2%），16歳263人（19.5%），15歳259人
（19.2%）が多く，年齢の中央値は15歳，最年少は 6 歳，最年長は19歳であっ
た。

　子どもの在籍学校・学級は，高校：通常学級828人（61.2%）・通級指導教
室 3 人（0.2%），中学校：通常学級241人（17.8%）・通級指導教室 4 人
（0.3%）・特別支援学級 3 人（0.2%），小学校：通常学級262人（19.4%）・通
級指導教室 8 人（0.6%）・特別支援学級 4 人（0.3%），その他 1 人（0.1%）

であった（n＝1,354人）。

　保護者回答（n＝683人）では，小学校の通常学級319人（46.7％），中学校の通常学級159人（23.3％），高校の通常学級157人（23.0％）の順に多く，小・中の特別支援学級はあわせて29人（4.3％）であった。

　教師の担当学校・学級では，小学校の通常学級203人（46.8％），中学校の通常学級104人（24.0％）の順に多く，小・中の特別支援学級はあわせて59人（13.6％）であった（教師：n＝434人）。

2.1　コロナ禍における子どもの生活実態と身体症状

　コロナ禍の子どもの生活状況（全24項目）を**図6.1**に示したが，「テレビやネット等の視聴時間が増えた」766人59.7％，「運動不足等，身体を動かすことが減った」560人43.6％，「就寝時間や起床時間の遅れ，昼寝等の睡眠リズムが乱れた」461人35.9％，「学校の宿題や課題が多くなり子どもの負担が増えたように感じる」361人28.1％であった。

　保護者では「テレビやネット等の視聴時間が増えた」423人62.2％，「運動不足等，身体を動かすことが減った」347人51.0％が上位となり，「運動不足などにより体力低下や身体面での影響が心配」189人27.8％，「就寝時間や起床時間の遅れ，昼寝等の睡眠リズムが乱れた」169人24.9％，「自宅での勉強では学習の遅れや理解度に不安がある」152人22.4％と続いた。

　教師では「運動不足等，身体を動かすことが減った」214人50.2％が最も多く，「テレビやネット等の視聴時間が増えた」208人48.8％，「運動不足などにより体力低下や身体面での影響が心配」158人37.1％と続いた（子ども：n＝1,283人，保護者：n＝680人，教師：n＝426人。複数回答可）。

　さらにコロナ禍における生活状況の変化や身体症状について「心理面・学習面，身体症状，睡眠・食事・運動等の生活状況」に関わる全81項目を設定し，「コロナ前」または「コロナ禍（2021年7・8月時点）」の様子を問うた。以下，その具体について述べていく。

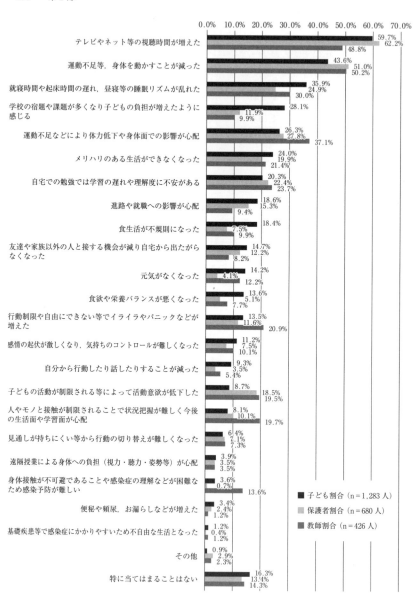

図6.1 コロナ禍での生活状況（子ども・保護者・教師）

コロナ禍の様子について，子どもの回答では「気にしすぎてしまうことが多い」699人51.6％が最も多く，次いで「環境が変わることが苦手」586人43.3％，「寝る時間が遅い」573人42.3％，「不安・緊張・ストレスが強い」548人40.5％，「集中力にかける・気が散りやすい」526人38.8％，「ストレスがたまっている」502人37.1％，「身体のつかれやすさ」489人36.1％，「運動不足」486人35.9％，「初めてのことや複雑なことになると思考が止まってしまう」476人35.2％，「何もやる気が起きない」454人33.5％と続いた。保護者は「運動不足」250人36.6％，「環境が変わることが苦手」216人31.6％，「気にしすぎてしまうことが多い」194人28.4％と子どもの状態を回答している（子ども：n＝1,354人，保護者：n＝683人。複数回答可）。

子どもの回答をもとに「コロナ前」と「コロナ禍」をχ^2値比較した上位5項目は「身体の疲れやすさ」（$\chi^2(1)=73.703$, $p<0.001$, $\phi=0.165$）「体がだるくなりやすい」（$\chi^2(1)=54.773$, $p<0.001$, $\phi=0.142$）「ストレスが溜まっている」（$\chi^2(1)=54.538$, $p<0.001$, $\phi=0.142$）「よく頭が痛くなる」（$\chi^2(1)=40.330$, $p<0.001$, $\phi=0.122$）「肩がこる，首・腰が痛い」（$\chi^2(1)=38.769$, $p<0.001$, $\phi=0.120$）であった。いずれも0.1％水準で関連がみられた。

さらに「身体の疲れやすさ」「体がだるくなりやすい」「ストレスが溜まっている」の3項目について各項目とそれ以外の項目との比較を行い，強い関連が示されたコロナ禍項目の上位10項目を**表6.1**に示す。いずれの項目もそれ以外の項目と関連があった。

「身体の疲れやすさ」と特に強い関連がみられた上位3項目は，「体がだるくなりやすい」（$\chi^2(1)=1462.951$, $p<0.001$, $\phi=0.735$）「ストレスが溜まっている」（$\chi^2(1)=677.222$, $p<0.001$, $\phi=0.500$）「何もやる気が起きない」（$\chi^2(1)=570.070$, $p<0.001$, $\phi=0.459$）であった。「体がだるくなりやすい」では「身体の疲れやすさ」（$\chi^2(1)=1462.951$, $p<0.001$, $\phi=0.735$）「何もやる気が起きない」（$\chi^2(1)=644.243$, $p<0.001$, $\phi=0.488$）「ストレスがたまっている」（$\chi^2(1)=602.719$, $p<0.001$, $\phi=0.472$）と強い関連がみられた。「ストレスがたまってい

162 第2部

表6.1 コロナ禍における子どもの生活・身体症状（各上位20項目：全81項目）

		子どもの身体症状・生活状況（「コロナ前」×「コロナ禍」χ²検定）					各項目間のχ²値順位		
順位	項目	コロナ前割合	コロナ禍割合	$\chi^2(1)$	ϕ	A	B	C
1	身体の疲れやすさ（A）	21.2%	36.1%	73.703***	0.165	－	1	3
2	体がだるくなりやすい（B）	20.2%	32.8%	54.773***	0.142	1	－	5
3	ストレスが溜まっている（C）	24.0%	37.1%	54.538***	0.142	2	3	－
4	よく頭が痛くなる	17.0%	27.1%	40.330***	0.122	9	8	8
5	肩がこる，首・腰が痛い	14.6%	24.1%	38.769***	0.120	5	4	13
6	運動不足	25.3%	35.9%	36.073***	0.115	31	34	26
7	イライラしている	15.0%	24.1%	35.542***	0.115	12	13	1
8	睡眠不足	22.7%	32.9%	35.542***	0.115	6	11	7
9	気にし過ぎてしまうことが多い	40.6%	51.6%	32.992***	0.110	13	14	4
10	午前中ぼんやりする，調子が悪い	8.5%	15.1%	28.704***	0.103	14	10	10
11	不定愁訴	8.4%	15.0%	28.300***	0.102	8	7	14
12	寝る時間が遅い	32.6%	42.3%	27.469***	0.101	20	22	21
13	何もやる気が起きない	24.1%	33.2%	27.348***	0.100	3	2	4
14	不安・緊張・ストレスが強い	31.2%	40.5%	25.087***	0.096	4	5	2
15	顔に吹き出物が出たり肌が荒れることがよくある	17.7%	25.5%	24.039***	0.094	24	25	32
16	身体が痛い	7.7%	13.4%	23.250***	0.093	7	9	16
17	集中力に欠ける・気が散りやすい	30.4%	38.8%	21.197***	0.088	15	17	18
18	突然の音にはとてもストレスを感じる	20.7%	27.5%	17.454***	0.080	16	15	12
19	睡眠リズムが安定しない	18.1%	24.6%	17.034***	0.079	10	12	17
20	環境が変わることが苦手	35.6%	43.3%	16.722***	0.079	18	21	19

***：p＜0.001

右3列の数字は「身体の疲れやすさ」（A），「体がだるくなりやすい」（B），「ストレスが溜まっている」（C）との関連が強い順位を示している。いずれの項目も0.1％水準で関連があった。

る」では「イライラしている」（$\chi^2(1)=834.178$, p＜0.001, $\phi=0.555$）「不安・緊張・ストレスが強い」（$\chi^2(1)=692.441$, p＜0.001, $\phi=0.506$）「身体の疲れやすさ」（$\chi^2(1)=677.222$, p＜0.001, $\phi=0.500$）と強い関連がみられた。

　子どもの調査時直近1週間の就寝・起床時間について最も多かったのは「変わらない」819人61.5％であったが，「もともと不規則でずれやすかった」183人13.7％，「2時間未満ずれた」155人11.6％，「2時間以上ずれた」84人6.3％を合わせると3割以上の子どもの就寝・起床時間に変化が生じている。一方，保護者では「もともと不規則でずれやすかった」と認識があるのは40

人5.9%に過ぎない（子ども：n＝1,331人，保護者：n＝679人）。

　子どもと保護者の「2時間未満ずれた」「2時間以上ずれた」の回答数についてχ^2検定を行ったところ，関連はなかった（子ども18.0%，保護者17.7%，$\chi^2(1)＝0.025$，p＝0.875，$\phi＝0.003$）。具体的に睡眠困難を問うと，コロナ禍では「夜中に何度も起きてしまう」569人42.8%，「フラッシュバックで悪夢を見ることがある」510人37.7%，「朝起きてから動きだすまでにとても時間がかかる」461人34.0%となり（子ども：n＝1,354人），子ども・保護者ともにすべての項目でコロナ前よりもコロナ禍において睡眠困難が示された。

　コロナ禍で体を動かす時間が「増えた」233人17.7%，「減った」530人40.2%であったが，保護者からは「増えた」74人11.1%，「減った」389人58.2%，教師からは「増えた」11人2.6%，「減った」193人45.7%であった（子ども：n＝1,319人，保護者：n＝668人，教師：n＝422人）。体を動かす時間が減った理由について教師の自由記述回答を分類すると，「外出の制限や活動時間の減少」135回答，「他児との交流機会の減少」15回答，「マスクの着用」14回答などがあげられた（n＝186回答）。

　子ども・保護者・教師間の体を動かす時間が「減った」回答数のχ^2検定では，子どもと保護者間では0.1%水準で関連があり（子ども40.2%，保護者58.2%，$\chi^2(1)＝58.125$，p＜0.001，$\phi＝-0.171$），子どもと教師間では5%水準で関連があった（子ども40.2%，教師45.7%，$\chi^2(1)＝4.059$，p＜0.05，$\phi＝-0.048$）。

　体を動かす時間が減った子どもについて前述の「身体症状・生活の状況（コロナ禍）」の選択割合が高い順でその関連を検討した。「身体症状・生活の状況（コロナ禍）」の選択割合上位5項目をみると「運動不足」（体を動かすことが「減った」24.9%，それ以外7.4%，$\chi^2(1)＝79.238$，p＜0.001，$\phi＝0.245$），「身体の疲れやすさ」（体を動かすことが「減った」21.1%，それ以外14.7%，$\chi^2(1)＝9.167$，p＜0.01，$\phi＝0.083$），「体がだるくなりやすい」（体を動かすことが「減った」20.6%，それ以外11.9%，$\chi^2(1)＝18.226$，p＜0.001，$\phi＝0.118$），「気にしすぎてしまうことが多い」（体を動かすことが「減った」17.9%，それ以外12.2%，

$\chi^2(1) = 8.486$, $p < 0.01$, $\phi = 0.080$），「寝る時間が遅い」（体を動かすことが「減った」17.5%，それ以外13.1%，$\chi^2(1) = 5.058$, $p < 0.05$, $\phi = 0.062$）であった。

　デジタルメディアの使用時間は「増えた」（子ども：720人54.9%，保護者：431人63.7%），「変わらない」（子ども413人31.5%，保護者：210人31.0%）となり，デジタルメディアの使用時間はコロナ禍で増加していた（子ども：n=1,311人，保護者：n=677人）。子どものデジタルメディアの1日あたりの平均使用時間は，平日約3時間51分，休日約6時間35分であった。

　デジタルメディアの使用理由は「楽しい」1,062人81.8%，「何となく使用している」498人38.4%，「時間が沢山ある」418人32.2%，「不安やストレスを減らす」309人23.8%であった（n=1,298人，複数回答可）。保護者は「楽しい」555人83.3%，「時間が沢山ある」203人30.5%，「何となく使用している」191人28.7%と認識していた（保護者：n=666人，複数回答可）。子ども・保護者間のχ^2検定の結果「不安やストレスを減らすため」（$\chi^2(1) = 29.474$, $p < 0.001$），「何となく使用している」（$\chi^2(1) = 15.761$, $p < 0.001$），「その他」（$\chi^2(1) = 12.800$, $p < 0.001$）の3項目に0.1%水準で関連があった。

　本調査ではコロナ禍における子どもの食生活と食の困難の実態も把握した。思春期やせ症・神経性やせ症の早期発見のためのスクリーニングテストである永光（2016）の子ども版EAT26日本語版（小中学生用，高校生用）を使用して，摂食障害のリスク（小・中学生18ポイント以上，高校生20ポイント以上）に該当する人数を算出した。なお，診断は子ども版EAT26日本語版のみでなく，医療機関の診察や諸検査の結果を合わせて確定されることに注意が必要である（摂食障害情報ポータルサイト：2016）。

　算出の結果，子ども1,259人のうち77人（6.1%）が医療機関への相談を勧める程度の摂食障害の可能性があり，内訳は小中学生15人（小学生2人，中学生13人）（2.9%，n=522人），高校生59人（7.1%，n=832人）であった。

　この「摂食障害のリスクの高さ」と「デジタルメディアの使用理由」との関連をみたところ「不安やストレスを減らす」（$\chi^2(1) = 23.766$, $p < 0.001$, $\phi =$

0.132)，「他者とつながりをもちたい」（$\chi^2(1) = 14.101$, p＜0.001, $\phi = 0.102$）が 0.1％水準と強い関連があった。また「楽しい」（$\chi^2(1) = 8.521$, p＜0.01, $\phi = -0.079$）「時間が沢山ある」（$\chi^2(1) = 6.908$, p＜0.01, $\phi = -0.071$）が 1 ％水準，「コロナ禍の日々から気分を変えたい」（$\chi^2(1) = 5.033$, p＜0.05, $\phi = -0.061$）が 5 ％水準で関連があった。

またコロナ禍における「悩み・気がかりなこと」では「友だちと遊べない」432人36.5％が最も多く，次いで「学校で勉強ができない」191人16.1％，「生活リズムが乱れてしまう」90人7.6％等が回答された。保護者からは「子どもがゲーム機やデジタルメディアを使う時間が増えている」369人56.2％，「非日常の特別な体験の喪失」318人48.4％，「子どもが身体を動かす機会がない」297人45.2％等が回答された（子ども：n＝1,183人，保護者：n＝657人）。

2.2　コロナ禍における子どもの生活支援ニーズ

コロナ禍の学校休校等によって教師やスクールカウンセラー・ソーシャルワーカー等の専門家に定期的に会うことができなければ，子どもの変化やSOS を発見するための機会が失われ，子どものケアが遅れる可能性も大きいことから（宇佐美：2020），本調査では日常的に自分を支え，手伝ってくれる人の有無を問うている。

「心配ごとや悩みごとを親身になって聞いてくれる人」が「学校にいる」671人53.7％，「家族にいる」767人61.4％，「あなたの気持ちをわかって，思いやってくれる人」が「学校にいる」675人54.0％，「家族にいる」754人60.3％，「趣味や興味のあることを一緒に話して，気分を変えさせてくれる人」が「学校にいる」812人65.0％，「家族にいる」627人50.2％であった（n＝1,250人）。

この「支え，手伝ってくれる人の存在」とコロナ禍における子どもの生活（生活状況・身体症状，教室（対面）での学習の様子，休校中の学習の様子，コロナ禍の悩み・気がかり，コロナ禍で求める支援）との関連を検討した。具体的には

166　第2部

「心配ごとや悩みごとを親身になって聞いてくれる人」「あなたの気持ちをわかって，思いやってくれる人」「趣味や興味のあることを一緒に話して，気分を変えさせてくれる人」の3項目すべてに「いない・わからない」と回答した群を「支えてくれる人がいない」群とし，「いる」群との群間比較を行った。その結果を以下に示す。

「支えてくれる人がいない」群では生活状況・身体症状についても困難な状況が見られた。「支えてくれる人がいない」群の選択割合が高い項目は「運動不足」19.6%（$\chi^2(1)=2.193$, $p=0.139$, $\phi=0.042$），「ストレスがたまっている」18.6%（$\chi^2(1)=0.290$, $p=0.590$, $\phi=0.015$），「イライラしている」17.6%（$\chi^2(1)=3.960$, $p<0.05$, $\phi=0.056$）である。χ^2検定では「中耳炎・耳下腺炎になりやすい」（$\chi^2(1)=20.597$, $p<0.001$, $\phi=0.128$），「イメージすることが苦手」（$\chi^2(1)=14.504$, $p<0.001$, $\phi=0.108$），「パニック・かんしゃく」（$\chi^2(1)=14.027$, $p<0.001$, $\phi=0.106$）が0.1%水準，その他5項目は1%水準，10項目は5%水準で「支えてくれる人がいない群」で選択割合が有意に高かった。

コロナ禍での子どもの悩み・気がかりでは「友だちと遊べない」432人36.5%，「学校で勉強ができない」191人16.1%，「生活リズムが乱れてしまう」90人7.6%，「ストレスがたまる」59人5.0%が上位となった（子ども：n＝1,183人，複数回答可）。またχ^2検定の結果，「支えてくれる人がいない」群では「悩んでいることはない」（いない群34.3%，いる群18.6%）（$\chi^2(1)=9.755$, $p<0.01$, $\phi=0.103$），「友だちと遊べない」（$\chi^2(1)=8.473$, $p<0.01$, $\phi=-0.096$）の選択割合が「いる」群よりも1%水準で有意に高かった。

子どもがコロナ禍において求めていることは，「子どもにとって，この時期は二度と戻ってこないことをわかってほしい」410人35.9%，次いで「子どもも毎日頑張っていることをわかってほしい」395人34.6%，「感染予防を徹底しなるべく制限のない学校生活を実施してほしい」348人30.5%であった（n＝1,142人，複数回答可）。

子どもがコロナ禍において求めていることについて，子どもと保護者間，

子どもと教師間で χ^2 検定を行った。子どもと保護者，子どもと教師ともに0.1％水準で関連のあった項目は「要望は特にない」（子どもと保護者 $\chi^2(1) = 48.151$, $p<0.001$, $\phi = 0.164$，子どもと教師 $\chi^2(1) = 48.592$, $p<0.001$, $\phi = 0.176$），「子どもも毎日頑張っていることをわかってほしい」（子どもと保護者 $\chi^2(1) = 29.772$, $p<0.001$, $\phi = 0.129$，子どもと教師 $\chi^2(1) = 12.520$, $p<0.001$, $\phi = 0.089$）「今後の休校になる基準を示してほしい」（子どもと保護者 $\chi^2(1) = 27.880$, $p<0.001$, $\phi = 0.125$，子どもと教師 $\chi^2(1) = 18.704$, $p<0.001$, $\phi = 0.109$），「感染予防を徹底しなるべく制限のない学校生活を実施してほしい」（子どもと保護者 $\chi^2(1) = 31.470$, $p<0.001$, $\phi = -0.133$，子どもと教師 $\chi^2(1) = 36.462$, $p<0.001$, $\phi = -0.153$）であった。

　子どもと保護者比較では，特に「子どもも毎日頑張っていることをわかってほしい」「遠隔授業を充実させ，自宅でも授業できるようにしてほしい」において子どもの選択割合が保護者よりも有意に高かった。子どもと教師の比較においても「子どもも毎日頑張っていることをわかってほしい」が子どもの選択割合が教師よりも有意に高かった。また「感染予防を徹底しなるべく制限のない学校生活を実施してほしい」については教師の選択割合が有意に高かった。

　「支えてくれる人がいない」群と「いる」群のコロナ禍において子どもが求める支援について比較した。χ^2 検定では全18項目中 4 項目で0.1％水準，4 項目で 1 ％水準，2 項目で 5 ％水準の関連があり，上位は「子どもにとって，この時は二度と戻ってこないことをわかってほしい」（$\chi^2(1) = 20.437$, $p<0.001$, $\phi = -0.157$），「子どもも毎日がんばっていることをわかってほしい」（$\chi^2(1) = 15.238$, $p<0.001$, $\phi = -0.135$），「感染予防を徹底しなるべく制限のない学校生活にしてほしい」（$\chi^2(1) = 12.815$, $p<0.001$, $\phi = -0.124$）となり，「いない」群は「いる」群より低い。それゆえに「要望は特にない」は「いない群」58.3％，「いる群」19.6％（$\chi^2(1) = 39.708$, $p<0.001$, $\phi = 0.218$）となった。すなわち，支え・手伝ってくれる人が「いない」子どもは要望を求めない傾

向が強いと思われる結果となった。

　コロナ禍に対するポジティブな回答もみられた。コロナ禍において感じる自分の成長発達は「考える力がついた」36回答，「心理面での変化・成長」30回答，「学習・作業面での変化・成長」27回答が上位に挙げられた（n＝343回答）。その他，生活面での変化・成長として「生活や健康を見直す機会になった」18回答，「日々変わっていく世の中で突然変わってしまった物事を，嘆いたり元に戻そうとするのではなく，柔軟に対応していき，変わる前よりもより良いものを作っていくのが大切」という回答のように，レジリエンス（回復）や心的外傷後成長とも関連する子どもの成長・発達も示された。

　コロナ禍の生活を通してよかったと思えることは「家族と過ごす時間が増えた」303人48.9％，「新しいことを学べた」161人26.0％，「外に出ている人が減り過ごしやすくなった」124人20.0％が上位に挙げられた（子ども：n＝620人）。子どもと保護者の結果をχ^2比較した結果，全20項目中8項目で0.1％水準，3項目で1％水準，3項目で5％水準でそれぞれ関連があった。χ^2値の大きい順に「ストレスが減った」（$\chi^2(1)=21.067$, $p<0.001$, $\phi=0.102$）「部活動が少なくなった」（$\chi^2(1)=18.546$, $p<0.001$, $\phi=0.095$）「グループ活動が減った」（$\chi^2(1)=17.997$, $p<0.001$, $\phi=0.094$）等が保護者よりも特に多く回答された。

3．考察

　COVID-19パンデミックに伴う学校閉鎖や社会的制約による子どもの生活習慣・生活リズムの著しい変化は「教育や身体活動，社会的発達の機会を奪われることを意味」し（内海：2020），健康被害やQOLの低下に繋がることも危惧されている（森内：2021）。

　セーブ・ザ・チルドレン・ジャパン（2020）は，コロナ禍における子どもの声・気持ちを収集しているが，「生活習慣の乱れ」は高校生世代が最も多く（9.2％），「運動不足」「学力の低下」は年齢が上がるほど懸念する割合が

増えていること，「体調やり患，心の変化，感染拡大への心配」は年齢が小さいほどに割合が高いことを明らかにしている。

著者らの調査では，コロナ前と比較して「テレビやネット等の視聴時間が増えた」「運動不足等，身体を動かすことが減った」「就寝時間や起床時間の遅れ，昼寝等の睡眠リズムが乱れた」「学校の宿題や課題が多くなり子どもの負担が増えた」と感じる子どもが回答全体のなかで多く報告され，特に子どもは学校の宿題や課題にも大きな負担を感じていることが示されている。例えば，睡眠については「夜中に何度も起きてしまう」「フラッシュバックで悪夢を見ることがある」「朝おきてから動きだすまでにとても時間がかかる」等に困難を抱えていたほか，摂食障害のリスクが高い子どもは「コロナ禍の日々から気分を変えたいため」にデジタルメディアを特に利用していることも示された。

子どもが体を動かす時間も変化し，コロナ禍で体を動かす時間が減ったと回答した子どもは4割であり，保護者は約6割，教師は約4割が同様の認識であり，特に保護者はコロナ禍において子どもの体を動かす時間が減ったと認識している。体を動かす時間が減った子どもは「身体の疲れやすさ」「体がだるくなりやすい」「睡眠不足」等をあわせて抱えていることが明らかとなっている。

スポーツ庁（2022）が公表した「令和4年度全国体力・運動能力，運動習慣等調査」では，体力合計点が「令和元年度調査から連続して小・中学校の男女ともに低下」し，その主な要因として「朝食欠食，睡眠不足，スクリーンタイム増加などの生活習慣の変化のほか，COVID-19の影響により，マスク着用中の激しい運動の自粛」を指摘している。

著者らの調査ではコロナ禍における子どもの生活状況・身体症状について「心理・学習，身体症状全般，口腔，腸・便，睡眠，身体運動」に関わる全81項目から把握を行ったが，子どものコロナ禍の状況と関連が強い順に「身体の疲れやすさ」「体がだるくなりやすい」「ストレスがたまっている」が示

され，特に身体面における困難を強く感じていた。さらにこの上位3項目と他の項目との関連の強さを見たところ，「何もやる気が起きない」「不安・緊張・ストレスが強い」が3項目に共通して高い関連を有していることが示された。コロナ禍による急激な生活環境の変化が無気力や不安・ストレスとして表出していることがうかがえ，こうした側面からの子どもの把握もいっそう重要である。

　国立成育医療研究センターによる休校期間中（2020年4〜5月）の調査では，休校になる前の2020年1月時点と比較して，幼児から高校生までの子どものテレビ・スマホ・ゲーム時間が増えたと感じている保護者は80％以上おり，学校再開後（2020年9〜10月）の調査でも2020年1月時点より使用時間が1時間以上増えたと感じる保護者の割合が41％であることを報告している（国立成育医療研究センター：2020a, 2020c）。

　著者らの調査において「摂食障害のリスクの高さ」と「デジタルメディアの使用理由」との関連をみたところ，「不安やストレスを減らす」「他者とつながりをもちたい」「コロナ禍の日々から気分を変えたい」などの使用理由において摂食障害リスクの高さと関連性が見られ，摂食障害の可能性のある子どもほどデジタルメディアの使用理由が生活上の困難を反映しやすい傾向が示唆された。

　国内外で摂食障害者の初診や再発の増加が報告されており，日本でも摂食障害に関する初診が感染拡大前の年に比べて約2倍に増えたという報告もある。コロナ禍で症状が悪化するなど，摂食障害当事者の93％が感染拡大の影響を感じていると回答し，10代では約9割が大きな影響があると回答するなど，コロナ禍で深刻化する子どもの発達困難等の実態が浮き彫りになっている（日本摂食障害協会：2021）。

　著者らの調査では，コロナ禍の生活において自分を支えてくれる人が家庭・学校・地域等にいると回答した子どもが多い一方，1〜2割の子どもは「いない」「わからない」と回答しており，保護者にも同様の傾向がみられた。

こうした子どもでは不安・ストレスを抱えながらも，困難・支援の声を周囲に出さない傾向が強いことも示された。

４．おわりに

　本章では，全国の子ども本人（小中高校生）およびその保護者・教師対象のオンライン質問紙法調査（2021年7月1日〜8月1日実施）を通して，コロナ禍における子どもの生活実態と支援ニーズの実態を検討し，コロナ禍の学校教育・発達支援の意義・役割・課題を，子ども当事者の声・支援ニーズを中心に明らかにしてきた。

　本調査ではコロナ禍における子どもの各種の発達困難だけでなく，レジリエンス（回復）とも関わる子どもの「成長・発達」も示唆された。「感染拡大をおさえるために，自分たちにできることを教えてほしい」「学校等での感染症対策について，子どもも一緒に考えたい」とコロナ禍に能動的に向き合い，生活を切り開いていく子どもの主体性が確認できている。

　髙橋ほか（2023c）は，コロナ禍において子どもの日常生活・学校生活を保障することの意義は大きく，それに果たす学校教育と教師の役割はきわめて重要であることを指摘している。

　コロナ禍の不安定な状況においても，子どもに向ける教師のまなざしや丁寧な声掛けのなかで，子どもは安心して落ち着きを取り戻し，子ども全体のレジリエンス（回復）に繋がると考えられるが，これは学校ならではの重要な発達支援の方法である（髙橋ほか：2021）。すなわち学校において教職員は，コロナ禍に関わる子どもの声・ニーズを丁寧に聴きながら，支援のあり方を検討していくことが求められているのである。

（髙橋智・田部絢子・内藤千尋・石川衣紀）

第7章　コロナ禍における子どもの発達困難・リスクと支援ニーズの実態
―全国の小中高校生・保護者・教師調査（2021年7月～8月）から―

　本章では，第6章に続いて，全国の子ども本人（小中高校生）およびその保護者・教師対象の質問紙法調査（2021年7月～8月）を通して，コロナ禍における子どもの発達困難・リスクの実態を検討し，コロナ禍における学校教育・発達支援の意義・役割・課題を，子ども当事者の声・支援ニーズを中心に明らかにしていく。

1．研究の方法

　COVID-19パンデミックに伴う感染リスク・行動制限のために，本研究はGoogleフォームによるオンライン質問紙法調査により実施した（調査の概要は表7.1参照）。調査期間は2021年7月1日～8月1日，子ども調査の回答数は1,360人である。同時期に保護者683人，教師434人にも調査を行っている。有効回答数は子ども1,354件，保護者683件，教師434件であり，質問項目の8割以上が未回答であった子どもの回答6件を無効回答とした。

　得られたデータはExcelおよびIBM SPSS Statistics 25により単純集計と統計的分析を行った。子どもは自分の状況を，保護者は自分の子どもの状況を，教師はクラス等の子どもの傾向を回答している。子どもと保護者・教師の対象者間の比較検討のために「子ども・保護者間」「子ども・教師間」のχ^2検定の結果も示す。また相関関係は，クラメールの相関係数を用いて分析した。

　なお，調査実施にあたり事前に所管の教育委員会および小中高校長に調査研究の趣旨説明を行い，承認・協力を得ている。調査参加者には個人情報保

174　第2部

表7.1　調査の概要

	A.子ども調査	B.保護者調査	C.教師調査
対象	小中高校の在籍児童生徒	小中高校の保護者	小中高校に勤務する教師
調査方法	Google フォームによるオンライン質問紙法調査		
調査期間	2021年7月1日～8月1日		
調査内容	全37項目	全35項目	全29項目
基本情報	年齢，居住地，校種，既往症：6項目	年齢，居住地，校種，既往症：6項目	年齢，学校所在地，校種：6項目
生活リズム・生活状況	睡眠・食・生活リズム・メディア・運動：9項目	睡眠・食・生活リズム・メディア・運動：9項目	児童生徒の生活状況，給食，運動：3項目
心身の状態	心身の症状：1項目	心身の症状，子どもの健康管理：2項目	子どもの行動上の問題，家庭状況：2項目
学校生活	登校状況，コロナ禍の心配：2項目	登校状況，コロナ禍の心配：3項目	登校状況，コロナ禍の心配：6項目
学校での授業や学習	授業や学習の状況と満足度，学校の役割：9項目	授業や学習の状況と満足度，学校の役割：8項目	授業や学習の状況，学校の役割：6項目
コロナ禍の心配・悩み	コロナ禍の気がかり，支援者：3項目	コロナ禍の気がかり，支援者：3項目	コロナ禍の気がかり：1項目
コロナ禍の支援ニーズや要望	求める支援：7項目	求める支援：4項目	求める支援：5項目
回答数（小中高校）	1,360人（有効回答数：1,354件）	683人（有効回答数：683件）	434人（有効回答数：434件）

護及び本研究の目的と内容を説明し，調査の回答開始前に参加の同意を得ている。本調査に関わり報告すべき利益相反事項はない。

2．結果

　回答した小中高校の子ども1,354人は全国13都道府県に居住し，性別は男子498人（36.8％），女子814人（60.1％），どちらでもない9人（0.7％），無回答33人（2.4％），年齢は17歳286人（21.2％），16歳263人（19.5％），15歳259人（19.2％）が多く，年齢の中央値は15歳，最年少は6歳，最年長は19歳であった。

　子どもの在籍学校・学級は，高校：通常学級828人（61.2％）・通級指導教室3人（0.2％），中学校：通常学級241人（17.8％）・通級指導教室4人（0.3％）・特別支援学級3人（0.2％），小学校：通常学級262人（19.4％）・通

級指導教室 8 人（0.6%）・特別支援学級 4 人（0.3%），その他 1 人（0.1%）であった（n＝1,354人）。

　保護者回答（n＝683人）では，小学校の通常学級319人（46.7%），中学校の通常学級159人（23.3%），高校の通常学級157人（23.0%）の順に多く，小・中の特別支援学級はあわせて29人（4.3%）であった。

　教師の担当学校・学級では，小学校の通常学級203人（46.8%），中学校の通常学級104人（24.0%）の順に多く，小・中の特別支援学級はあわせて59人（13.6%）であった（教師：n＝434人）。

2.1　コロナ禍における子どもの心身の状態や生活状況の変化

　コロナ禍（「現在」）における子どもの心身の状態は「気にしすぎてしまうことが多い」699人（51.6%）が最も多く，次いで「環境が変わることが苦手」586人（43.3%），「寝る時間が遅い」573人（42.3%），「不安・緊張・ストレスが強い」548人（40.5%），「集中力にかける・気が散りやすい」526人（38.8%），「ストレスがたまっている」502人（37.1%），「身体の疲れやすさ」489人（36.1%），「運動不足」486人（35.9%）と続く（n＝1,354人，**表7.2**）。

　コロナ禍の心身の状態を学校種別にみると，小学生の回答のみ「諦めが早い」「運動不足」が上位 5 項目内，中学生では「ストレスがたまっている」が上位 5 項目内に挙げられている。子どもの回答をもとに「コロナ前」と「コロナ禍」について χ^2 検定をした結果，上位 5 項目は「身体の疲れやすさ」（$\chi^2(1)=73.703$, $p<0.001$, $\phi=0.165$）「体がだるくなりやすい」（$\chi^2(1)=54.773$, $p<0.001$, $\phi=0.142$）「ストレスが溜まっている」（$\chi^2(1)=54.538$, $p<0.001$, $\phi=.0.142$）「よく頭が痛くなる」（$\chi^2(1)=40.330$, $p<0.001$, $\phi=0.122$）「肩がこる，首・腰が痛い」（$\chi^2(1)=38.769$, $p<0.001$, $\phi=0.120$）であった。いずれも0.1%水準で関連があった。

　コロナ禍の生活状況は「テレビやネットの視聴時間が増えた」766人（59.7%），「身体を動かすことが減った」560人（43.6%），「睡眠リズムが乱

176　第2部

表7.2　コロナ禍における子どもの心身の状態（複数回答可，「現在」の上位20項目を抜粋）

回答内容	子ども（n＝1,354人）						
	コロナ禍前			現在		χ^2値
気にしすぎてしまうことが多い	550	40.6%	↗	699	51.6%	32.992***
環境が変わることが苦手	482	35.6%	↗	586	43.3%	16.722***
寝る時間が遅い	441	32.6%	↗	573	42.3%	27.469***
不安・緊張・ストレスが強い	423	31.2%	↗	548	40.5%	25.087***
集中力にかける・気が散りやすい	412	30.4%	↗	526	38.8%	21.197***
ストレスがたまっている	325	24.0%	↗	502	37.1%	54.538***
身体の疲れやすさ	287	21.2%	↗	489	36.1%	73.703***
運動不足	342	25.3%	↗	486	35.9%	36.073***
初めてのことや複雑なことになると思考が止まってしまう	397	29.3%	↗	476	35.2%	10.550**
朝なかなか起きられない	387	28.6%	↗	454	33.5%	7.742**
何もやる気が起きない	326	24.1%	↗	449	33.2%	27.348***
諦めが早い	387	28.6%	↗	446	32.9%	6.035*
睡眠不足	307	22.7%	↗	446	32.9%	35.542***
体がだるくなりやすい	274	20.2%	↗	444	32.8%	54.773***
生理の時にお腹が痛くなる	356	26.3%	↗	409	30.2%	5.118*
姿勢が崩れやすい	328	24.2%	↗	378	27.9%	4.790*
突然の音にはとてもストレスを感じる	280	20.7%	↗	373	27.5%	17.454***
よく頭が痛くなる	230	17.0%	↗	367	27.1%	40.330***
汚れることが嫌い	299	22.1%	↗	358	26.4%	6.996**
こだわりが強い	317	23.4%	↗	355	26.2%	2.858

***：p＜0.001，**：p＜0.01，*：p＜0.05

れた」461人（35.9%），「学校の宿題や課題が多くなり子どもの負担が増えたように感じる」361人（28.1%）等の様子がみられる（n＝1,283人，複数回答可，**表7.3**）。加えて，小学生の回答では「行動制限や自由にできない等でイライラやパニックなどが増えた」が，高校生では「メリハリのある生活ができなくなった」が上位5項目内に回答された。

　「コロナ禍の生活状況」について子ども・保護者・教師に同様の質問をして，①子ども・保護者間，②子ども・教師間に有意な差があるのかどうかを検討するためにχ^2値比較を行った。①子ども・保護者間，②子ども・教師間のいずれにおいても0.1%水準で関連がみられた項目は，「学校の宿題や課

表7.3 コロナ禍の生活状況（複数回答可）

質問項目	子ども (n=1,283人)		保護者 (n=680人)		教師 (n=426人)		χ²値	
	回答数	%	回答数	%	回答数	%	子ども・保護者	子ども・教師
就寝時間や起床時間の遅れ、昼夜等の睡眠リズムが乱れた	461	35.9	169	24.9	128	30.0	25.695***	5.158*
食生活が不規則になった	236	18.4	51	7.5	42	9.9	43.226***	17.634***
食欲や栄養バランスが悪くなった	175	13.6	35	5.1	33	7.7	34.510***	10.858**
運動不足等、身体を動かすことが減った	560	43.6	347	51.0	214	50.2	9.537**	5.467*
便秘や頻尿、お漏らしなどが増えた	43	3.4	16	2.4	5	1.2	1.738	5.843*
メリハリのある生活ができなくなった	308	24.0	135	19.9	91	21.4	4.708*	1.397
基礎疾患等で感染症にかかりやすいため不自由な生活となった	16	1.2	3	0.4	5	1.2	3.011	0.014
身体接触が不可避であることや感染症の理解などが困難なため感染予防が難しい	46	3.6	5	0.7	58	13.6	14.266***	56.292***
運動不足などにより体力低下や身体面での影響が心配	338	26.3	189	27.8	158	37.1	0.425	17.643***
行動制限や自由にできない等でイライラやパニックなどが増えた	173	13.5	79	11.6	89	20.9	1.613	12.878***
元気がなくなった	182	14.2	28	4.1	52	12.2	48.223***	1.225
自宅での勉強では学習の遅れや理解度に不安がある	260	20.3	152	22.4	101	23.7	0.84	1.868
学校の宿題や課題が多くなり子どもの負担が増えたように感じる	361	28.1	81	11.9	42	9.9	69.224***	60.915***
遠隔授業による身体への負担（視力・聴力・姿勢等）が心配	50	3.9	24	3.5	15	3.5	0.166	0.124
進路や就職への影響が心配	238	18.6	104	15.3	40	9.4	3.426	19.982***
人やモノと接触が制限されることで状況把握が難しく今後の生活面や学習面が心配	104	8.1	69	10.1	84	19.7	2.12	43.257***
友達や家族以外の人と接する機会が減り自宅から出かけがらなくなった	189	14.7	83	12.2	35	8.2	2.515	12.160***
子どもの活動が制限される等によって活動意欲が低下した	111	8.7	126	18.5	83	19.5	40.062***	36.590***
テレビやネット等の視聴時間が増えた	766	59.7	423	62.2	208	48.8	0.894	16.358***
見通しが持ちにくい等から行動の切り替えが難しくなった	82	6.4	48	7.1	31	7.3	0.248	0.335
自分から行動したり話したりすることが減った	119	9.3	24	3.5	23	5.4	21.724***	6.307*
感情の起伏が激しくなり、気持ちのコントロールが難しくなった	144	11.2	51	7.5	43	10.1	7.147*	0.476
その他	11	0.9	20	2.9	10	2.3	12.417***	5.850*
特に当てはまることはない	209	16.3	91	13.4	61	14.3	3.204	1.081

178　第2部

題が多くなり子どもの負担が増えたように感じる」「食生活が不規則になった」「子どもの活動が制限される等によって活動意欲が低下した」「身体接触が不可避であることや感染症の理解などが困難なため感染予防が難しい」であった。生活を共にする保護者でも子どもの食生活や睡眠リズムの乱れに気付いていない可能性がうかがえる。

　調査時直近1週間の就寝時間と起床時間がコロナ禍前と比較して睡眠時間が「ずれた（2時間未満／以上）」子どもは，合計で239人（18.0%）だった（n＝1,331人）。子どもと保護者間の「2時間未満ずれた」「2時間以上ずれた」と回答した人を抽出してχ^2値比較したところ，関連はみられなかった。

　就寝起床時間が2時間未満／以上ずれた子どもの身体症状について，コロナ前とコロナ禍でのχ^2検定を行った。全81項目中，0.1%水準で19項目，1%水準で9項目，5%水準で18項目に関連があった。子どものコロナ禍の選択割合が多い順に関連が特に強かったものは「気にし過ぎてしまうことが多い」（子ども68.6%・保護者46.9%，$\chi^2(1)=23.183$, $p<0.001$, $\phi=0.220$）「環境が変わることが苦手」（子ども58.6%・保護者45.2%，$\chi^2(1)=8.581$, $p<0.01$, $\phi=0.134$）「不安・緊張・ストレスが強い」（子ども58.2%・保護者39.7%，$\chi^2(1)=16.208$, $p<0.001$, $\phi=0.184$）「寝る時間が遅い」（子ども57.7%・保護者36.0%，$\chi^2(1)=22.717$, $p<0.001$, $\phi=0.218$）「ストレスが溜まっている」（子ども54.0%・保護者31.8%，$\chi^2(1)=23.992$, $p<0.001$, $\phi=0.224$）「初めてのことや複雑なことになると思考が止まってしまう」（子ども51.0%・保護者34.3%，$\chi^2(1)=13.683$, $p<0.001$, $\phi=0.169$）「身体の疲れやすさ」（子ども50.6%・保護者22.2%，$\chi^2(1)=41.785$, $p<0.001$, $\phi=0.296$）「集中力欠ける・気が散りやすい」（子ども50.2%・保護者38.5%，$\chi^2(1)=6.645$, $p<0.05$, $\phi=0.118$）であった。

　睡眠困難の状況について子どもと保護者間でχ^2検定を行った。コロナ前，コロナ禍ともに14項目全ての項目で0.1%水準あるいは1%水準で関連があった。コロナ前で子どものほうが有意に高い項目は，「日中でもひたすら眠りたいと思う時がよくある」（子ども24.4%・保護者4.4%，$\chi^2(1)=125.210$, $p<$

0.001，$\phi=0.248$），「起きた時，ほとんど眠れていない感じがする」（$\chi^2(1)=$ 96.679，p＜0.001，$\phi=0.218$），「寝る前や起きた後，布団の中でもスマホを使っている」（子ども33.6％・保護者14.6％，$\chi^2(1)=82.356$，p＜0.001，$\phi=0.201$）であった。

　コロナ禍の子どもと保護者間で子どもの選択割合が有意に高い項目は，「日中でもひたすら眠りたいと思う時がよくある」（子ども割合37.7％・保護者割合9.7％，$\chi^2(1)=175.535$，p＜0.001，$\phi=0.294$），「起きた時，ほとんど眠れていない感じがする」（子ども割合26.8％・保護者割合4.7％，$\chi^2(1)=142.166$，p＜0.001，$\phi=0.264$），「気分が落ちこんでしまい，起き上がるのもつらい」（子ども割合14.8％・保護者割合2.3％，$\chi^2(1)=74.555$，p＜0.001，$\phi=0.191$）であった。

　デジタルメディアの使用時間は54.9％の子どもで増えている（n＝1,311人）。子どもはデジタルメディアの使用理由について「楽しい」1,062人（81.8％），「何となく使用している」498人（38.4％），「時間が沢山あるため」418人（32.2％），「不安やストレスを減らすため」309人（23.8％）と回答していた（n＝1,298人，複数回答可）。なお，保護者の認識が子どもよりも低かった項目について子どもと保護者でχ^2値比較を行うと，「何となく使用している」（$\chi^2(1)=15.761$，p＜0.001），「不安やストレスを減らすため」（$\chi^2(1)=29.474$，p＜0.001）において0.1％水準で関連があった。

　心身の状況・生活状況・睡眠困難・デジタルメディアの使用状況について「コロナ禍以前」と「現在」の生活状況を比較すると，子ども・保護者・教師の三者ともに子どもの発達困難が増したと認識していた。教師の回答では「子どもが疲れた感じがする，または気力がない」は約5割の子どもにおいて1週間に数日～ほとんど毎日，「なかなか集中したり，注意を向けたりできない」「学校の勉強，読書またはテレビを見ることなどに集中するのが難しい」も約5割の子どもにおいて1週間に数日～ほとんど毎日感じている。

　また，コロナ禍で学校に行けず困ったことがあったかという問いに対して，子どもの20.3％，保護者の44.6％が学校に行けずに「困った」と回答した

180　第2部

（子ども：n＝1,256人，保護者：n＝663人）。

　具体的な困りごとの自由記述からは，子どもからは「学習面の困難」（120回答）が最も多く挙げられ，課題の多さだけでなく，自主学習ではなかなか理解できず困っていた状況が回答された（n＝257回答）。次いで，「コミュニケーション機会の減少」61回答，「両親共働きで仕事も休みにならない職場なので，休校時は祖父母に子どもを預ける事が祖父母の負担になり，大変だった」等，ずっと家にいなければならないことや一人で過ごすことでのストレスや生活習慣の乱れなど「日常生活の困難」も34回答挙げられ，学習のみならず学校が日常的に果たしている機能が失われたことによる子ども・家庭への影響の大きさもうかがえる。

2.2　コロナ禍の学校の授業・学習と子どもの状況

　教室における学習では「授業が楽しいと思う」と「授業の内容をもっと詳しく知りたいと思う」では「よくある」「時々ある」を合わせて6割を超えた。「先生が一人ひとりのことをよく見てくれる」も6割以上が回答していた。一方，オンライン授業や課題学習などの休校中対応では，「授業が楽しいと思う」「授業の内容をもっと詳しく知りたいと思う」「先生が一人ひとりのことをよく見てくれる」のいずれも約4割となる。

　学校生活に関する心配・困難では，子ども・保護者・教師ともに「学校で感染が広がるのではないかと心配」（子ども51.2％；n＝1,159人，保護者54.0％；n＝652人，教師62.0％；n＝426人）が最も多い。子どもでは次いで「宿題や課題が多く大変」410人（35.4％），「また休校になったらどうしようかと不安」260人（22.4％），「学校生活でいろいろな制限があり，子どもの心身の負担が大きい」202人（17.4％），「休校中に乱れた生活リズムが改善するまでに時間がかかる」156人（13.5％）となり，「特に心配していることや困っていることはない」は310人（26.7％）であった（n＝1,159人）。

　学校の授業・学習に関するニーズでは，「コロナ禍前と同じ内容と方法で

やりたい」授業・学習として子どもは「興味のあることをじっくり考える学習」849人（65.0%），「学校行事（遠足や運動会，林間学校，修学旅行など）」827人（63.3%），「コンピュータを使って調べる学習」803人（61.5%），「観察や実験などの授業」802人（61.4%），「学級活動（学活）」799人（61.2%）と続く（n＝1,306人）。

　一方，「コロナ禍前とは違う内容や方法でやりたい」授業・学習として子どもは「給食（昼食）の時間」91人（7.0%）を挙げ，また「コロナの感染が怖いのでやりたくない」授業・学習では「歌ったり，大きな声を出す活動」147人（11.3%），「調理実習」108人（8.3%），「上級生や下級生と一緒に活動する活動」97人（7.4%），「学校の児童生徒や先生以外の人と一緒に活動する活動」90人（6.9%）となった（n＝1,306人）。

　教師の回答では「コロナ禍前とは違う内容や方法でやりたい」授業・学習として「黒板を使って教える授業」268人（61.8%），「計算や漢字などの練習」261人（60.1%），「興味のあることをじっくり考える学習」229人（52.8%），「勉強の仕方を自分で工夫する活動」210人（48.4%），「学級活動（学活）」186人（42.9%）となった（n＝428人）。

　子どもと教師が「コロナ禍前と同じ内容と方法でやりたい」と回答した結果を χ^2 値比較すると「学校行事（遠足や運動会，林間学校，修学旅行など）」（$\chi^2(1)＝221.034$, $p<0.001$），「クラブ活動・部活動」（$\chi^2(1)＝157.216$, $p<0.001$），「グループで考えたり調べる学習」（$\chi^2(1)＝156.492$, $p<0.001$），「給食（昼食）の時間」（$\chi^2(1)＝141.026$, $p<0.001$），「見学やインタビューなど学校の外に行って調べる学習」（$\chi^2(1)＝126.870$, $p<0.001$），「オンラインで行う授業」（$\chi^2(1)＝119.396$, $p<0.001$），「調理実習」（$\chi^2(1)＝118.734$, $p<0.001$），「観察や実験などの授業」（$\chi^2(1)＝110.235$, $p<0.001$）等の18項目において1％水準で関連が見られた。

　コロナ禍でも「学校や先生による良い取り組みがあった」と回答した子どもは76人（6.2%），保護者132人（20.0%）であった（子ども1,234人，保護者659

人)。子どもの回答ではマスク着用の徹底や消毒などの感染防止策を学校が
きちんと行っていたことや，コロナ禍でも授業・行事を工夫して実施してく
れたことを挙げる声が多くあった。

コロナ禍の学校生活で「とても満足している」「まあ満足している」を合
わせて7割を超えている項目は，子どもの回答では「友達との関係」「先生
との関係」「授業」「学校の感染予防対策」であり（n＝1,233人），その一方，
子ども・保護者ともに「学校の行事（遠足や運動会など）」では「あまり満足
していない」「全く満足していない」を合わせて4割を超えている。

コロナ禍を経験して学校が子どもにとってどのような意義・役割のある場
所と考えるかについて自由記述で問うた。子どもは「勉強するためだけでな
く，友達との学校生活を送れることも学校の役割」「勉強や友達と触れあい，
未来に向かっていくところ」「自分の枠にとらわれず，多くの人と触れ合う
ことで様々な価値観に実体験として触れることができる場所」等が回答され
た。保護者は「安心して日常生活を保障できる」「勉強以外に社会性を学べ
る，生活リズムを整えられる」，教師は「人と関わりながら協同的に学んだ
り，生活していく基盤」「命と健康を守り，日常生活を整える場」等が回答
された。

子どもの声をKJ法により分類した結果（n＝542回答），学校は「コミュニ
ケーション・人との関わりの場」としての意義・役割が最も多く回答され
（156回答），次いで「学力・知識を得られる・学習の場」111回答，「人として
の成長・社会性の獲得の場」44回答，「安全・安心を得られる場所，居場所」
27回答，「クラスメイトと協力して学び合う場」30回答であった。一方，「分
からない・特にない」57回答，「学校は必要と思わない」12回答であった。

2.3　コロナ禍における子どもの支援ニーズ

COVID-19パンデミックが与える進路・将来への影響を問うと，子どもは
「わからない」484人（38.8%）が最も多く，次いで「あまり思わない」391人

（31.3%）となった。保護者では「とても思う」278人（41.7%），「少し思う」163人（24.4%）であり，子どもの進路や将来への影響を懸念する保護者は66.1%にのぼる（子ども：n＝1,249人，保護者：n＝667人）。

　子どもからは学力や進学・就職について懸念する声も挙げられたが，一方で「やりたいと思う職業が増えた」「社会についての知識が増えた」と変化を肯定的に捉える意見も見られた。そのことと関連して「家族と過ごす時間が増えた」「新しいことを学べた」と捉えている様子も見られる。

　コロナ禍において自分を支えてくれる人が周囲にいるかを問うと，「いない」「わからない」と回答した子どもは合わせて1〜2割であった。また，教室および休校中の学習における教師との関わりについて，「先生があなたの意見や気持ちを聞いてくれていると感じる」ことが教室における学習で「よくある」43.8%，「時々ある」34.6%に対し，休校中対応では「よくある」22.2%，「時々ある」24.5%となり，「先生があなたの学習の様子をわかってくれていると感じる」ことは，教室における学習では「よくある」33.7%，「時々ある」35.5%に対し，休校中対応では「よくある」19.6%，「時々ある」24.6%であった（教室での学習 n＝1,354人，休校中 n＝1,197人）。

　コロナ禍において子どもが求めている支援ニーズ（**図7.1**）は，「子どもにとって，この時期は二度と戻ってこないことをわかってほしい」410人（35.9%），「子どもも毎日頑張っていることをわかってほしい」395人（34.6%），「感染予防を徹底しなるべく制限のない学校生活にしてほしい」348人（30.5%），「子どもの話をもっと聞いてほしい」320人（28.0%）とともに，「感染拡大をおさえるために，自分たちにできることを教えてほしい」201人（17.6%），「学校等での感染症対策について，子どもも一緒に考えたい」149人（13.0%）というようにコロナ禍に能動的に向き合い，対処しようとする意見も多く出されている。

　コロナ禍において子ども自身が成長を感じる点を自由記述にて回答を求めた。回答の多い順に「考えて行動したり，工夫するようになった」36回答，

第2部

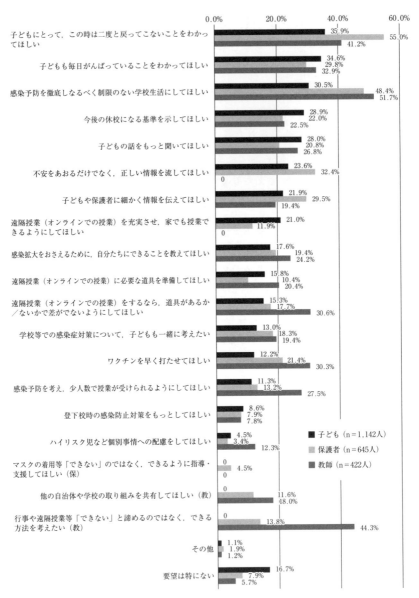

図7.1　コロナ禍で求める支援（子どもの回答率が高い順）

「我慢できるようになった」等の「心理面での変化・成長」30回答，「学習・作業面での変化・成長があった」27回答が挙げられた（n＝343回答）。

　生活面での変化・成長では「今を大事にしようと思うようになった」「自分の健康に対する視点が変わった」などの「生活や健康を見直す機会になった」18回答，「家事を手伝うことが増えた・家族と話す時間が増えた」7回答等が挙げられた。例えば「日々変わっていく世の中で，突然変わってしまった物事を，嘆いたり元に戻そうとするのではなく，柔軟に対応していき，変わる前よりもより良いものを作っていくのが大切」という回答のように，レジリエンス（回復）や心的外傷後成長とも関わる子どもの「成長・発達」が示されている。

3．考察

3.1　コロナ禍における学校生活の困難と支援ニーズ

　本調査では，9割程度の子どもは学校に「ほぼ通常通りに行った」と回答しているが（n＝1,330人），教師の1割はCOVID-19の蔓延にともなう子どもの欠席が「増えている」と回答している（n＝427人）。

　国立成育医療研究センター（2021a）の調査では通園・通学している人のうち87％が「ほぼ通常通りに行った」と回答しているが，大阪府立大学山野則子研究室（2021）の調査では2019年度と比べて2020年度に「ほぼ毎日通っている」の割合が1.2％ほど減少し，欠席の割合が増加したことを明らかにしている。

　文部科学省初等中等教育局児童生徒課（2021）の調査では，2020年にCOVID-19の感染回避のため30日以上の長期にわたり自主休校をしていた児童生徒は小学生14,238人，中学生6,667人，高校生9,382人であり，子ども本人や家族の基礎疾患等によって感染回避を目的とした自主休校を選ばざるを得ない子どもも多く含まれていることが考えられる。

　半谷（2021）は，国立成育医療研究センターの一連の調査結果をふまえて，

スクリーンタイム（勉強以外でテレビ，スマホ，ゲームなどを見る時間）が増加した子どもは4分の3を占め，2020年9月～10月調査時でもスクリーンタイムがコロナ禍前よりも長くなった子どもは4割以上を占めていたほか，睡眠・生活リズムの乱れ，運動時間の減少，眼への影響等も含めて，習慣化したことを直すのはとても難しいと危惧している。

　岡崎市教育委員会（2021）の調査では，学校再開後に困ったこととして「学校の行事がなくなったりやり方が変更されたりした」「今までのような授業ができない（グループ学習等）」と訴える子どもが多く，「日頃から学校行事やグループ学習など，友達と関わりながら成長したり学んだりすることを願う子供が，一定数いた」ことを明らかにしている。

　著者らの調査では，学校生活に関する心配や困難は，子ども・保護者・教師ともに「学校で感染が広がるのではないかと心配である」が最も多い。子どもの回答では「宿題や課題が多く大変である」が3割を超え，「遅れを取り戻そう」とする大人の支援と子どもの負担感のすり合わせも重要である。学校の授業・学習に対する子どものニーズは「興味のあることをじっくり考える学習」「学校行事」など主に仲間と共に経験する学習や活動の要望が6割にのぼり，「コロナ禍前と同じ内容と方法でやりたい」との声が多くみられた。それに対して教師では「コロナ禍前とできるだけ同じ内容で，方法を変えてやりたい」との傾向が示された。

　教室および休校中の学習における教師との関わりについては，教室では「先生があなたの意見や気持ちを聞いてくれていると感じる」ことが7割以上，「先生があなたの学習の様子をわかってくれていると感じる」ことが6割以上の子どもにあったのに対し，休校中対応ではいずれも4割の子どもにしか感じられていなかった。さらに日常的に気にかけてくれる・支えてくれる人が「いない」「わからない」子どもは1～2割であった。

　大阪府立大学山野則子研究室（2021）の調査でも，「心配ごとや悩みごとを親身になって聞いてくれる人」がまったく「いない」保護者は2割，「分

からない」と合わせると3割にのぼり，これらの子どもや保護者には日常的な相談相手がいなかったり，孤独・孤立が高まることも懸念される。

　学校の休校等によって教師・スクールカウンセラー・ソーシャルワーカー等の専門家に定期的に会うことができなければ，子どもの変化やSOSを発見するための日常的な機会が失われ，子どものケアが遅れる可能性も大きい。子ども・保護者の孤立を防ぐ体制の見直しと子どもの状況把握が早急に必要であるとともに，学校の福祉的機能，セーフティネットとしての機能も十分に活用されるべき点である。

　学力や進学・就職面について懸念する声が多く挙げられた一方，著者らの調査では「やりたいと思う職業が増えた」「社会についての理解が深まった」とコロナ禍の経験を肯定的に捉える子どもの意見も見られた。コロナ禍の生活を通じて，子どもは「家族と過ごす時間が増えた」「新しいことを学べた」「外に出ている人が減って過ごしやすくなった」と捉える様子も見られ，教師も子どもの「適応力が高かった」「対応力が増している」と評価している。

3.2　コロナ禍における学校教育・教師の意義・役割・課題

　北欧諸国では子どもの声・ニーズを起点としてCOVID-19パンデミックにおける学校教育・教師の意義・役割が再評価され，課題が浮かび上がってきている。スウェーデンのBergdahlほか（2020）は，COVID-19パンデミックによる子どもの社会的孤立・精神的傷つき等に対する教師の果たす役割や，学校教育の日常的なルーティンが子どもの心理的安定を促進する上で大きな機能を有していることを強調している。

　また，Sjögrenほか（2021）も，教育はCOVID-19パンデミックによって引き起こされた人的資本開発の喪失を補う上で重要な任務を負っていると指摘している。

　ユニセフ（UNICEF: 2022）は，オミクロン株が世界を席巻した2022年1月，世界全体の教育危機とその回復の道筋について「学校は学習の場にとどまら

ず，子どもたちの心身の健康，社会的発達，栄養状態を回復させる場でもあるべき」で，学校の再開だけでは十分ではなく，失われた教育機会を取り戻すために集中的支援が必要であることを強調している。

　日本では2021年の中央教育審議会答申（中央教育審議会：2021）にて，学校の臨時休業措置が取られたことによって再認識された学校の役割として，「学習機会と学力の保障」「全人的な発達・成長の保障」「身体的・精神的な健康の保障（安全・安心につながることができる居場所・セーフティネット）」の3点が挙げられ，これまで「当たり前のように存在していた学校に通えない状況が続いた中で」「学校がどれだけ大きな存在であったのかということが改めて浮き彫りになった」と指摘されている。

　宇佐美（2020）は，児童精神科医の立場から，学校は多くの子どもにとって心身の成長に必須な栄養や刺激の供給源であり，健全な心身の発達に不可欠であることに鑑み，コロナ禍の学校が果たすべき役割は「子どもにとって安全で健康的で活気のある環境を維持すること」と述べている。

　著者らの調査において，子どもの支援ニーズの上位は「子どもの話をもっと聞いてほしい」「子どもも毎日頑張っていることをわかってほしい」「子どもにとって，この時期は二度と戻ってこないことをわかってほしい」「感染予防を徹底しなるべく制限のない学校生活を実施してほしい」であった。「感染拡大をおさえるために，自分たちにできることを教えてほしい」「学校等での感染症対策について，子どもも一緒に考えたい」とコロナ禍に能動的に向き合い，生活を切り開いていく子どもの主体性も確認できた。

　子どもの声にはコロナ禍の学校のあり方を考えていくための指針が示されている。コロナ禍を経験した子どもの声・ニーズから，学校教育の意義・役割として，学習のほか，生活リズム・生活習慣の形成，人との関わりなど，様々な機能と役割を通して子どもの心身の健康と発達を促す場であるとともに，学校は子どもが「守られ，安心して生きる」場であることが表れている。

　COVID-19パンデミックという感染症災害には，危機における教育・発達

支援という課題において従来の自然災害とも共通する点が見られる。例えば，東日本大震災の発災と子ども・若者への影響を検証する高校生当事者への調査でも，将来地域に戻って教師・福祉など人の役に立つ仕事をしたい，地域貢献したいと語る高校生に共通するのは，震災後の苦しい状況において「みんなが苦しんでいるのだから我慢しなさい」ではなく，小中学校の教師や地域の大人に苦しみ・困難について丁寧に話を聞いてもらい，大変な中でも支えてくれる信頼できる教師・大人に出会えた子どもたちであった（菅井ほか：2019）。

　学校・教師の存在は災後の子どもの発達困難・リスクからのレジリエンスにおいて不可欠であり，学校における教師の丁寧な関わりが震災経験を能動的に捉え直し，自分自身や周りの人との関係，将来について見つめ直すことに結実したことなどから，コロナ禍の困難な状況においても同様に，子どもの抱える苦しみ・困難に丁寧に向き合い，コロナ禍を子どもたちの大きな発達困難にさせないことが肝要である。

4．おわりに

　本章では，全国の子ども本人（小中高校生）およびその保護者・教師対象のオンライン質問紙法調査（2021年7月1日〜8月1日実施）を通して，コロナ禍における子どもの発達困難・リスクの実態を検討し，コロナ禍における学校教育・発達支援の意義・役割・課題を，子ども当事者の声・支援ニーズを中心に明らかにしてきた。

　コロナ禍では多くの子どもが多様な発達困難・リスクを抱えているが，調査で示された子どもの支援ニーズから，ごく当たり前の「日常的な学校生活」を保障することが，子どもの心身の発達の基盤を保障することになり，そのことに果たす学校と教師の機能・役割はきわめて重要であることが示された。

　コロナ禍の不安定な状況においても，子どもに向ける教師のまなざしや丁

寧な声掛けのなかで，子どもは安心や落ち着きを取り戻し，それが子どもの
レジリエンスに繋がると考えられるが，これは学校ならではの支援方法であ
る。まずは学校でコロナ禍における子どもの声（支援ニーズ）を聴くことが
求められている。

　今後の学校教育はCOVID-19パンデミック前の「もとに戻る」のではな
く，新しい状況に立ち向かうことになる。そのなかで子どものセーフティネ
ットや発達支援の機能・役割を進化拡充させていくためには，コロナ禍で照
射されている子どもの発達困難・リスクやそれに対する学校・教師等の学校
教育の意義・役割・課題を十分に踏まえながら出発する必要がある。

　例えば，子ども・若者の「Long Covid」の有病率は約25％に上るという
指摘もあるが（Lopez-Leónほか：2022），子どもの「Long Covid」や「コロナ
禍後遺症」等の検証を含めて，コロナ禍における子どもの「いのち・生活・
学習・発達」の各種の困難・リスクを精査し，学校において「記録」として
正確に残していくことは，今後も繰り返されることが予想される災害・パン
デミック等における子どもの発達支援において不可欠の課題である。

（髙橋智・田部絢子・内藤千尋・石川衣紀）

第8章　コロナ禍における中学生の食・睡眠の困難と心身の不調の実態
―中学生調査（2020年11月〜12月）から―

1．はじめに

　近年の子どもを取り巻く環境の著しい変化は，生活習慣や心身の健康状態にも影響を及ぼし，食事の乱れ，睡眠不足，視力低下など多くの問題が指摘されている。日本学校保健会（2012）の調査によれば，子どもの身体のだるさや疲れやすさについて，小学5・6年生で2割，中学生で5〜6割，高校生で7割が，「しばしば（1週間に1度程度）」「ときどき（1か月に1度程度）」感じている。

　内田・松浦（2001）は，小中学生の不定愁訴（1週間に1回以上の腹痛，食欲不振などの14症状）を増加させる背景要因として「朝食をとらない」「ダイエットをしている」「睡眠時間の減少に対するストレス度得点が高い」「遊び時間の減少に対するストレス度得点が高い」「親からの叱責に対するストレス度得点が高い」ことの関連を明らかにし，男女とも小学生時より中学生時の方が関連の強い変数は増えて，中学生時の不定愁訴の背景はより複雑になる。

　中村・近藤ほか（2010）は，不登校傾向の児童生徒には自律神経症状・胃腸症状を含む身体症状，不安・パニック・抑うつ等の精神症状等の多様な自覚症状が出現すると報告し，「心身の不調にさらされた『学校に行きたくないとしばしば感じている』子どもがかなり多いという状況はすでに不登校状態にある子どもに対する個別的な援助のみならず，全ての子どもを対象とした公衆衛生的，教育的な援助の必要性」を示唆している。

　子どもが抱える疲れやすさや心身の不調は，本人の有する発達困難と生活

習慣・環境が複合的に関係している。子どもの心身の不調は，不眠や食欲低下など生活上に表れる具体的な困難さによって，本人や保護者に自覚されやすいとの報告もあるが（日本学校保健会：2020），睡眠や食事は「個人的なこと」「家庭・子育ての範疇」として教師や学校は日常的に把握していない傾向にある。

　明確な病名がつくような疾病でもなく健康ともいえない「半健康」状態の子どもは通常学級にも多く在籍しているが（内山・斎藤：2014），学校や教師には病気・「半健康」といわれる子どもへの気づき，ケアと教育保障の必要性について十分に認識されてきたとは言いがたい（猪狩：2016）。子ども本人に自覚しやすい睡眠や食の実態を窓口として，子どもが抱える発達困難や不安・緊張・ストレス等を捉え，彼らが求める理解・支援ニーズを把握することは発達支援において緊要の課題である。

　上記の現状をふまえ，本章では，思春期における心身の大きな変化に伴い，生活リズムの乱れや心身の不調の訴えが増える時期でもある中学生を調査対象に，コロナ禍における中学生の食や睡眠等の日常生活と心身の不調等の実態についての検討を通して，コロナ禍における心身の不調等に対して中学生はどのような理解・支援を求めているのかを明らかにしていく。

2．研究の方法

　調査対象はＡ県Ｂ市Ｃ中学校（生徒数約600人規模）の中学生である。調査実施にあたり事前に所管のＢ市教育委員会に調査研究の趣旨説明を行い，承認・協力を得た上で，Ｃ中学校に調査協力依頼を行い，Ｃ中学校から生徒に趣旨説明をしてGoogleフォームによるオンライン質問紙法調査を実施した。調査期間はCOVID-19の「第3波」が到来した2020年11月～12月に実施した。

　調査参加者には個人情報保護及び本研究の目的と内容を説明し，調査の回答開始前に参加の同意を得ている。中学生167人（中学1年生42人，中学2年生

122人，中学3年生3人）から回答を得た（有効回答167件）。回答者の性別は男性70人，女性93人，その他4人である。

調査項目は，回答者の基本情報（年齢，学年，性別，既往症および障害）のほか，①日常生活の実態：睡眠に関すること（睡眠時間，睡眠困難，睡眠に関する悩み）4項目，食に関すること（朝食摂取，欠食，食の困難，摂食障害，食に関する悩み）6項目，排泄に関すること10項目，②心身の不調に関するチェックリスト81項目，③心身の不調に関するニーズと支援7項目（保健室の利用，心身の不調に対する困難と対応）である。

調査項目の作成にあたり，睡眠困難は柴田・髙橋（2020），食の困難は田部・髙橋（2019）によるチェックリストを参考に，摂食障害については摂食障害の早期発見を目的に作成された「子ども版EAT26日本語版」（永光：2015，摂食障害に関する学校と医療のより良い連携のための対応指針作成委員会：2017）により把握した。

質問紙への回答は，①日常生活の実態の「睡眠に関すること」の「睡眠困難」と「食に関すること」の「食の困難」，ならびに②心身の不調に関するチェックリストでは，困難の状態や不調に関する項目に関してそれぞれ「ある・なし」で判断しチェックさせた。それ以外の質問項目については，該当する選択肢の選択，および自由記述による回答を求めた。

回答者は，各項目について「現在」の状態を回答し，一部の項目については，生活状況や発達に応じてどのように変化しているかを明らかにするために，「COVID-19休校期間中」「コロナ禍以前」とコロナ禍の「現在」，「幼児・小学校期」と中学生の「現在」の状態について回答した。回答は「IBM SPSS Statistics 25」を用いて統計的分析を行った。

3．結果

3.1　コロナ禍の中学生の睡眠・食・排泄に関する実態

睡眠について，コロナ禍の現在の起床時刻の平均は平日6時46分，休日8

194　第 2 部

表8.1　中学生の睡眠時間

| | | コロナ禍の現在（n＝155人） | | COVID-19 休校期間中（n＝147人） | |
		平日	休日	平日	休日
起床時間	平均 標準偏差	6時46分 ±40分	8時40分 ±1時間50分	8時45分 ±1時間57分	9時12分 ±1時間55分
	中央値	6時45分	8時45分	8時0分	9時0分
就寝時間	平均 標準偏差	23時11分 ±1時間9分	23時38分 ±1時間20分	23時50分 ±1時間53分	24時2分 ±1時間55分
	中央値	23時0分	23時0分	23時0分	23時30分
睡眠時間	平均標準 偏差	7時間34分 ±1時間9分	9時間13分 ±1時間42分	8時間55分 ±1時間42分	9時間9分 ±1時間46分
	中央値	7時間30分	9時間	9時間	9時間
	最大値	10時間30分	15時間	13時間30分	13時間30分
	最小値	2時間	2時間	2時間	2時間

時40分，就寝時刻の平均は平日23時11分，休日23時38分である。睡眠時間の平均は平日 7 時間34分，休日 9 時間13分だが，最短 2 時間，最長15時間も報告された（n＝155人，**表8.1**）。睡眠の充足感は「十分」37人（22.7%），「およそ十分」60人（36.8%），「やや不足」49人（30.1%），「不足」17人（10.4%）であった（n＝163人）。

　睡眠困難のチェックリスト全14項目のうち，中学生のチェック率が高い項目は「日中でもひたすら眠りたい」102人（61.0%），「いったん眠るとなかなか起きられない」91人（54.5%），「朝起きてから起動するまでにとても時間がかかる」88人（52.7%），「入眠時や起床後，布団の中でもスマホを使っている」84人（51.5%），「何かに集中していると寝ることさえ忘れる」74人（45.4%），「起きたとき，ほとんど眠れていない気がする」68人（40.5%），「日中でもひたすら眠りたい時がある」59人（36.2%）である（n＝163人）。

　これらの睡眠困難は，幼児・小学校期よりもコロナ禍の現在において強く

感じているが，「フラッシュバックで悪夢を見ることがある」（幼児・小学校期48人（29.4%），現在30人（18.4%）），「夜中に何度も目が覚める」（幼児・小学校期30人（18.4%），現在14人（8.6%））については幼児・小学校期のチェック率が高い。

　睡眠困難や悩みについての自由記述では16件の回答を得たが，具体的には「もっとたくさん寝たい」「睡眠時間が短い」7件，「早く起きられない」「寝るのに時間がかかる」4件等が挙げられた。

　次に食について，欠食を「よくする」4人（2.6%），「ときどきする」30人（19.4%），「しない」121人（78.1%）であり（n＝155人），欠食するのは「朝食」23人，「昼食」14人，「夕食」11人であった（n＝34人，複数回答可）。毎日，朝食を摂るのは158人95.8%である（n＝165人）。起床から朝食までの時間は「15分未満」77人（49.0%），「15―30分」61人（38.9%），「30―45分」12人（7.6%），「45―60分」2人（1.3%），「60分以上」5人（3.2%）で，8割以上の生徒が起床後30分以内に食べている。朝食欠食の理由は「食欲がわかない」8人，「時間がない」6人，「朝食の準備が面倒」5人，「朝食を食べるより寝ていたい」5人，「以前から食べる習慣がない」4人，「朝食が用意されていない」3人であった。

　食の困難のチェックリスト全16項目のうちチェック率が高い項目は，「好きになったメニューや食べ物にはかなり固執する」71人（42.5%），「気がついたらひどくおなかがすいていることがある」67人（40.1%），「食欲の差が激しく，食欲のないときは全然食べず，ある時はとことん食べる」65人（39.0%），「見るだけで気持ち悪かったり，怖い食べ物がある」44人（27.2%），「魚の小骨は全部外さないと必ずのどに引っかかっているような感じがする」36人（22.2%），「自分が予想していた味と違う味だと食べられない」33人（20.4%），「誰かに見られながら食べることは苦痛である」33人（20.4%）と続く（n＝162人）。

　摂食障害の早期発見を目的に作成された「子ども版EAT26日本語版」に

より食行動を把握したところ，「非常に頻繁」「しばしば」を合わせると「太りすぎることが怖い」32.9%，「もっと痩せたいという思いで頭がいっぱいである」21.4%，「自分の身体に脂肪がつきすぎているという考えが頭から離れない」23.3%，「ほかの人よりも食事をするのに時間がかかる」18.1%と続く（n＝167人）。

　食の困難や悩みに関する自由記述は15件の回答を得て，「痩せたい」「太りたくないのに食べてしまう」「食べすぎてしまう」「食べても，食べてもお腹がすくことがあり，食べすぎて脂肪がつくことが怖い」が11件，「アレルギーでも食べられるものを増やしてほしい」「嫌いな食べ物が多い」が4件であった。

　排泄に関する実態では，排便頻度は「毎日する」71人（45.2%），「週5－6回くらいする」28人（17.8%），「週3－4回くらいする」43人（27.4%），「週1－2回くらいする」8人（5.1%），「月2回くらいする」3人（1.9%），「月1回以下の頻度だがたまにする」3人（1.9%），「しない」1人（0.6%）であった（n＝157人）。学校で排便したくなった時に我慢することは「よくある」37人（23.1%），「ときどきある」52人（32.5%），「ほとんどない」39人（24.4%），「まったくない」32人（20.0%）である（n＝160人）。

　便秘・下痢について「親に相談したことがある」83人（52.9%），「病院に相談したことがある」11人（7.0%），「養護教諭の先生に相談したことがある」0人（0.0%），「その他の人に相談したことがある」8人（5.1%），「だれにも相談したことがない」55人（35.0%）であった（n＝157人）。

　自分なりの便秘・下痢対策に関する自由記述では，「水をたくさん飲む」「ヨーグルトを食べる」など「飲食物に関する工夫」28件，「体やお腹を冷やさない・温める」10件，「薬（整腸剤を含む）の服用」11件，「たくさん運動して腸を動かす」1件の回答を得た（n＝50人）。

3.2 コロナ禍の中学生が有する心身の不調に関する実態

回答した中学生が有する既往症は、「花粉症」80人（75.5%）、「アトピー性皮膚炎」27人（25.5%）、「食物等のアレルギー」20人（18.9%）、「気管支ぜんそく」15人（14.2%）、「発達障害」2人（1.9%）、「精神疾患（パニック障害・不安症など）」2人（1.9%）、「過敏性腸症候群」2人（1.9%）、「肥満症」2人（1.9%）、「摂食障害」1人（0.9%）、「逆流性食道炎」1人（0.9%）、「反復性腹痛」1人（0.9%）、「心身症」1人（0.9%）であった（n＝106人，複数回答あり）。

日常生活に影響のある心身の不調が「ある」30人（20.3%）、「ない」118人（79.7%）であり（n＝148人），「ある」生徒のうち，症状を知っている人が自分以外に「いる」のは13人（31.7%）であり（n＝41人），その内訳は「親」33人，「友人」21人，「きょうだい」18人，「医師」10人，「担任」9人，「担任以外の先生」7人，「養護教諭」6人，「彼氏・彼女」3人であった（n＝30人，複数回答あり）。

体調が悪くなりやすいのは「季節の変化，寒暖差」28人，「睡眠や食事に関する生活習慣の乱れ」11人，「体や心のだるさ，痛みがあるとき」19人，「不安・緊張・ストレスがあるとき」9人，「天気，気候」9人，「疲労感を感じるとき」6人等であった（n＝104人，複数回答あり）。

心身の不調のチェックリストにおいてチェック率が高い項目は「就寝時間が遅い」106人（63.5%），「気にしすぎる傾向がある」95人（56.9%），「朝なかなか起きられない」94人（56.3%），「ストレスが溜まっている」85人（50.9%），「不安・緊張・ストレスが強い」85人（50.9%），「集中力に欠ける・気が散りやすい」84人（50.3%），「冷え性，寒がり」82人（49.1%），「睡眠不足」79人（50.3%），「身体の疲れやすさ」76人（45.5%）と続く（n＝167人，**図8.1**）。

心身の不調のチェックリスト全81項目の相関分析を行った結果，複数の項目において相関が見られた（**表8.2**）。特に「ストレスが溜まっている」「体

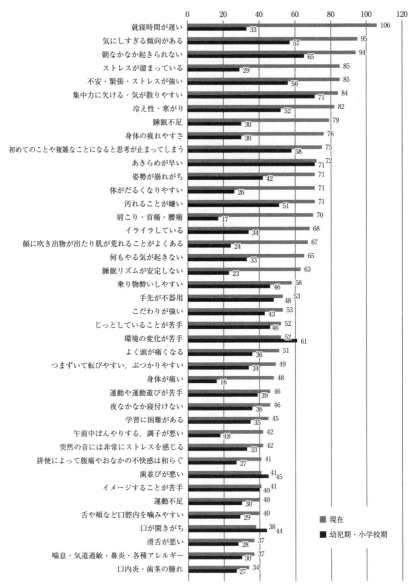

図8.1 中学生が有する心身の不調 (n＝167人)

表8.2　中学生の心身の不調に関するチェックリストの相関分析結果（一部抜粋）

設問1	設問2	φ係数	p値
8．ストレスが溜まっている	20．体がだるくなりやすい	0.534	p＜0.01
24．身体が痛い	20．体がだるくなりやすい	0.554	p＜0.01
21．不定愁訴（なんとなく体調が悪い）	27．午前中ぼんやりする，調子が悪い	0.541	p＜0.01
20．体がだるくなりやすい	21．不定愁訴（なんとなく体調が悪い）	0.526	p＜0.01

がだるくなりやすい」「不定愁訴」とそのほかの心身の不調に関する項目について強い相関が見られる。

　子どもが抱える心身の不調と食や睡眠などの生活習慣・環境との関連を検討するため，食や睡眠等の日常生活の状態を示す項目と心身の不調チェックリスト項目について χ^2 検定を行った。なお検定に際しては，食や睡眠の状態についての回答を困難の「あり・なし」による2群に分割して集計し，2×2のクロス集計による分析を行った。

　その結果，睡眠の充足度と「舌や頬など口腔内を噛みやすい」（$\chi^2(1)=46.88$, $p<.001$），「イメージすることが苦手」（$\chi^2(1)=45.30$, $p<.001$），「身体が痛い」（$\chi^2(1)=35.12$, $p<.001$），「汚れることが嫌い」（$\chi^2(1)=11.45$, $p<.01$），「睡眠不足」（$\chi^2(1)=6.34$, $p<.05$）に関連がみられ（図8.2），食事を残すかと「パニック・かんしゃく」（$\chi^2(1)=90.88$, $p<.001$），「吐き気・嘔吐が多い」（$\chi^2(1)=90.88$, $p<.001$），「運動不足」（$\chi^2(1)=38.74$, $p<.001$）等に関連があった（図8.3）。睡眠の充足度と「睡眠不足」以外の項目では全て1％水準で関連が見られ，睡眠の充足度と「睡眠不足」においても5％水準で関連がみられた。

　「おなかが痛くなったり下痢になるのを気にして食べないようにすることがある」と心身の不調は，χ^2 検定をおこなった中で最も多くの心身の不調症状において関連が認められた。過敏性腸症候群の診断基準である「おなか

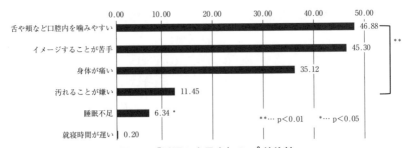

図8.2 「睡眠の充足度」の χ^2 値比較

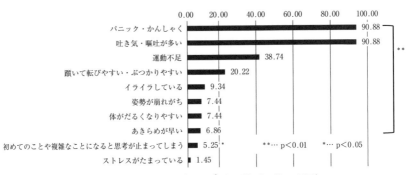

図8.3 「食事を残す」の χ^2 値比較（上位10項目）

が痛くなったり不快なとき，便の形（外観）が硬くなったり水のようになる」（$\chi^2(1) = 147.58, p<.001$），「排便によって腹痛やおなかの不快感は和らぐ」（$\chi^2(1) = 86.02, p<.001$）において関連が認められ，「おなかが痛くなったり，下痢になるのを気にして食べないようにすることがある」という生徒は過敏性腸症候群のリスクが高まりやすい。さらに「体がだるくなりやすい」（$\chi^2(1) = 37.12, p<.001$），「イライラしている」（$\chi^2(1) = 41.03, p<.001$）とも関連があった（図8.4）。

3.3 コロナ禍における中学生の心身の不調に関する支援ニーズ

学校で体調が悪くなった時には「保健室で休養する」73人,「我慢する」

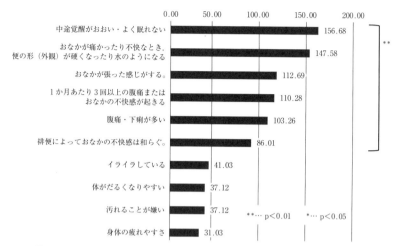

図8.4 「おなかが痛くなったり，下痢になるのを気にして食べないようにすることがある」の χ^2 値比較（上位10項目）

72人，「授業や担任や授業の先生に言う」57人（n＝159人，複数回答あり），その時に相談する相手は「家族」78人，「友人」44人，「担任」12人である（n＝153人）。

　体調が悪くなった時に保健室に「よく行く」19人（12.0％），「ときどき行く」55人（34.8％），「ほとんど行かない」55人（34.8％），「行かない」29人（18.4％）であった（n＝158人）。保健室に行く目的は「けがの手当て」70人，「体調不良（頭痛・腹痛など）の手当て」67人，「休養したい」25人，「困ったことがあるので先生に相談したい」4人，「病気や体のことについて詳しく教えてほしい」2人である（n＝101人，複数回答あり）。

　保健室に行かない理由は「我慢できる」48人，「教室で休息する」28人，「学習は遅れたくない」28人，「自己対処できる」26人，「日常生活に支障はない」22人，「保健室に入りづらい」20人，「うわさになりたくない」6人，「カウンセリングを受けている」2人，「病院で受診している」2人であった（n＝85人，複数回答あり）。

202　第2部

　体調が悪い時の周囲の人への要望は「かまわないでほしい，そっとしてほしい」35人，「静かにしてほしい」7人，「そばにいてほしい，気にかけてほしい」6人，「先生に知らせてほしい，保健室に連れていってほしい」5人，「寝かせてほしい」5人，「人の少ない所や外に連れていってほしい」4人，「家に帰りたい」2人のほか，「うわさしないでほしい」「さすってほしい」という回答があった（n＝64人，複数回答あり）。

　学校への要望は「帰りたい」「（熱がなくても）早退させてほしい」8人，「保健室で休養したい」8人，「そっとしておいてほしい」6人，「先生に気づいてほしい，我慢させないでほしい，無理やり教室に連れて行かないでほしい」4人，「静かなところに行きたい」3人であった（n＝32人，複数回答あり）。

4．考察

　子どもの心の不調は年齢に伴って「抑うつ」「自尊感情低下」の割合が増加する傾向にあり，なかでも中学生以上の気分の落ち込みによる意欲低下の割合が高く，また不眠や食欲低下の症状が自覚されやすい（日本学校保健会：2018a・2020）。著者らの調査でも相関分析の結果，ストレスや不定愁訴と睡眠困難，食の困難が関連していることが明らかになった。

　文部科学省委託による全国の小学生から高校生を対象とした生活習慣に関する調査では，学校段階が上がるにつれて睡眠不足を感じる子どもの割合が増えていることや朝食摂取率が下がること，情報機器の使用と睡眠の質の関係が明らかになっている（文部科学省：2015）。著者らの調査においても，睡眠の充足度については，文部科学省調査（2015）と同様に「十分でない」と感じる中学生の割合が高かった。

　睡眠困難ではチェック率の高い順に「日中でもひたすら眠りたいと思うときがある」「いったん布団に入るとなかなか起きられない」「朝起きてから起動するまでにとても時間がかかる」となり，発達障害当事者の睡眠困難の調

査研究を行っている柴田・髙橋（2020）と同様の結果となり，著者らの調査対象の中学生も睡眠不足や睡眠リズムの乱れに困難を抱えている様子が明らかになった。

柴田・髙橋（2020）は，発達障害当事者の睡眠困難には日中の生活における不安・緊張・ストレス等が強く影響していることを明らかにしており，コロナ禍における中学生の睡眠についても日中の生活における不安・緊張・ストレス等の観点から精査する必要がある。

深沢・鈴木（2013）も，生徒の睡眠時間と朝食摂取率には関連があり，朝食を摂取しない者ほど「思うようにならないとイライラする」「ぼんやりしていることがよくある」割合が高いことを指摘している。

中学生は起床困難や午前中の心身の不調，昼夜逆転を伴う起立性調節障害（OD）が好発する時期である。日本小児心身医学会によれば，起立性調節障害の有病率は軽症例を含めると中学生の約10％であり，不登校の約3〜4割にODを併存する。今回，著者らの調査に回答した中学生の中にも，診断は受けていないが起立性調節障害様の症状を抱える生徒が一定数いることが推測される。起立性調節障害はストレスの強い時には症状も悪化し，楽しいことがある時には軽快するといった心因反応があるため，周囲から「なまけ・わがまま」と捉えられることもあり，周囲の無理解によるストレスが症状を悪化させることもある（松島・田中：2012，田中：2010）。

著者らは本調査と同時期に，高校生・大学生を対象に同内容の調査を行っている。生活状況と心身の不調に関する χ^2 値のクロス比較の結果，中学生では残食・欠食状況，高校生では睡眠や朝食の有無，大学生では睡眠・食生活が心身の不調と関連していた。

残食状況と心身の不調に関する χ^2 値のクロス比較では，中学生と大学生は「体のだるさ・疲れやすさ」，高校生では「睡眠」に関することの χ^2 値が大きく，欠食と心身の不調に関する χ^2 値のクロス比較では，中学生と大学生に「睡眠リズムの乱れ」との関連がみられた。さらに中学生では「不定愁

訴」，大学生では「便秘」に関する項目の χ^2 値が大きい。

「おなかが痛くなったり，下痢になるのを気にして食べないようにすることがある」と心身の不調に関する χ^2 値のクロス比較では，中学生・高校生・大学生ともに過敏性腸症候群や慢性便秘症の診断項目と関連がみられた。腸は，「第二の脳」とも呼ばれ，消化管の内臓感覚はストレス応答と深く結びついており，内的感覚の異常は脳の異常や負荷を直接的に示す重要なサインであると指摘されている（福士：2013）。不安・緊張により腹痛や摂食障害を引き起したり，過敏性腸症候群に発展して下痢・便秘を繰り返す一方，腸で生じたさまざまな生理的変化がストレス反応や行動に影響を及ぼすことも報告されている（Sampson & Mazmanian：2015）。

不安は身体化されやすく，不安が持続する場合は広範囲な自律神経症状が出現する。著者らの調査において，どのような時に体調が悪くなりやすいかを問うと，「寒暖差・季節の変化」「不安・緊張・ストレスを感じたとき」が多く回答された。心身ともに成長発達が著しい中学生期は心と体のバランスを崩しやすく，学校や家庭の不安・悩みがストレスや疲労感をもたらし，食の困難・睡眠困難や生活リズム・生活習慣の乱れも相俟って，健康状態に影響しているとも考えられる。そしてコロナ禍がそれにさらに拍車をかけていると想定される。

芝木・斉藤ら（2004）も，中学生の日常の疲労自覚症状と生活意識・行動とは相互に関連し，特に基本的生活習慣の影響が大きいと報告しており，食の困難・睡眠困難や生活リズム・生活習慣の乱れ等の日常生活の状態は心身の不調を把握する重要な手がかりとなる。

著者らの調査で示された体調が悪くなった時に保健室に「よく行く」「ときどき行く」46.8％，「行かない」53.2％という結果は，日本学校保健会調査（2018a）と同様に，保健室に行かない中学生が上回る。丸山・斎藤（2018）によると，噂になることや保健室の環境，「行っても治らない」「自分の心の問題だと思い我慢する」という認識から辛くても来室しない生徒が

多く存在している。

　日本小児心身医学会によれば，日本では過敏性腸症候群の小児の有病率は小学生1.4％，中学１～２年生2.5％，中学３年生～高校１年生5.7％，高校２～３年生は9.2％であるが，腹痛を主訴として保健室に行く生徒は中学生では全体の8.8％，高校生では10.9％であり（日本学校保健会：2018b），心身症に関して「病院受診していた人」「心身症である自覚はあった」「資料から心身症と感じた」と回答した高校生のうち61.0％の人は保健室に来室していない（丸山・斎藤：2018）。

　著者らの調査では，持病や日常生活に支障を来す症状・気になる症状が「ある」生徒は20％いたが，それを知っている人は家族や医師であり，「担任」「担任以外の先生」「養護教諭」は日常的な相談相手になり得ていない様子がうかがえる。

　多様な児童生徒がいることを前提に，児童生徒との人間的な触れ合いやきめ細かい観察（児童生徒の変化を見逃さない）をし，生徒や保護者との面接・対話を通して関係を深め，関係者との情報共有などを通して，一人ひとりの生徒を客観的かつ総合的に理解し，問題の背景を的確にとらえて支援できるように努めることが大切である（文部科学省：2011）。

　その際には「本人のことは本人に聞くのが一番の理解と支援」「子どもの声を丁寧に傾聴し，読み解きながら支援のあり方を検討する」という視点を重視し，生徒が日頃から安心して相談しやすい環境や関係が不可欠であり，当事者のニーズと周囲の理解・支援のミスマッチやパターナリズムのない発達支援のあり方が求められている。

5．おわりに

　本章では，思春期における心身の大きな変化に伴い，生活リズムの乱れや心身の不調の訴えが増える時期でもある中学生を対象にオンライン質問紙法調査を行い（COVID-19第３波の2020年11～12月に実施），コロナ禍における中学

生の食や睡眠等の日常生活と心身の不調等の実態についての検討を通して，コロナ禍における心身の不調等に対して中学生はどのような理解・支援を求めているのかを明らかにしてきた。

　食の困難・睡眠困難と心身の不調に強い関連がみられたが，「そっとしておいてほしい」「保健室に入りづらい」「うわさになりたくない」等の気持ちから保健室を利用しない中学生が多くいる実態が示された。日常生活に支障をきたす程度の症状を抱えていても，中学生は「担任」「養護教諭」への相談が十分に行えていない様子も推察された。

　こうした実態をふまえて，中学校では中学生が抱える心身の不調や支援ニーズを丁寧に継続的に把握して，中学生が心身の不調について相談しやすい校内支援体制のあり方を検討することが求められている。そうした取り組みは，コロナ禍における子どもの発達困難・リスクの急増を阻止していくためも，中学校において率先して取り組むべき課題である。

（田部絢子・髙橋智）

第9章　コロナ禍における高校生の食・睡眠の困難と
心身の不調の実態
―高校生調査（2020年11月～12月）から―

　本章では，第8章に続いて，社会的自立や進路選択等で悩みが多く，中学生と並んで心身の不調の訴えが増える時期でもある高校生を調査対象に，コロナ禍における高校生の食や睡眠等の日常生活と心身の不調等の実態についての検討を通して，コロナ禍における心身の不調等に対して高校生はどのような理解・支援を求めているのかを明らかにしていく。

1．研究の方法

　調査対象はA県B市C高校（生徒数約850人規模）の高校生である。調査実施にあたり事前に所管のA県教育委員会に調査研究の趣旨説明を行い，承認・協力を得た上で，C高校に調査協力依頼を行い，C高校から生徒に趣旨説明をして Google フォームによるオンライン質問紙法調査を実施した。調査期間は COVID-19 の「第3波」が到来した2020年11月～12月に実施した。

　調査参加者には個人情報保護及び本研究の目的と内容を説明し，調査の回答開始前に参加の同意を得ている。高校生85人から回答を得た（有効回答85件，平均年齢17.4歳）。回答のあった高校生の学年は1年生13人，2年生20人，3年生52人，回答者の性別は男性28人，女性54人，その他3人である。

　調査項目は，回答者の基本情報（年齢，学年，性別，既往症および障害）のほか，①日常生活の実態：睡眠に関すること（睡眠時間，睡眠困難，睡眠に関する悩み）4項目，食に関すること（朝食摂取，欠食，食の困難，摂食障害，食に関する悩み）6項目，排泄に関すること10項目，②心身の不調に関するチェックリスト81項目，③心身の不調に関するニーズと支援7項目（保健室の利用，

208　第 2 部

心身の不調に対する困難と対応）である。

　調査項目の作成にあたり，睡眠困難は柴田・髙橋（2020），食の困難は田部・髙橋（2019）によるチェックリストを参考に，摂食障害については摂食障害の早期発見を目的に作成された「子ども版 EAT26 日本語版」（永光：2015，摂食障害に関する学校と医療のより良い連携のための対応指針作成委員会：2017）により把握した。

　質問紙への回答は，①日常生活の実態の「睡眠に関すること」の「睡眠困難」と「食に関すること」の「食の困難」，ならびに②心身の不調に関するチェックリストでは，困難の状態や不調に関する項目に関してそれぞれ「ある・なし」で判断しチェックさせた。それ以外の質問項目については，該当する選択肢の選択，および自由記述による回答を求めた。

　回答者は，各項目について「現在」の状態を回答し，一部の項目については，生活状況や発達に応じてどのように変化しているかを明らかにするために，「COVID-19 休校期間中」「コロナ禍以前」とコロナ禍の「現在」，「幼児・小学校期」と中学生の「現在」の状態について回答した。回答は「IBM SPSS Statistics 25」を用いて統計的分析を行った。

2．結果

2.1　コロナ禍の高校生の睡眠・食・排泄に関する実態

　最初に睡眠の状況であるが，コロナ禍の現在の起床時刻の平均は平日 6 時45分，休日 8 時23分，就寝時刻の平均は平日23時46分，休日23時59分である。睡眠時間の平均は平日 6 時間59分，休日 8 時間24分であるが，COVID-19 休校期間中には，平日もそれ以前の休日の睡眠時間の中央値 8 時間程度となっている（現在 n＝80人・コロナ休校中 n＝76人，**表9.1**）。睡眠の充足感は「十分」39人（47.0%），「およそ十分」22人（26.5%），「やや不足」18人（21.7%），「不足」4 人（4.8%）であった（83人）。

　睡眠困難のチェックリスト全14項目のうち，高校生のチェック率が高い項

表9.1　高校生の睡眠時間

		コロナ禍の現在（n＝80人）		COVID-19休校期間中（n＝76人）	
		平日	休日	平日	休日
起床時間	平均 標準偏差	6時45分 ±51分	8時23分 ±1時間25分	8時0分 ±1時間13分	8時29分 ±1時間17分
	中央値	7時0分	8時15分	8時0分	8時15分
就寝時間	平均 標準偏差	23時46分 ±1時間2分	23時59分 ±1時間12分	23時55分 ±1時間21分	24時10分 ±1時間24分
	中央値	24時0分	24時0分	24時0分	24時0分
睡眠時間	平均 標準偏差	6時間59分 ±45分	8時間24分 ±1時間16分	8時間5分 ±1時間26分	8時間19分 ±1時間16分
	中央値	7時間0分	8時間15分	8時間0分	8時間0分
	最大値	9時間	12時間	12時間	12時間
	最小値	5時間	6時間	5時間	5時間

目は「入眠前や起床後，ふとんの中でもスマホを使っている」58人（69.0%），「日中でもひたすら眠りたいと思うときがある」41人（48.8%），「いったん眠るとなかなか起きられない」34人（40.5%），「睡眠不足のときには体調が悪い」31人（36.9%），「朝起きてから起動するまでにとても時間がかかる」31人（36.9%），「睡眠時間が不規則で頻回にずれる」22人（26.2%），「何かに集中していると寝ることさえ忘れる」22人（26.2%），「起きたときも疲れはとれず，体がとてもしんどい」20人（23.8%）である（n＝84人）。

　これらの睡眠困難は，幼児・小学校期よりも現在において多く回答されており，特に「起きたときも疲れはとれず，体がとてもしんどい」（幼児・小学校期4人4.8%，現在20人23.8%），「睡眠時間が不規則で頻繁にずれる」（幼児・小学校期8人9.5%，現在22人26.2%），「日中でもひたすら眠りたいと思う時がよくある」（幼児・小学校期14人16.7%，現在41人48.8%），「入眠前や起床後，ふとんの中でもスマホを使っている」（幼児・小学校期8人9.5%，現在58人

69.0％）については，現在と幼児・小学校期のチェック率に有意差がみられる。

　睡眠困難や悩みについての自由記述では14件の回答を得たが，具体的には「睡眠時間が短いまま学校に行くことがある」「忙しくて眠れない」「睡眠の質が悪い気がする」など「睡眠の時間・質」に関する回答が8件，「規則的には『そろそろ寝たい』と思う時間に眠くならない」「冬に朝起きるのがしんどい」など「寝られない，起きられない」など「入眠・起床」に関する回答が4件，「少しでも光があると眠りづらい」「アトピーでかゆくて睡眠が浅い」という「環境や既往症」に関する回答もあった。

　次に食について，欠食を「よくする」5人（6.3％），「ときどきする」34人（43.0％），「しない」40人（50.6％）であり（n＝79人），欠食するのは「朝食」28人，「昼食」12人，「夕食」10人であった（n＝41人，複数回答可）。朝食を摂る習慣があるのは81人97.6％である（n＝83人）。

　起床から朝食までの時間は「15分未満」36人（44.3％），「15―30分」36人（44.3％），「30―45分」3人（3.8％），「45―60分」2人（2.5％），「60分以上」2人（2.5％）で，9割弱の生徒が起床後30分以内に食べている（n＝79人）。

　朝食欠食の理由は「ダイエットのため」3件，「朝食を食べるより寝ていたい」2件，「食欲がわかない」2件，「時間がない」1件，「朝食が用意されていない」1件，「朝食の準備が面倒」1件，「以前から食べる習慣がない」1件であった。

　食の困難のチェックリスト全16項目のうちチェック率が高い項目は「食欲の差が激しく，食欲のないときは全然食べず，ある時はとことん食べる」26人（31.0％），「好きになったメニューや食べ物にはかなり固執する」25人（29.8％），「ストレスを感じると空腹を全く感じなくなる」19人（22.6％），「気が付いたらひどくおなかがすいていることがある」19人（22.6％），「誰かに見られながら食べることは苦痛である」17人（20.2％）と続く（n＝84人）。

　摂食障害（神経性やせ症）の早期発見を目的に作成された「（子ども版）

EAT26 日本語版」により食行動を把握したところ，「非常に頻繁」「しばしば」を合わせると「太りすぎることが怖い」25人（31.3%），「食物に関して自分で自分をコントロールしている」19人（23.8%），「もっと痩せたいという思いで頭がいっぱいである」17人（21.3%），「カロリーを使っていることを考えながら運動する」15人（18.8%），「自分の身体に脂肪がつきすぎているという考えが頭から離れない」15人（18.8%），「ほかの人よりも食事をするのに時間がかかる」13人（16.3%）と続く（n＝80人）。

食の困難や悩みに関する自由記述は8件の回答を得ているが，「食べても，食べても満たされないときがある」「どれだけ食べてもすぐにお腹がすく」4件，「痩せたいのに食べてしまう」「おいしいものは必ずカロリーが高いのが悲しい」3件，「食べるのが遅くて，たくさん食べられない」等であった。

排泄に関する実態では，排便頻度は「毎日する」37人（45.1%），「週5－6回くらいする」11人（13.4%），「週3－4回くらいする」22人（26.8%），「週1－2回くらいする」7人（8.5%），「月2回くらいする」4人（4.9%），「しない」1人（1.2%）であった（n＝82人）。

排泄に関する困難や悩み，気になることの自由記述では「下痢・腹痛になりやすい」6件，「便秘，便が出にくい，便意が起こらない」2件が挙げられた。学校で排便したくなった時に我慢することは「よくある」20人（24.4%），「ときどきある」28人（34.1%），「ほとんどない」20人（24.4%），「まったくない」14人（17.1%）である（n＝82人）。

お腹が痛くなったり，下痢になったりするのを気にして食べないようにすることがあるかを問うと「よくある」9人10.8%，「ときどきある」15人18.1%，「ほとんどない」13人15.7%，「まったくない」46人55.4%であった（n＝83人）。

下校直後や下校途中，帰宅後にトイレに直行することはあるかについて，「よくある」19人（24.7%），「ときどきある」32人（41.6%），「ほとんどない」21人（27.3%），「ない」5人（6.5%）であった（n＝77人）。

便秘・下痢について「親に相談したことがある」49人（62.8%），「病院に相談したことがある」5人（6.4%），「養護教諭の先生に相談したことがある」1人（1.3%），「その他の人に相談したことがある」2人（2.6%），「だれにも相談したことがない」21人（26.9%）であった（n＝78人）。

自分なりの便秘・下痢対策に関する自由記述では「水を多く飲む」「ヨーグルトを食べる」など「食べ物の工夫」に関する回答19件，「腸の中の水分を調節する薬をもらう」「毎食後に整腸剤を飲む」など「服薬」に関する回答8件，「お腹のマッサージをする」「お腹を温める」「お腹を冷やさない」など「お腹（体）を温める，冷やさない」に関する回答3件，「よく寝る」「運動する」2件，「おなかが痛くなりそうと考えると痛くなるから考えない」などの回答を得た（n＝37人）。

2.2　コロナ禍の高校生が有する心身の不調に関する実態

回答した高校生が有する既往症は，「花粉症」44人（57.1%），「アトピー性皮膚炎」17人（22.1%），「気管支ぜんそく」16人（20.8%），「食物等のアレルギー」13人（16.9%），「心身症」4人（5.2%），「発達障害」4人（5.2%），「精神疾患（パニック障害・不安症など）」3人（3.9%），「過敏性腸症候群」3人（3.9%），「肥満症」3人（3.9%），「知的障害」2人（2.6%），「摂食障害」2人（2.6%），「逆流性食道炎」2人（2.6%），「反復性腹痛」1人（1.3%），「既往症はない」21人（27.3%）であった（n＝77人，複数回答あり）。

日常生活に影響のある心身の不調が「ある」14人（18.2%），「ない」63人（81.8%）であり（n＝77人），「ある」生徒のうち症状を知っている人が自分以外に「いる」のは14人であり，その内訳は「友人」12人，「親」10人，「きょうだい」6人，「担任以外の先生」2人，「担任」1人，「医師」1人，「祖母」1人，「養護教諭」0人，「彼氏・彼女」0人であった（複数回答あり）。

体調が悪くなりやすいのは「季節の変化，寒暖差」16人，「睡眠や食事に関する生活リズム・生活習慣の乱れ」12人，「疲労感を感じるとき」8人，

「不安・緊張・ストレスがあるとき」5人,「体や心のだるさ,痛みがあるとき」4人,「月経前・月経中」4人,「天候」3人等であった (n＝58人,複数回答あり)。

心身の不調のチェックリスト (全81項目) においてチェック率が高い項目は「気にしすぎる傾向がある」46人 (54.1%),「不安・緊張・ストレスが強い」35人 (41.2%),「朝なかなか起きられない」30人 (35.3%),「就寝時間が遅い」30人 (35.3%),「環境の変化が苦手」32人 (37.6%),「運動不足」27人 (31.8%),「姿勢が崩れがち」25人 (29.4%),「ストレスが溜まっている」25人 (29.4%),「冷え性・寒がり」24人 (28.2%) と続く (n＝85人,**図9.1**)。

心身の不調のチェックリスト (全81項目) の相関分析を行った結果,複数の項目において相関が見られた (**表9.2**)。特に「ストレスが溜まっている」「体がだるくなりやすい」「不定愁訴」とそのほかの心身の不調に関する項目について強い相関が見られる。

子どもが抱える心身の不調と食や睡眠などの生活習慣・環境との関連を検討するため,食や睡眠等の日常生活の状態を示す項目と心身の不調チェックリスト項目について χ^2 検定を行った。なお検定に際しては食や睡眠の状態についての回答を困難の「あり・なし」による2群に分割して集計し,2×2のクロス集計による分析を行った。

その結果,睡眠の充足度と「睡眠不足」($\chi^2(1)=40.51$, p<.01),「ストレスが溜まっている」($\chi^2(1)=21.98$, p<.01),「睡眠リズムが安定しない」($\chi^2(1)=24.72$, p<.01),「よく噛まない・丸のみ」($\chi^2(1)=9.95$, p<.05),「何もやる気が起きない」($\chi^2(1)=8.92$, 有意差なし),「あきらめが早い」($\chi^2(1)=9.83$, p<.05),「イライラしている」($\chi^2(1)=11.94$, p<.05),「朝なかなか起きられない」($\chi^2(1)=10.76$, p<.05),「気にしすぎる傾向がある」($\chi^2(1)=7.47$, 有意差なし),「おならが少ない・多い」($\chi^2(1)=18.37$, p<.01) に関連がみられた (**図9.2**)。食事を残すかと「吐き気・嘔吐が多い」($\chi^2(1)=21.40$, p<.01),「感覚の低反応 (鈍麻・感じにくい)」($\chi^2(1)=16.19$, p<.01),「発熱しやすい」

214　第2部

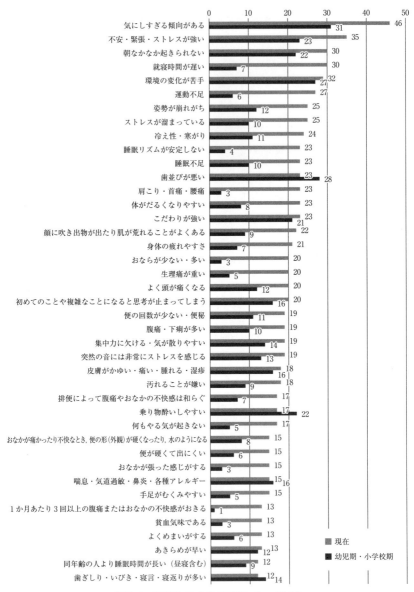

図9.1　高校生の心身の不調（n＝85人）

表9.2　高校生の心身の不調に関するチェックリストの相関分析結果（一部抜粋）

設問1	設問2	φ係数	p値
8．ストレスが溜まっている	20．体がだるくなりやすい	0.362	p＜0.01
21．不定愁訴（なんとなく体調が悪い）	27．午前中ぼんやりする，調子が悪い	0.383	p＜0.01
20．体がだるくなりやすい	21．不定愁訴（なんとなく体調が悪い）	0.439	p＜0.01

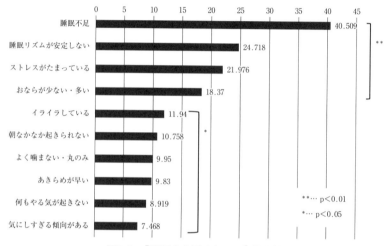

図9.2　「睡眠の充足度」のχ^2値比較

（$\chi^2(1) = 16.19$, p＜.01）等に関連があった（図9.3）。

　睡眠充足度と「睡眠不足」「ストレスが溜まっている」「おならが少ない・多い」では1％水準で関連が見られ，上記以外の項目では5％水準で有意差が見られた。

　朝食の有無と心身の不調の有無に関するχ^2検定を行い，「転んでも手が出ない」（$\chi^2(1) = 41.99$, p＜.01），「トイレに間に合わないことがある」（$\chi^2(1) = 41.99$, p＜.01），「発熱しやすい」（$\chi^2(1) = 41.99$, p＜.01），「感覚の低反応（鈍麻・感じにくい）」（$\chi^2(1) = 41.99$, p＜.01），「中途覚醒が多い・よく眠れない」

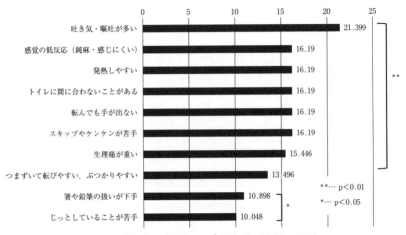

図9.3 「食事を残す」の χ^2 値比較(上位10項目)

($\chi^2(1)=20.25$, p＜.01),「パニック・かんしゃく」($\chi^2(1)=20.25$, p＜.01) 等に関連がみられた (図9.4)。

「おなかが痛くなったり下痢になるのを気にして食べないようにすることがある」と心身の不調は, χ^2 検定を行なった中で最も多くの心身の不調症状において関連が認められた。過敏性腸症候群の診断基準である「おなかが痛くなったり不快なとき,便の形 (外観) が硬くなったり水のようになる」($\chi^2(1)=14.35$, p＜.01),「1ヶ月あたり3回以上腹痛又はお腹の不快感が起きる」($\chi^2(1)=10.49$, p＜.05) において関連が認められ,「おなかが痛くなったり下痢になるのを気にして食べないようにすることがある」という生徒は過敏性腸症候群のリスクが高まりやすい。さらに「腹痛・下痢のため乗り物移動をためらう」($\chi^2(1)=26.26$, p＜.01),「鉛筆の扱いが下手」($\chi^2(1)=16.17$, p＜.01),「腹痛・下痢が多い」($\chi^2(1)=15.26$, p＜.01),「手先が不器用」($\chi^2(1)=14.75$, p＜.01) 等とも関連があった (図9.5)。

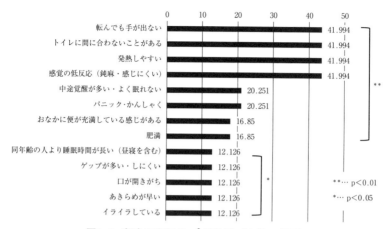

図9.4　朝食の有無の χ^2 値比較（上位10項目）

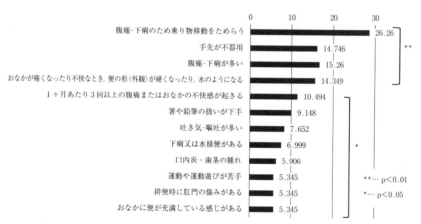

図9.5　「おなかが痛くなったり，下痢になるのを気にして食べないようにすることがある」の χ^2 値比較（上位10項目）

2.3　コロナ禍の高校生が有する心身の不調に関する支援ニーズ

　学校で体調が悪くなった時には，「保健室で休養する」28人，「我慢する」27人，「トイレに行く」20人，「早退する」20人，「担任や授業の先生に言う」19人，「教室で休養する」16人，「病院に行く」2人であった（n＝78人，複数

回答あり）。その時に相談する相手は「家族」37人，「友人」32人，「担任」5人，「相談しない」4人である（n＝79人）。

　体調が悪くなった時に保健室に「よく行く」4人（5.1%），「ときどき行く」13人（16.5%），「ほとんど行かない」30人（38.0%），「行かない」32人（40.5%）であった（n＝79人）。保健室に行く目的は「体調不良（頭痛・腹痛など）の手当て」17人，「けがの手当て」16人，「休養したい」6人，「先生と話したい」3人，「教室や仲間と離れたい」1人である（n＝28人，複数回答あり）。保健室に行かない理由は「我慢できる」34人，「日常生活に支障はない」23人，「自己対処できる」19人，「保健室に入りづらい」13人，「教室で休息する」10人，「学習は遅れたくない」8人，「うわさになりたくない」3人，「病院で受診している」1人であった（n＝61人，複数回答あり）。

　体調が悪い時の周囲の人への要望は，「かまわないでほしい，そっとしてほしい」22人，「先生に知らせてほしい，保健室に連れていってほしい」6人，「そばにいてほしい，気にかけてほしい」3人，「静かにしてほしい」2人，「人の少ない所や外に連れていってほしい」2人，「寝かせてほしい」1人という回答があった（n＝36人，複数回答あり）。

　学校への要望は「早退させてほしい」9人，「保健室で休養したい」4人，「低気圧など気候によって調子が悪いことを理解してほしい」2人，「学習の遅れを取り戻すための処置」2人，「授業中に体調不良を伝えやすい環境・雰囲気」1人，「悩みを聞いてほしい」1人であった（n＝19人，複数回答あり）。

3．考察

　子どもの心の不調は年齢に伴って「抑うつ」「自尊感情低下」の割合が増加する傾向にあり，なかでも中学生以上の年齢の気分の落ち込みによる意欲低下の割合が高く，また不眠や食欲低下の症状が自覚されやすい（日本学校保健会：2018a・2020）。高橋・奥瀬ほか（2000）の高校生の心身症傾向に関す

る調査においても，睡眠や食事などの基本的生活習慣の歪み，不安や抑うつ気分，対人的な不適応感を示す自我状態が思春期心身症や心身の不調と関連が深いことが示されている。

著者らの調査においても相関分析の結果，ストレスや不定愁訴と睡眠困難，食の困難が関連していることが明らかになった。中山・藤岡（2011）は，高校生・大学生において熟睡感が強いと不安・緊張・疲労・身体不調の割合が低くなることや，食事が不規則であったり欠食があると，疲労や身体不調を感じる程度が高くなると述べている。

深沢・鈴木（2013）も，高校生の睡眠時間と朝食摂取率には関連があり，朝食を摂取しない者ほど「思うようにならないとイライラする」「ぼんやりしていることがよくある」割合が高いことを指摘している。

佐野ほか（2020）の福島市内の全中学校・高校の生徒から1,633人を抽出して実施した調査においても，中学生・高校生ともに3時間以上の長時間のメディア利用は，睡眠・食事・身体活動の生活習慣全般との関連を示している。

著者らの調査における高校生の睡眠時間は，COVID-19休校期間中とコロナ禍の現在において起床時間と平均睡眠時間に約1時間の差が見られたが，就寝時間に大きな差は見られなかった。睡眠の充足度は文部科学省調査（2015）と比較すると，本調査では「十分でない」と感じている高校生の割合は低かった。しかし，文部科学省委託による全国の小学生から高校生を対象とした生活習慣に関する調査では，学校段階が上がるにつれて睡眠不足を感じる子どもの割合が増えていることや朝食摂取率が下がること，情報機器の使用と睡眠の質の関係が明らかになっている（文部科学省：2015）。

実際，著者らの調査でも，睡眠困難ではチェック率の高い順に「入眠前や起床後，布団の中でもスマホを使っている」「日中でもひたすら眠りたいと思うときがある」「いったん布団に入るとなかなか起きられない」となり，本調査対象の高校生も睡眠リズムの乱れや睡眠の質に困難を抱えている様子

が明らかになった。柴田・髙橋（2020）は，発達障害当事者の睡眠困難には日中の生活における不安・緊張・ストレス等が強く影響していることを明らかにしており，コロナ禍における高校生の睡眠についても日中の生活における不安・緊張・ストレス等の観点から精査する必要がある。

不安は身体化されやすく，不安が持続する場合は広範囲な自律神経症状が出現する。中学生・高校生は起床困難や午前中の心身の不調，昼夜逆転を伴う起立性調節障害が好発する時期であり，小児では軽症例を含めると中学生・高校生の約10％といわれている（日本小児科学会：2016）。

今回，著者らの調査に回答した高校生の中にも不定愁訴と認識していたり，診断は受けていないが起立性調節障害様の症状を抱える生徒が一定数いることが推測される。起立性調節障害ではストレスの強い時には症状も悪化し，楽しいことがある時には軽快するといった心因反応があるため，周囲から「なまけ・わがまま」と捉えられることもあり，周囲の無理解によるストレスが症状を悪化させることもある（松島・田中：2012，田中：2010）。

著者らは本調査と同時期に，中学生・大学生を対象に同内容の調査を行い，本調査と比較した。生活状況と心身の不調に関するχ^2値のクロス比較の結果，中学生では残食・欠食状況，高校生では睡眠や朝食の有無，大学生では睡眠・食生活が心身の不調と関連していた。残食状況と心身の不調に関するχ^2値のクロス比較では，中学生と大学生は「体のだるさ・疲れやすさ」，高校生では「睡眠」に関することのχ^2値が大きく，欠食と心身の不調に関するχ^2値のクロス比較では，中学生と大学生に「睡眠リズムの乱れ」との関連がみられた。

「おなかが痛くなったり，下痢になるのを気にして食べないようにすることがある」と心身の不調に関するχ^2値のクロス比較では，中学生・高校生・大学生ともに過敏性腸症候群や慢性便秘症の診断項目と関連がみられた。腸は「第二の脳」とも呼ばれ，消化管の内臓感覚はストレス応答と深く結びついており，内的感覚の異常は脳の異常や負荷を直接的に示す重要なサイン

であると指摘されている（福士：2013）。不安・緊張により腹痛や摂食障害を引き起こしたり，過敏性腸症候群に発展して下痢・便秘を繰り返す一方，腸で生じたさまざまな生理的変化がストレス反応や行動に影響を及ぼすことも報告されている（Sampson & Mazmanian：2015）。

秦・杉本ほか（2020）は，便秘に関する報告は小児や成人・高齢者を対象としたものが多く，高校生といった若年世代のデータが不足していることを指摘した上で，906人の女子高校生の排便状況を調査している。その結果，対象者の12.9％が便秘群に分類され，便秘を含めた排便状況に対する認知不足が明らかになった。また，便秘の発現には緊張―不安得点，朝食を毎日食べること，10回以上噛むこと，食品摂取多様性得点が有意な関連因子となることも明らかになり，排便に対する正しい知識とストレス解消スキルの獲得，多様な食品摂取と規則的な食生活習慣の確立が重要であることが示唆されている。

新沼・田村（2012）は，中学生746人，高校生924人を対象に日本語版便秘評価尺度（CAS）調査を行い，中学生21.58％，高校生15.58％が便秘傾向にあった。生活状況について便秘評価を指標として捉えた結果，就寝・覚醒・学校生活への影響が女子により顕著であり，排便習慣を健康生活の一部として捉え，中学・高校生の健康教育に取入れる必要性が示唆されている。

著者らの調査において，どのような時に体調が悪くなりやすいかを問うと，「寒暖差・季節の変化」「生活リズム・生活習慣の乱れ」「疲労感を感じるとき」「不安・緊張・ストレスを感じたとき」と続いた。心身ともに成長発達が著しい高校生期は心と体のバランスを崩しやすく，学校や家庭の不安・悩みがストレスや疲労感をもたらし，食の困難・睡眠困難や生活リズム・生活習慣の乱れも相俟って，健康状態に影響しているとも考えられる。

体調が悪くなった時に保健室に「よく行く」と「ときどき行く」を合わせて約2割，「ほとんど行かない」と「行かない」を合わせて約8割となり，日本学校保健会調査（2018a）と同様に，保健室に行かない生徒が上回る。保

健室に行かない理由としては「我慢できる」「日常生活に支障はないから」「自己対処できるから」と続くことから，重大な困難・問題と捉えている高校生は少なく，自己対処できるから問題ないと考えているように思われる。

丸山・斎藤（2018）によると，心身症である生徒は，自覚の有無に関係なく約10人に１人存在し，その半数近くが保健室に来室している。しかしながら，噂になることや保健室の環境，「行っても治らない」「自分の心の問題だと思い我慢する」という認識から，辛くても来室しない生徒が多く存在している。

日本小児心身医学会によれば，日本では過敏性腸症候群の小児の有病率は小学生1.4％，中学１〜２年生2.5％，中学３年生〜高校１年生5.7％，高校２〜３年生は9.2％であるが，腹痛を主訴として保健室に行く生徒は中学生では全体の8.8％，高校生では10.9％であり（日本学校保健会：2018b），心身症に関して「病院受診していた人」「心身症である自覚はあった」「資料から心身症と感じた」と回答した高校生のうち61.0％の人は保健室に来室していない（丸山・斎藤：2018）。

著者らの調査では，持病や日常生活に支障を来す症状・気になる症状が「ある」生徒は17.3％いたが，それを知っている人は家族や医師であり，「友人」「親」「きょうだい」「担任以外の先生」と続き，「担任」や「養護教諭」は日常的な相談相手になり得ていない様子がうかがえる。

「友人」が「親」を上回った結果については，思春期には親との関係が希薄化しやすいことが影響していると考えられるが，大曽根ほか（2007）が，女子短期大学生を対象として調査した結果では，高校生のときの日常の食事中に「体調」については８割，進路などの「精神的な悩み」については５割の人が家族と話していた。

「体調」に関する会話では，腹痛や頭痛などの「痛み」に関するものが多く，次いで気持ちが悪いなどの「不定愁訴」が多くみられた。「体調」に関する会話は「家族との会話の頻度」に，「精神的な悩み」に関する会話では

「家族の健康状態観察」に有意な効果がみられ，子どもの訴えに家族が共に向き合って対応していくことで，子ども本人がストレスに対処し，適応し（体調がよくなるようにできる，進路を決定することができるなど），自己成長につながる重要な対処であると述べている。

　学校においても，生徒の実態把握をより丁寧に行うとともに，養護教諭・カウンセラーに限らず，学級担任等を含めた校内の対応・連携・支援のあり方が検討する必要がある。岩井・池添（2019）は，養護教諭は不定愁訴による来室を単に心身の回復だけではなく，生徒の学校適応や将来の自己実現に向けて学校全体で支援していくためのきっかけとして捉え，専門的見地からの見立てを関係教職員に提示していく必要があると指摘している。さらに不定愁訴は日常生活の様々な事象として現れるため，各所で関わる援助者が共通して生徒の状況を理解していることが重要である。

4．おわりに

　本章では，第8章に続いて，社会的自立や進路選択等で悩みが多く，中学生と並んで心身の不調の訴えが増える時期でもある高校生を対象にオンライン質問紙法調査を行い（COVID-19第3波の2020年11月～12月に実施），コロナ禍における高校生の食や睡眠等の日常生活と心身の不調等の実態についての検討を通して，コロナ禍における心身の不調等に対して高校生はどのような理解・支援を求めているのかを明らかにしてきた。

　食の困難・睡眠困難と心身の不調に強い関連がみられたが，「我慢できる」「日常生活に支障はないから」「自己対処できるから」と保健室を利用しない高校生が多くいる実態が明らかになった。その一方で「保健室に入りづらい」「うわさになりたくない」等の想いも挙げられていた。中学生と同様に，日常生活に支障をきたす程度の症状を抱えていても，高校生は「担任」「養護教諭」への相談が十分に行えていない様子も推察された。

　こうした実態をふまえて，高校においては高校生が抱える心身の不調や支

援ニーズを丁寧に継続的に把握して，高校生が心身の不調について相談しやすい校内支援体制のあり方を検討することが求められている。コロナ禍における子どもの発達困難・リスクの急増を阻止していくためにも，中学校と同様に，高校においても率先して取り組むべき課題である。

（田部絢子・髙橋智）

第10章　コロナ禍に伴う学校休校と重度知的障害児の発達困難・リスクの実態
―知的障害特別支援学校の保護者・教師調査（2020年4月～7月）から―

　本章では，COVID-19パンデミックに伴う学校休校という未曾有の事態の中で，知的障害特別支援学校在籍の重度知的障害・自閉症を有する子どもが抱えていた多様な「いのち・生活・学習・発達」の困難・リスクの実態を，知的障害特別支援学校在籍児童生徒の保護者および教師への調査を通して検討し，学校教育・発達支援の意義・役割・課題について明らかにしていく。

　調査対象は知的障害特別支援学校小・中学部児童生徒（重度知的障害・自閉症）の保護者17人と知的障害特別支援学校教師9人である。調査内容・方法は「子どものコロナ禍の状況理解，休校中・学校再開後の子どもの学習状況，休校中の子どもの居場所の確保，休校中・学校再開後の食・睡眠・生活リズムの状況」等について，オンライン等を用いた半構造化面接法により実施した。調査期間は，学校休校時から再開時の2020年4月～7月である。

1．重度知的障害児のコロナ禍に伴う状況理解の困難と不安・ストレス

　保護者調査から，重度知的障害児はコロナ禍と学校閉鎖・休校に伴う大幅な生活の制限・変更についての状況理解が困難であるために，多様で深刻な不安・ストレス等を引き起こし，「以前は見られなかった勝手に鍵を開けて外に飛び出してしまう」「なぜ外出できないのかが分からず，窓ガラスを割ったり，家具を壊してとても困っていた」等の声が多く挙げられた。

　「コロナ関連のニュースが流れた時に大声を出す」こともあり，コロナ禍の理解は難しい中でも，テレビ等から流れる関連ニュースやそれに対する大人の反応・言動が，本人の不安・恐怖・ストレス等を増悪させている様子も

推測された。

> ＊「休校中，不定期に設けられた登校日の普段と異なる生活が受け入れられず，登校前は毎日泣いて暴れていた。ただでさえ環境変化が大きい年度当初に，普段の日常生活が保障されないため，落ち着かない日々が続いた。本人が状況理解できないため不安定な時期が続いて，親子ともども疲れてしまった」（知的障害特別支援学校小学部低学年・保護者）。
>
> ＊「2カ月間，外出機会がほとんどなかったことで，外に出ることへの抵抗感はますます強まった。昨年は学校環境にも徐々に慣れて，楽しく登校していたが，新学期の学校は未知の世界であり，臨時休校が続いていることで漠然とした不安はどんどん強まっている」（小学部低学年・保護者）。
>
> ＊「重度知的障害のため，なぜ学校が休みなのかが理解できず，不安になっている。以前は見られなかった勝手に鍵を開けて外に飛び出してしまうことも出てきた。コロナ関連のニュースが流れた時に大声を出すことがあり，状況理解は難しくとも，何かしら大変なことが起きているという雰囲気を察し，そのことを周囲と共有できないので不安な気持ちをため込んでいるように感じる」（小学部低学年・保護者）。
>
> ＊「重度知的障害であり，なぜ外出できないのかが分からず，窓ガラスを割ったり，家具を壊してとても困っていたが，コロナ感染の可能性を考えると外部支援者に依頼できず，とても悩んだ。暴れたら母の力では止められず，割れたガラスや壊れた家具の片付けに追われる毎日に，正直，この子がいなければと思ったことが悲しかった」（小学部高学年・保護者）。

2．学校休校中の重度知的障害児の学習困難および「新たな生活様式」に伴う困難

　学校休校中の学習保障について，文部科学省は2020年5月7日に「新型コロナウイルス感染症に対応した臨時休業中における障害のある児童生徒の家庭学習支援に関する留意事項について」を通知，また6月19日に「特別支援学校等における新型コロナウイルス感染症対策に関する考え方と取組について」を示し，これを受けて特別支援学校等では動画配信・オンライン授業・

プリント教材配信等を行った。

　保護者調査では，オンラインの画面を通して教師や級友と交流したことが，休校中の学習や学校再開への不安軽減に繋がったという声が挙げられた。その一方で，「子どもは障害が重くて動画に注目することが難しい。本人はプリント教材に取り組むことも困難で，日々何もせずに過ごしている」「学校が配信した教材に興味が持てない」「新規の教材を家庭で行うのはとても困難」等の声が多数寄せられた。

　　＊「学校は学習保障として動画配信しているが，子どもは障害が重くて動画に注目することが難しい。プリント教材を宿題として渡される生徒もいるが，本人はプリント教材に取り組むことも困難で，日々何もせずに過ごしている」（中学部・保護者）。
　　＊「担任教師は，本人の学校再開の不安が少しでも軽減するようにとオンラインホームルームを実施した。オンラインでは昨年まで取り組んでいた朝の会を実施し，本人に不安に思わなくても大丈夫というメッセージが伝わるように心がけてくれた。オンラインホームルーム当日，画面に映るのは難しかったが，画面越しに教師や友だちの様子を見ながら参加した。学校再開日，緊張しながらも登校できた」（小学部低学年・保護者）。

　このことに関連して，発達障害等を有する子どもの保護者を対象に行った調査でも，学校休校による保護者の困りごととして「子どもの学習機会が大きく減る状況」63.8％，「休校による生活リズムの乱れ及び健康状態への悪影響」60.6％，「外出できず家庭内で過ごすことによるトラブル増」55.2％が上位に挙がっている（LITALICO: 2020）。

　知的障害特別支援学校教師への調査からは休校中の子どもの教育に係り，「在宅勤務の関係で話し合いの場を設けることや意思統一を行うことが難しく，教員間の溝が深まった」「配信する教材の内容や対象について校内でなかなか意見がまとまらなかった」等の困難が語られた。

　その一方，「感染症予防に配慮しながら，子どもにクラスメイトや教師と触れ合う経験を保障し，コミュニケーションやラポール形成のために，ロー

228　第2部

プ等をみんなで持つことで，直接手を繋ぐことなく，他者と繋がる」といっ
た工夫も生み出されている。

　　＊「在宅勤務の関係で話し合いの場を設けることや意思統一を行うことが難しく，
　　教員間の溝が深まった。例えば，『今は有事なので落ち着いたら子どもに学習さ
　　せよう』という教員と『有事であるからこそ教育として何ができるか』『知的遅
　　れがあるからこそ貴重な学びの時間をどうにかして確保しなくては』と焦る教員
　　に分かれた」（小学部低学年・教師）。
　　＊「休校中の学習保障を行う際に，多様な発達段階や家庭環境の子ども達にどの
　　ような支援をすべきかがとても悩ましい。一部の教員は『動画等の視覚的情報の
　　みでは伝わらない発達段階の子どももいる』『ICT機器を持っていない家庭もあ
　　る』等の理由で，動画配信・オンライン授業をしないと主張する。その一方，児
　　童生徒のニーズに応じて，個別に支援を行うべきと言う教員もいる。配信する教
　　材の内容や対象について，校内でなかなか意見がまとまらなかった」（小学部高
　　学年・教師）。
　　＊「感染症予防のため直接的な接触がなくなったが，コミュニケーションやラポ
　　ール形成に弊害がある。手繋ぎ・ハイタッチを含む身体的接触を極力控えるよう
　　に言われているが，言葉のコミュニケーションが難しい児童と関わる場合には，
　　ある程度の身体的接触はやむを得ない。感染症予防に配慮しながら，子どもにク
　　ラスメイトや教師と触れ合う経験を保障し，コミュニケーションやラポール形成
　　のために，ロープ等をみんなで持つことで，直接手を繋ぐことなく，他者と繋が
　　るといった工夫をしている」（小学部低学年・教師）。

　「新たな生活様式」に伴う困難として，学校行事の実施をどのように進め
ていくのかが大きな課題となっている。「通常の授業以外のことはなるべく
しないほうがよいという意見も強くあ」るなかで，調査に回答を寄せた教師
は，学校行事は「子どもの発達にとても重要である。学校行事が苦手な子ど
もも経験の積み重ねで徐々に楽しめるようになるため，1年間の空白の影響
はとても大きい」ことを指摘する。

　保護者からも「学校行事は子どもにとって貴重な経験であり，例年通りの
内容は難しくとも，何とか経験不足を補えるようにしてほしい」という強い

要望が出されている。

　　＊「運動会，文化祭，校外学習，宿泊行事等の学校行事が全て中止になった。学
　　校行事は子ども達が楽しみにしており，また子どもの発達にとても重要である。
　　学校行事が苦手な子どもも経験の積み重ねで徐々に楽しめるようになるため，1
　　年間の空白の影響はとても大きい。特に宿泊行事は，子どもの障害特性や家庭の
　　事情によって，学校行事が唯一の宿泊経験となる子どもも少なくない。そのため
　　宿泊はしないが，感染症予防に十分配慮し，夕方まで学校に残って活動し，保護
　　者に迎えにきてもらう等の行事の代替案を考えた。しかし，通常の授業以外のこ
　　とはなるべくしないほうがよいという意見も強くあり，代替案は承認されなかっ
　　た」（中学部・教師）。
　　＊「宿泊行事をとても楽しみにしていた。家庭の経済状況や障害のこともあり，
　　めったに旅行に行くことができない。ホテルに泊まるのは本人にとって初めてで，
　　中止になり，とても残念である。学校行事は子どもにとって貴重な経験であり，
　　例年通りの内容は難しくとも，何とか経験不足を補えるようにしてほしい」（中
　　学部・保護者）。

3．休校中の子どもの居場所確保の困難

　特別支援学校の休校中においては，子どもの居場所の確保に関する大きな
困難も示された。具体的には，放課後等デイサービスも「通常よりも預かり
時間が短縮され，職場の託児室は障害をもった子どもは預かってもらえず，
給料を削って仕事を早めに切り上げた」「本人・きょうだいが常に家にいる
状況で放課後等デイサービスを利用していなかったため，家の中で紙をちぎ
ったり，水で遊んだりして，家事どころではなく，とても大変だった」等が
保護者調査で多く挙げられた。

　　＊「ひとり親のため仕事を休めず，毎日，放課後等デイサービスを利用していた。
　　しかし，これも通常よりも預かり時間が短縮され，職場の託児室は障害をもった
　　子どもは預かってもらえず，給料を削って仕事を早めに切り上げた。分散登校以
　　降は本人の登校時間に合わせて仕事を調整しなければならず，さらに給料を削る
　　こととなった。学校再開でようやく通常の仕事ができるようになったが，いつま

230 第2部

で続くのか不安な日々である」（小学部低学年・保護者）。

　＊「休校中は本人・きょうだいが常に家にいる状況で，放課後等デイサービスを
　利用していなかったため，家の中で紙をちぎったり，水で遊んだりして，家事ど
　ころではなく，とても大変だった。周囲に頼れる人がおらず，一人で頑張らなけ
　ればならないことがとても辛かった」（小学部低学年・保護者）。

　大津市障害者自立支援協議会（2020）による学齢障害児の保護者対象の調
査でも，休校中の放課後等デイサービス利用が24.8%に対し，自宅で過ごし
たのが67.4%であった。放課後等デイサービス等の福祉サービスの35.5%が
休校中「サービスの利用を減らした」と回答している。

　サービス利用の減少について NHK（2020）は，厚生労働省の要請により
運営時間延長の一方で，放課後等デイサービスの利用は減少しており，経営
悪化の事業所が相次いでいることを報道している。感染不安・感染予防等の
理由から，平時よりも自宅で過ごす割合が増えたことが推測される。

　また，放課後等デイサービスも通常より預かり時間が短く，仕事の調整で
しのぐ家庭が多いことや，職場の対応について「未就学児保護者への優遇は
あっても，障害児保護者への理解はなく早く帰れない」との声も挙げられて
おり，保護者が休校中の子どもの居場所確保に大きな困難を抱えていること
がうかがえる（LITALICO: 2020）。

4．コロナ禍における重度知的障害児の食・睡眠・生活リズム等の 発達困難・リスク

　学校休校やコロナ禍の未曾有の事態の中で，食・睡眠・生活リズム等に関
する子どもの発達困難・リスクが保護者から多く挙げられた。例えば，「自
閉症で環境の変化にとても敏感で，休校が1カ月位続いた頃から，夜中2時
頃に起き出すようになり，睡眠リズムが乱れている」「学校の給食ではいろ
いろな食べ物に挑戦できていたが，自宅で食べられるのは特定の調理方法の
肉，特定メーカーのパンのみで，同じものしか食べられないので，栄養の偏

りがとても心配」等である。

　なお，「家からの外出に強い不安や緊張がある。学校が2カ月近く休みのため，家から一歩も出ない生活が続いている」という困難に対して，担任教師が前年度に学校で取り組んでいた体操・ダンスの動画を配信し，1日1回は好きな動画を見ながら身体を動かすことを保護者に依頼した。新しい課題への挑戦は難しい子どもであったが，以前に級友と楽しみながら取り組んだ体操・ダンスには前向きに取り組み，身体を動かす良い機会となった事例が保護者調査において紹介された。

　　＊「自閉症で環境の変化にとても敏感で，休校が1カ月位続いた頃から，夜中2時頃に起き出すようになり，睡眠リズムが乱れている。穏やかに過ごしている日もあるが，突如として不安定になり，その時はパニックになったり，服を全て脱いだりする」（小学部低学年・保護者）。
　　＊「自閉症で強い偏食がある。学校の給食ではいろいろな食べ物に挑戦できていたが，自宅で食べられるのは特定の調理方法の肉，特定メーカーのパンのみで，同じものしか食べられないので，栄養の偏りがとても心配である。魚・野菜・果物を全く食べていないので貧血になり，薬を服用している。とても鋭敏な体質で，自宅では問題なく過ごしているが，家からの外出に強い不安や緊張がある。学校が2カ月近く休みのため，家から一歩も出ない生活が続いているたまに散歩に出るとすぐに足が痛くなり，運動不足が心配である」（小学部低学年・保護者）。

　大津市障害者自立支援協議会（2020）の調査でも，休校中の子どもにおいて「生活リズムが乱れた」55.6％，「子どもがイライラしていた」28.5％，「子どもが運動不足で太った」25.9％，「子どもが夜眠りにくくなった」23.0％という結果が示され，生活リズムの乱れやそれに伴う心身の不調に関わる項目が上位に挙がった。

　こうした状況に対して学校に求める支援としては「登校日があったらよかった（あるいは，登校日を増やしてほしかった）」39.6％，「分散登校で授業を実施してほしかった」31.1％ことが挙げられ，感染症予防に配慮しながら，保護者は定期的登校を求めていることが示された。

平時でも障害特性や環境に対する不安・ストレス等により，食・睡眠・生活リズム等において困難を抱えやすい障害・特別ニーズを有する子どもにおいては，コロナ禍のもとで顕著な発達困難が現われていると推測され，より丁寧な実態把握が求められている（田部・髙橋：2019，柴田・髙橋：2020）。

5．おわりに

　本章では，COVID-19 パンデミックに伴う学校休校という未曾有の事態の中で，知的障害特別支援学校在籍の重度知的障害・自閉症を有する子どもが抱えていた多様な「いのち・生活・学習・発達」の困難・リスクの実態を，知的障害特別支援学校在籍児童生徒の保護者および教師へのオンライン等を用いた半構造化面接法調査（学校休校時から再開時の2020年4月～7月に実施）を通して検討し，学校教育・発達支援の意義・役割・課題について明らかにしてきた。

　休校中の重度知的障害・自閉症を有する子どもの状況は，不安・ストレス等がピークとなり，そのことが各種の発達困難・リスクとも連動していた。学校再開により子どもは徐々に安定し，子どもの発達保障において特別支援学校等への通学・学習活動・仲間の交流等の「日常生活の確保」が何よりも重要であることが改めて確認された。

　COVID-19 パンデミックは未だ収束していないが，さらに今後の感染症パンデミックを想定しながら，特別支援学校・学級の休校・閉鎖を回避するための対応策・次善策の検討が急務となっている。

（髙橋智）

第3部　北欧諸国の COVID-19 パンデミックと子どもの発達困難・リスクの動向

第11章　スウェーデンのCOVID-19パンデミックと
子どもの発達困難・リスクの動向

　本章では，スウェーデンにおける2020年から2022年11月までのコロナ禍と子どもの「いのち・生活・学習・発達」等の困難・リスク（コロナ禍後遺症問題を含む）の状況について，各種の文献資料のレビューを通して検討し，スウェーデンのコロナ禍における子どもの発達困難・リスクに対する学校教育・発達支援の意義・役割・課題について明らかにする。

　なお，北欧各国のCOVID-19パンデミックに伴う学校閉鎖・休校等に関する動向を**表11.1**に示した（Hall ほか：2022）。

１．スウェーデンのCOVID-19パンデミックの概況

　スウェーデンのCOVID-19の第１波では子どもの感染者数は僅少であった。ロックダウンを行ったフィンランドと比較しても感染者数に大きな差異が見られなかったことから，スウェーデン政府・公衆衛生庁（Folkhälsomyndigheten）は，子どもは感染拡大の原因とならないと考えた。

　しかし，2020年12月に感染が急拡大し，この第２波では学校教育機関におけるクラスターの発生も急増した。クリスマス休暇を挟むことで拡大は抑制されたものの，このクラスターのうち基礎学校（日本の小・中学校に相当）での発生が40％を占めた（EXPRESSEN：2020）。子どもへの感染は2021年１月末にようやく落ち着きを見せたが，その後も増減を繰り返した。

　2021年２月27日，感染者数の増加が制御不能になりつつあることから，ステファン・レヴェン（Stefan Löfven）首相はスウェーデンにおいて初となるロックダウンを行う可能性があると警告するに至った。３月末にはスウェーデンにおいて最大規模の病院であるストックホルム南総合病院（Södersjukhu-

表11.1　北欧各国の休校状況（2020～2021年）

	スウェーデン	ノルウェー	デンマーク	フィンランド	アイスランド
小学校（初等教育）					
2020年春（3月中旬～）	開校	1学年～5学年→6週間閉鎖，6学年～7学年→9週間閉鎖，その後開校	1学年～5学年→4週間閉鎖，6学年～9学年→8週間閉鎖，その後開校	1学年～3学年→開校であるが遠隔推奨，4学年～6学年→8週間閉鎖，その後開校	開校であるが6週間，活動制限
2020年秋	開校	クリスマス前後の数週間以外は開校	1学年～4学年→開校，5学年～9学年→自治体の半数でクリスマス前の2週間閉鎖（部分的に開校する例外あり）	開校，4学年～6学年の地域的例外を除く	例外を除いて開校，場合によって活動制限
2021年春	開校	イースター前後の数週間以外は開校	1学年～4学年→5週間閉鎖後に開校。5学年～9学年→3月15日まで閉鎖の後，部分的に開校（9学年週半分，5学年～8学年週1日）。4月6日から50%開校，5月6日から完全開校	開校，4学年～6学年の地域的例外を除く	開校，イースター前の2～4日間を除く
中学校					
2020年春（3月中旬～）	開校	9週間閉鎖後に一部開校	上記と同様	8週間閉鎖後に開校	開校であるが6週間活動制限
2020年秋	開校	開校・一部開校（地域の例外除く），2週間完全閉鎖	上記と同様	開校，地域の例外を除く	開校
2021年春	開校，地域的例外を除く	開校や一部開校（地域的例外除く），イースター前後の2週間閉鎖	上記と同様	一部開校，3週間完全閉鎖	開校，イースター前の2～4日間を除く
高校					
2020年春（3月中旬～）	閉鎖	9週間閉鎖の後，一部開校	6～10週間閉鎖	閉鎖	6～8週間閉鎖
2020年秋	一部開校，2週間完全閉鎖	開校・一部開校（地域的例外除く），クリスマス前後の2週間閉鎖	一部開校（地域的例外除く），半数の自治体でクリスマス前の2週間閉鎖	開校（地域的例外除く）	開校，ただし感染のピーク時に制限と遠隔学習
2021年春	一部開校	開校・一部開校（地域的例外除く），イースター前後の2週間閉鎖	8週間閉鎖の後，徐々に最終学年から再開し，5月21日から完全開校	一部開校，完全閉鎖3週間	開校，イースター前の2～4日間を除く

①開校：原則として通常通り開校している場合，②地域の例外を除いて開校：学校は通常通り開いているが，感染率が高い場合，特定の地域／市町村／市区町村で閉鎖されている場合，③部分的開校：児童生徒が1日に数時間または週の一部だけ出席する場合。④閉鎖：原則として遠隔学習を行う場合（一部例外あり）。Hall ほか（2022）より作成。

set）でICUが満床となるなど，変異株によって医療システムは深刻な大打撃を受けた。感染者数は高レベルで推移し，集中治療室への深刻な負担が全国に拡大したことを受けて，4月22日の政府会見では行事等で許可される人数制限の解除が5月まで延期された。

　スウェーデンを含む北欧各国では2021年末から2022年の冒頭はオミクロン株が猛威をふるっていたが，徐々に規制の撤廃を行った。スウェーデン政府はパンデミック関連の制限措置を2022年4月1日に解除した。国内のワクチン接種率が高いことやオミクロン型変異株の重症化リスクが低いことをふまえ，2022年4月1日からCOVID-19を「公衆衛生への脅威，社会への危機」の分類から引き下げるとした。これにより，これまで導入していた制限措置も解除された（ジェトロ：2022）。

　スウェーデンの感染者数は261万人を超え，2万人以上が亡くなっているが（2022年11月17日現在，図11.1），そのうち0歳から19歳までの子ども・若者の感染者数494,045人，死者28人，集中治療を受けたのは216人であった

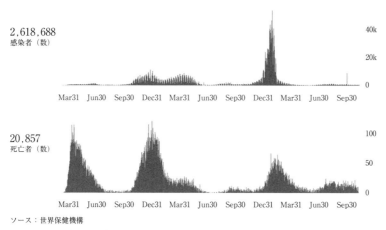

図11.1　スウェーデンにおけるCOVID-19の感染・死亡者数の推移（WHO）
2022年11月17日現在
（https://covid19.who.int/region/euro/country/se）

（2022年11月10日現在）（Föreningen COVID-19, Skola & Barn: 2022）。なお2024年
2月8日現在では，0歳から19歳までの子ども・若者の感染者数498,176人，
死者37人，集中治療を受けたのは288人である（Föreningen COVID-19, Skola &
Barn: 2024）。

「COVID-19・学校・子ども協会（Föreningen COVID-19, Skola & Barn）」に
よる暫定的なまとめによれば，学校での感染発生は2020年1,238件，2021年
2,130件，2022年735件であるが，これは協会への報告に基づく数値であり，
実際の数値はこれよりもはるかに高いという（Föreningen COVID-19, Skola &
Barn: 2022）。また，「小児多系統炎症性症候群（MIS-C）」も発生し，「Long
COVID」と称される多様な後遺症で苦しむ子どもも少なくない。

子どもはパンデミック拡大の要因にはなり得ないという見解との狭間で，
次に検討するように，スウェーデンのCOVID-19パンデミックにおける子
ども・学校教育対応は難局に直面してきた。

2．スウェーデンのCOVID-19パンデミックと学校教育の動向

スウェーデンは各種の感染症対策においてロックダウンを行わない独自路
線をとったが，学校教育においても同様であり，就学前学校および基礎学校
等の閉鎖は行われず，遠隔学習は高校においてのみ導入された。スウェーデ
ンは今回の事態を「社会的な危険・脅威（samhallsfarlig）」と捉えながら，教
育を受ける権利を含めて子どもが当たり前の生活を送るための権利を重視し
たのである。

こうした背景には学校閉鎖が感染拡大のリスクを減らすという科学的根拠
はないという公衆衛生庁の見解のほか，そもそも感染症を理由として全国的
な一斉休校を措置する法的根拠がなかったこともある。

スウェーデンが学校閉鎖をしなかった理由について田平・林（2021）は，
教育を受ける権利と義務の扱い（通信授業でも就学義務を果たしているといえる
か，子どものニーズに応じて教育を受ける権利をどのように解釈するか），学校の保

育機能（エッセンシャルワーカーを含む保護者の子どもを預かる機能），学校の福
祉的機能（栄養価の高い給食提供等）に係る議論等が背後にあったことを指摘
している。

　スウェーデン政府はまず法的整備に取り組み，教育を受ける権利に関する
規制を緩和したうえで，2020年3月19日に一時的な学校閉鎖に関する新法を
制定した。この新法では，学校設置者が就学前学校や学童保育を閉鎖する場
合には，特別な支援が必要な子どもやエッセンシャルワーカーの子どもに対
して引き続き保育を提供することを定めた。なお公衆衛生庁はそれに先立ち
2020年3月17日に高校・大学等は通信授業（遠隔教育）に移行するよう「勧
告」しているが，そのことで感染拡大を予防し「最も脆弱な人」に医療リソ
ースを割り当てられること，高校生・大学生等は幼い子どもと違ってケアが
必要ないこと等が理由として挙げられた（田平・林：2021）。

　高校・大学・成人教育等ではオンラインでの遠隔教育が実施され，一時期
対面授業へと復帰したものの，第2波が発生すると2020年12月7日には16歳
以上の生徒の教育が再び全て遠隔教育に切り替えられ，1週間後にはストッ
クホルムの学校に13〜15歳の生徒にも遠隔教育を採用するように要請した。
2021年4月からは高校の対面授業が再開している。

　公衆衛生庁は2020年11月の報告書において，子どもはパンデミック拡大の
要因にはなり得ず，感染した場合の症状も軽症であることを示しながら，安
易に学校を閉鎖することによる弊害・問題点を強調している。学校閉鎖が子
どもの学習機会の喪失や精神的身体的健康に悪影響を及ぼし，特に障害・基
礎疾患のある子ども，社会経済的に不利な立場にあるグループの子ども，社
会的脆弱性や貧困の中で生活する子どもなど，パンデミック拡大以前から困
難や危機・危険に晒されている子どもに対して最も深刻な影響を与える可能
性を指摘している（Folkhälsomyndigheten：2020）。

　COVID-19パンデミックの収束が見通せないなかで，学校がセーフティネ
ットとなり得る子どもの存在を重視し，学校閉鎖のデメリットが大きいとい

240　第3部

う判断から，子どもが可能な限り就学前学校・基礎学校等に通える措置をとり，一斉休校をできる限り回避しようとしたのである。なお，各コミューンの判断で閉鎖を行うことは可能であった（2021年3月30日に閉鎖を決定したカルマル郡ニュブルー市など）。

　2020年3月から2021年6月にかけ，対面学習と遠隔学習の可能性に関していくつもの決定が下されてきたが，義務教育は開校するという方針のもと，遠隔教育を実施するかどうかは地域の学校運営母体が決定できるようになった。2021年春学期には，前期中等教育段階の基礎学校の7年生から9年生において遠隔学習を導入する学校が一時的に増加した（Hallほか：2022）。

　その後，オミクロン株の流行が収束するにつれて，社会的規制も解除され，COVID-19パンデミックが子どもの学び等に及ぼした影響については大きく取り上げられることも少なくなっていった。

　そのなかでHallinほか（2022）は，97,073人のスウェーデンの基礎学校1年生から3年生の読解力評価データを分析し，COVID-19パンデミックの期間に発生した潜在的学習損失を調査している。その結果，パンデミックがスウェーデンの基礎学校低学年の子どもの読解力に悪影響を及ぼさなかったと主張しているわけではないとしつつも，基礎学校低学年の子どもの読解力は安定したレベルにとどまっていたと結論付けている。同じ結論がより社会的に不利な背景を持つ子どもにも当てはまり，COVID-19パンデミックにおける子どもの読解力に関する国際的な研究に照らしても，学校を開校し続けるという決定はスウェーデンの子どもに利益をもたらしたと指摘する。

　しかし，それは読解力に限定された側面についての指摘であり，他の北欧諸国と比較して圧倒的に多い死者数に伴う子どもへの影響，各種の後遺症等に苦しむ子どもの問題について十分に把握した上での評価とは言い難い。

　スウェーデン国内で子どもの感染状況を継続的に監視してきた「COVID-19・学校・子ども協会（Föreningen Covid-19, Skola & Barn）」は，**表11.2**のように，スウェーデンの小児COVID-19関連の「小児多系統炎症

第11章　241

表11.2　人口100万人あたりの MIS-C 発症数
（2022年6月16日現在）

スウェーデン	100万人あたり39人
イギリス	100万人あたり約44人
米国	100万人あたり26人
ドイツ	100万人あたり10人
フランス	100万人あたり12.6人
日本	100万人あたり0.1人

Föreningen Covid-19, Skola & Barn のウェブサイトより作成。
（https://covid19-skola-och-barn.se/）

性症候群（MIS-C）」の割合が人口100万人あたり39人であり，感染の激しか
った米国・ドイツ等よりも多く，英国と同水準という国際的に高い実態を示
しながら，これはスウェーデンの学校において子どもを COVID-19 の感染
から守る対策がほとんどなされていないことが原因であると指摘する
（Föreningen Covid-19, Skola & Barn: 2024）。

3．スウェーデンの COVID-19 パンデミックと障害・疾病等の特別ニーズを有する子どもへの対応

　スウェーデンにおける特別ニーズ教育の専門行政機関である「特別ニーズ
教育庁（Specialpedagogiska skolmyndigheten）」が管轄する特別学校において
も閉鎖等は行われていない。

　障害・疾病等の特別ニーズを有する子どもの特性や発達に合わせて
COVID-19 対応・感染防止策等について教育支援をしていくことが不可欠で
あることから，特別ニーズ教育庁では多様な情報提供を行っている。例えば，
子どもにどのような症状がでるのか，なぜ友達と距離を取らなければならな
いのか，手洗いの正しい手順，咳エチケット等について，子どもが納得して
取り組めるように工夫されている（石川ほか：2021）。

図11.2　COVID-19の解説ピクトグラム（特別ニーズ教育庁ウェブサイト）

　特別ニーズ教育庁は「予防策に関する子どもと保護者向けの情報提供」「手指衛生に関する新しいルーティン」「施設を清掃するためのより明確なガイドライン」「大規模な集会等の中止」を軸に感染拡大防止に取り組んでいるが，特別学校閉鎖に至ってはいないものの，各種の教育課程・プログラムの変更等は余儀なくされている（Specialpedagogiska skolmyndigheten: 2021）。

　特別ニーズ教育の現場では公衆衛生庁の見解への批判の声も見られる。例えば，公衆衛生庁は教職員のリスクに関して校長以外の教師は他の職業よりも感染のリスクが低いとしているが，それに対してベクショー市の特別教育家イェニー・ヘグベリィ（Jennie Högberg）は，校長よりも現場の特別教育家の方がはるかに多様な作業チームと接点があることや，そもそもなぜ「このパンデミックにおける特別教育の使命について誰も言及しないのか」ということを強く批判している（Läraren: 2021）。

　特別ニーズ教育や障害学の研究者らで組織されたネットワーク「Krit-Funk（Critical Disability Studies Network Sweden）」は，スウェーデンのCOVID-19パンデミックに係る障害当事者対応について先鋭的な批判を行っている。近年の緊縮政策・予算削減により障害福祉サービスへのアクセスに

困難等が生じている中でCOVID-19パンデミックが発生したことに伴い，障害当事者が抱える問題についてのスウェーデン政府の理解不足などが改めて露呈し，ウイルスに対する脆弱性に係る議論において障害・慢性疾患当事者を置き去りにしていること，「生存の可能性が最も高い」人々の治療に焦点を当てた集中治療ガイドラインの検討はその最たるものとして批判がなされている（KritFunk-Critical Disability Studies Network Sweden：2020）。

4．スウェーデンのCOVID-19パンデミックと子ども当事者の声・ニーズ

　スウェーデン学校監督庁（Skolinspektionen）は2020年11月の報告書において，約260の基礎学校（特別基礎学校を含む）の校長や子どもへのインタビュー結果を公表した。このなかで子どもたちは，クラスや学校内での「密」の回避を含む，各種の新しいルールに疑問を抱いていることが明らかとなり，概ね子どもの受け止め方に問題はなかったとする校長の認識との大きな相違が見られた。

　また多くの子どもは2020年秋学期よりも，国内で感染が急激に拡大した2020年春学期に感染の懸念を感じていた。不安等を感じた場合に誰に相談すべきかを十分に把握していると回答する子どもも多かったのは，これはCOVID-19パンデミック以前からの困りごと等に関する学校の相談体制がある程度機能していると言える。

　インタビューに応じた子どもの約25％は，感染症について不安を感じている子どもに対して教師が丁寧にケアをしていると回答しており，約半数もある程度ケアしていると捉えているが，残りの25％近くがあまりケアしていない，または全くケアしていないと回答している。子どもは不安を感じているのが誰であるのかを丁寧に把握すること，支援における学校からの積極的なアウトリーチや個々のニーズに応じた対応を求めている（Skolinspektionen：2020）。

244　第3部

　ウプサラ大学が4〜18歳の子ども・若者1,463人を対象にウェブ調査を実施しているが（2020年4月21日〜5月31日，回収率75%），これによると「コロナのことで心配なことはありますか」という問いに対して「病気・死に対する不安」を回答した割合が4〜12歳群と13〜18歳群ともに63％にのぼっていた。共通するコードとして「自分の病気が心配」「祖父母の病気・死が心配」「他人の病気・死が心配」が挙げられ，コロナによる感染と死亡について子どもも大きな不安を抱えていることが示されている（Uppsala Universitet：2020）。

　また「コロナのことで最悪なことはなんですか」の問いに対して4〜12歳群では「病気・死」が最も多く（41％），生成されたコードでは「人は死ん

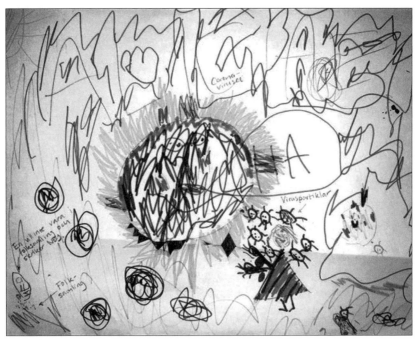

図11.3　6歳児のイラスト「コロナウイルス，男の子，女の子，そして人々」
（Uppsala Universitet：2020）

でしまう」「高齢者は病気になって死ぬ可能性がある」「学校ではコロナが怖い」などが挙げられた。13～18歳群では「日常生活」が最も多く（48%），コードでは「学校が閉鎖された」「友達に会えない」「余暇活動が中止となった」「孤独・孤立」などが挙げられた。

　このウェブ調査では，子ども・若者自身が描画，または撮影した絵や写真をアップロードすることも可能であり，それらを通しても新型コロナウイルス感染症への恐怖感等が訴えられていた（図11.3，図11.4）。

　障害者政策の促進を目的とした行政当局であるスウェーデン参加庁（Myndigheten för delaktighet）は，2021年3月，障害を有する子ども・若者におけるCOVID-19パンデミックの影響についての報告書をとりまとめているが，彼らとその家族はCOVID-19パンデミック以前から脆弱性を抱えており，パンデミックによって一層その状況が悪化したことを強調している。とくに精神疾患を伴う健康格差の拡大，遠隔教育によって良好な応答・刺激を得ることや社会的関係性の構築が困難になっていること，もともとの家計の経済

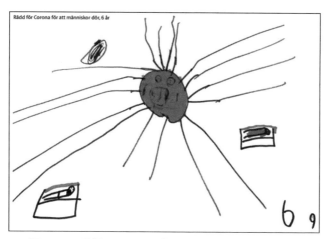

図11.4　6歳児のイラスト「人が死ぬのでコロナが怖い」
(Uppsala Universitet: 2020)

246　第3部

的脆弱性がパンデミックによりさらなる深刻化，不安定な家庭環境と家庭内暴力の増加等を挙げている（Myndigheten för delaktighet: 2021）。

　さらに医療機関のリソースの大部分がCOVID-19感染者の治療に割かれたり，感染拡大防止のため医療機関・ハビリテーション機関・福祉サービスへのアクセスが停止したことも，障害を有する子ども・若者とその家族の状況を深刻化させているとし，摂食障害が悪化してしまった若者の声，学校教育もレスパイトケアも中止となって身体的精神的負担が大きく増加した家族の声等を紹介している。

5．おわりに

　本章では，スウェーデンにおける2020年から2022年11月までのコロナ禍と子どもの「いのち・生活・学習・発達」等の困難・リスク（コロナ禍後遺症問題を含む）の状況について，各種の文献資料のレビューを通して検討し，スウェーデンのコロナ禍における子どもの発達困難・リスクに対する学校教育・発達支援の意義・役割・課題について明らかにしてきた。

　スウェーデン政府は2020年のCOVID-19の感染拡大当初には子ども向けの会見を行い，子どもへの情報保障を試みるなど，子どもをCOVID-19パンデミックの当事者として認める姿勢を示していたが，その一方で，学校における子どもへの情報提供不足等が指摘されているほか，「障害当事者は置き去りではないか」という厳しい批判にも晒されてきた。

　スウェーデンにおいてもCOVID-19パンデミックの影響は深刻であり，子どもの「いのち・生活・学習・発達」が多様な困難・リスクに晒されているが，それとともに子ども当事者の声を起点に，COVID-19パンデミック下の子どもの「いのち・生活・学習・発達」の保障における学校教育・教師の意義・役割も改めて浮かび上がってきている。

　例えば，スウェーデンの教育学者のBergdahlほか（2020）は，COVID-19パンデミックが子どもにもたらす社会的孤立や精神的傷つき等に対して，教

師の果たす重要な意義・役割が過小評価されてはならないこと，学校教育における各種の「ルーティン（日常）」が子どもの心理的安定を促進する上でも大きな機能を有していることを強調しているが，そのことの実証的かつ実践的解明が強く求められている。

（能田昴・石川衣紀・田部絢子・髙橋智）

第12章　デンマークのCOVID-19パンデミックと
子どもの発達困難・リスクの動向

　本章では，デンマークにおける2020年から2022年11月までのコロナ禍と子どもの「いのち・生活・学習・発達」等の困難・リスク（コロナ禍後遺症問題を含む）の状況について，各種の文献資料のレビューを通して検討し，デンマークのコロナ禍における子どもの発達困難・リスクに対する学校教育・発達支援の意義・役割・課題について明らかにしていく。

1．デンマークのCOVID-19パンデミックの概況

　デンマークでは2020年2月27日に最初の感染が確認され，ヨーロッパで2か国目となるロックダウンを宣言した。3月11日にはフレデリクセン首相によって感染対策・制限が発表され，全ての高校・大学・図書館・屋内文化施設等がまず2週間閉鎖され，3月16日からは全ての国民学校・保育所等が2週間閉鎖された。COVID-19に対する高齢者の脆弱性のため，祖父母は孫等とは接触しないことなどが推奨された。

　3月18日からさらに多くの制限が有効になり，10人以上を公共の場で集めることは違法になり，全てのショッピングセンター・店舗が閉鎖された。この時，政府は「共同責任」と「コミュニティ精神」という2つの意味合いを持つ「samfundssind」という言葉を提示し，国民に実践するよう求めた。COVID-19の第1波の特徴は，**図12.1**に示されるように，感染者に比して死者数が多いことであった。第1波の抑制は早くに成功したが，他の国々と同様に，COVID-19の感染拡大と抑制を繰り返してきた。

　2021年9月，デンマークはCOVID-19関連の全ての制限を解除し，EUでCOVID-19パンデミック以前の日常生活を取り戻した最初の国家となった。

濃厚接触者となった子どもが学校を休む必要性やマスク着用義務もなくなった。

　デンマークの保健当局はワクチン接種率が高く，重症化や死亡者の発生率が低いため，COVID-19は「もはや社会にとって重大な脅威ではない」と宣言している。デンマークでは一貫して情報の一元化がなされ，国民の政府への信頼度が高いことに加え，子どもへの記者会見なども含めて，子どもも社会の一員であるという姿勢，学校再開までのプロセスの成功事例も評価されている。

　しかし，2021年9月中旬には200人強であった1日あたりのCOVID-19の新規感染者数は，11月上旬には2,300人前後を記録するようになり，「防疫パス」が再導入されることとなった。2021年11月末，隣国ドイツも過去最多となる劇的な感染第4波に見舞われて，ヨーロッパでは再拡大が深刻化し，2021年11月19日時点ではデンマーク（人口約580万）では434,798人の感染と2,786人の死亡が確認された。1年後の2022年11月17日における感染者数は3,344,521人となり，死者数も7,469人と激増している（図12.1）。

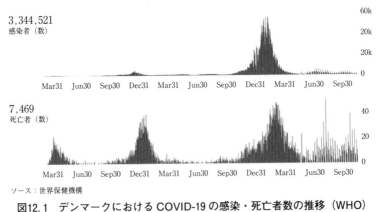

図12.1　デンマークにおけるCOVID-19の感染・死亡者数の推移（WHO）
2022年11月17日現在
(https://covid19.who.int/region/euro/country/dk)

2．デンマークのCOVID-19パンデミックと学校教育の動向

　2020年3月13日に全ての教育機関が閉鎖され，デイケアも3月16日から封鎖された。高等教育機関も含めて学校教育はオンライン体制に移行した。3月23日には2週間の延長が発表された。この時期，教育大臣は子ども・保護者・教師へのメッセージを欠かさず，「子どものためにしっかりと努力しているすべてのスタッフに深い感銘を受けている」と発信した（Børne- og Undervisningsministeriet: 2020a）。

　フレデリクセン首相は子ども記者会見も実施し，「Ultra Nyt（9〜14歳の子ども向けのニュース番組）」で子ども達の疑問に回答した（DR: 2020）。ノルウェーが先駆けて行った子ども記者会見に倣っているが，首相は若者に向けても丁寧に発信をしている。動画を通じて，多くの機会を失い，我慢を重ねている若者たちに対して，深い共感を示しながら，市民としての責任を果たしていることへの感謝のメッセージが伝えられた。お互いを守ることで若者も含めてまさにいま新たなデンマークの歴史を作っていること，誰もが互いにしっかりつながったコミュニティの一員であることを強調した（**写真12.1**）。首相らによるこうした情報発信は，子ども・若者をパンデミックの当事者と

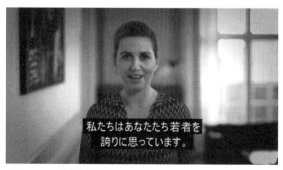

写真12.1　若者に語りかけるメッテ・フレデリクセン首相
（https://www.youtube.com/watch?v=IKK4m5br-6g）

して社会的に承認する姿勢として評価できるものである。

　その後，デンマークは欧州でいち早く学校再開に踏み切った。感染者の減少などを受け，外出制限導入から約1か月後の2020年4月15日に就学前学校や国民学校を再開させた。とくに家庭学習が難しいとの理由で年少児が優先された。1教室に子ども10人強までとし，机は2メートル以上の間隔，運動場の利用も4人のグループが指定され，登校時間もずらす対応を行った（東京新聞ウェブ：2020）。「大好きな友人をハグできない」等，以前とは異なる学校生活に戸惑いの声も聞かれた（BBC：2020）。第2段階として5月18日には6年生以上の生徒も登校可能となった。

　COVID-19の感染不安から登校を拒む保護者も続出した。Facebookで「Nej Mit barn skal ikke være forsøgskanin for covid-19（私の子どもはコロナのモルモットではない）」と題したグループページが作成され，一時は約4万人が登録した。

　こうした保護者の反応もあり，学校再開後も多くの子どもたちは遠隔教育を受けている状況が続いたが，それが教育的にも社会的にも大きな課題を生む可能性があるため，教育大臣は遠隔教育の質を強化するためのイニシアチブを提示した。そこでは特に子どもの「社会的剥奪」を問題としたことが特徴である（Børne- og Undervisningsministeriet：2020b）。教育省と全国保健委員会により作成された学校におけるCOVID-19の感染対策ガイドラインは2020年6月19日に公開され，8月1日から適用されたが，ガイドラインは継続的に改訂が重ねられている（Børne- og Undervisningsministeriet：2020c）。

　教育大臣が，コロナ禍に伴う学校教育活動や日常生活における多様な経験を丁寧に記録していくことの必要性を強調していることも重要な動きである。COVID-19パンデミックによる危機が学校閉鎖，学校における緊急医療的対応，遊びと学習の新しいフレームワーク，保護者とのコラボレーション，新しいデジタル学習方法等のように，多様な影響をもたらしているからである（Børne- og Undervisningsministeriet：2020d）。

2020年夏に一旦は通常の教育対応に戻ったデンマークでは，政府と「デンマーク教師連合」が協力体制をとったが，それは例えば英国教師組合が政府に対するストライキの姿勢も辞さなかったのに比して対照的である。デンマーク教師連合副会長のドルテ・ランゲは「デンマークでの学校再開の成功は，政府と教師組合の間の協力によるものであり，常にコミュニケーションを取り，教職員の懸念に早い段階で対処した」と述べている（CBC: 2020）。

その後，COVID-19の第2波に対して，2020年12月25日からは再度の学校閉鎖を含むロックダウンが導入されたものの，独自の「コロナパス」の導入などの積極的対応がなされた。2021年2月から徐々に学校が再開していくが，欧州委員会・共同研究センター（JRC）の報告書から，デンマークにおける学校教育対応の局面を整理すると**表12.1**の通りである（Lundtofte: 2021）。

2021年9月にコロナ規制が解除されると，濃厚接触者となった子どもが学校を休む必要性やマスク着用義務もなくなった。しかしその後，学校での感染拡大のなかで，2021年11月19日の報道ではソレ，ヘアレウ，フレデリクスン，オーデンセ，フレデリクスベア，コペンハーゲン，ゲントフテの7つの学校でクラスターが発生して閉鎖に至った（The Local Denmark: 2021）。

WHOヨーロッパ支部は2021年10月29日，再度コロナ規制が実施された場

表12.1　デンマークのCOVID-19パンデミックと学校教育対応の局面

	概要
フェーズ1	2020年3月11日　教育機関の閉鎖発表。子どもの10%が必要なオンライン情報にアクセス困難な課題があった。
フェーズ2	2020年4月中旬　段階的な学校再開。29.5%の子どもは学校を行くことにネガティブな印象を持っていた。
フェーズ3	2020年12月　国内のクラスター増加。最大の感染者数を出した時期であり，学校やデイケアセンターも含め，再度閉鎖。子どもたちの感染不安，教師らの職場環境への不安も増加。
フェーズ4	2021年2月　徐々に学校再開

（Lundtofte: 2021）

合でも，学校閉鎖は最後の選択肢であることを強調している。WHO ヨーロッパ地域ディレクターのハンス・アンリ・P・クルーゲは「昨年の広範囲にわたる学校閉鎖は何百万人もの子どもや若者の教育を混乱させ，とくに子どもたちの精神的および社会的幸福に害を及ぼした。同じ過ちを繰り返すことはできない」と言及している（WHO: 2021a）。

3．デンマークの COVID-19 パンデミックと子どもの発達困難・リスクの状況

デンマークにおける 0 歳から 9 歳の COVID-19 の感染者数は2022年 3 月28日時点で約341,000人，10～19歳では，510,000人を超えている（statista: 2022）（図12.2）。

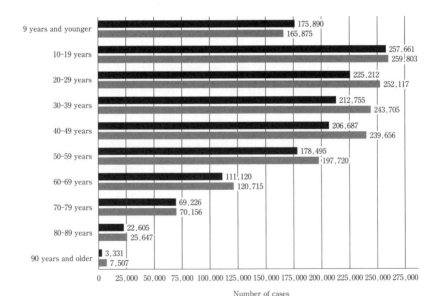

図12.2　デンマークの COVID-19 の症例数（年齢別・性別）
(https://www.statista.com/statistics/1103966/number-of-coronavirus-covid-19-cases-in-denmark-by-age-and-gender/#statisticContainer)

子どものメンタルヘルスへの影響も見逃せない課題であり，急激な社会変化に伴う社会的孤立，急性ストレス障害，適応障害，心的外傷後ストレス障害との関連も指摘されている（Loadesほか：2020）。2020年のCOVID-19パンデミックに伴う学校閉鎖や社会的孤立の影響に関する研究が行われているが，Spechtほか（2021）は，「自宅軟禁」状態が子どもの「感情的行動機能（Emotional-Behavioral Functioning)」に悪影響を与える傾向等を明らかにしている。

　デンマークの子どもの権利擁護団体「Børns Vilkår（子どもの権利)」の発信も重要である。COVID-19パンデミックにおいてすべての大人が，子ども・若者や脆弱な立場にある人々に特別な注意を払う特別な責任があること，子どもの懸念に耳を傾け，事実について丁寧に対話することの重要さを強調している。

　「デンマークの子どもたちの失望」と題された報告書の結論は，まさにCOVID-19パンデミックを特徴づけている。2020年の5万2,700回に及ぶ「子ども電話」において，子ども・若者は失望・不満・孤独・親との関係等について相談していたが，学校閉鎖期間中には孤独を感じる子ども・若者が増加し，コミュニティの一員としての前向きな感覚を得ることが重要であることが指摘されている（Børns Vilkår：2021）。

　また，COVID-19パンデミック以前から何らかの「失望」を感じていた子ども・若者，例えば被虐待・家庭内トラブル・離婚家庭・薬物乱用の課題を抱えている家庭の子ども・若者たちがより大きな打撃を受けている。学校にはコミュニティ帰属意識を再構築するためのリソースを積極的に割り当てることが必要と指摘している。また，ソーシャルワーカーの55％において困難・脆弱な子ども・若者との接触が減少しており，危機感を募らせていた。

4．デンマークのCOVID-19パンデミックと障害・疾病等の特別ニーズを有する子どもへの対応

　デンマークでは2020年3月13日に教育機関の閉鎖が始まり，デイケアも3

256　第 3 部

月16日に封鎖，高等教育機関も含めて学校教育はオンライン体制に移行され
たが，以下の子ども・若者についてはオンライン・遠隔授業ではなく，対面
授業での教育実施が指示された。

①社会上，教育上，または治療の必要性，家庭の状態によって支援が必要
　とされる子ども・若者。

②国民学校法11章 a によれば，特定の住宅地（全体の約30％）に住んでいる
　子どもや就学前クラスの子どもは言語テストに合格する必要があるため，
　そうした言語テストを受検する必要がある子ども・若者。

③寄宿制学校等に在籍し，両親がグリーンランド，フェロー諸島，または
　海外に居住している子ども・若者。家庭の状態により帰国しなかったり，
　そうした選択肢のない子ども・若者。

④限られた範囲で試験に参加しなければならない子ども・若者。

　こうしたグループとその支援については政府与野党の合意・政策協定があ
り，対応がなされた。COVID-19 パンデミックが社会的不利な立場にある子
どもや大人，障害・疾病等を有する人々にさらなる困難・リスクをもたらし
ており，社会的孤立や激変した日常生活に特に困難を感じていることから，
対策のパッケージ・財政的支援が決定された。

　具体的には，アルコールや薬物乱用者の家族であるなどの脆弱な子ども・
若者の特別支援 1 億3,100万デンマーククローネ（約28億6,000万円），ホーム
レス・暴力被害者・薬物依存症者・精神疾患当事者などの脆弱な成人のため
の強化された取り組み3,760万デンマーククローネ（約 8 億2,000万円），障害
者の孤立問題3,570万デンマーククローネ（約 7 億7,900万円）である（Børne-
og Undervisningsministeriet: 2020e）。さらに，2021年 2 月 3 日の議会において
支援継続が決定し，新たに2,700万デンマーククローネ（約 5 億9,000万円）の
援助パッケージが定められた（パンデミック下で孤立している障害者市民の課題
解決支援を含む）。

第12章　257

　左派政党・赤緑連合（RGA）のペニル・スキッパー（Pernille Skipper）は以下のように述べている。「COVID-19パンデミックは私たちの社会における不平等を拡大させた。社会が閉鎖され，感染を制限しなければならない場合，困難を抱えている人々はさらに試練を受ける。そして今，多くの脆弱な子どもや若者の状況がさらに悪化している。私たちは社会で最も脆弱な人々に特別な手を差し伸べており，学校やレジャープログラムが閉鎖されている場合でも，子どもとその家族を助けるために大人がいることを確認する必要がある」。こうしたなかで障害者団体支援として，デンマークの障害者統括団体に350万デンマーククローネ（約7,650万円），聴覚障害者協会に100万デンマーククローネ（約2,190万円）等の支援が決定された（Social- og Ældreministeriet: 2021）。

　さて前述のように，2020年前半において障害・疾病等の特別ニーズを有する子どもの教育は遠隔学習・ホームスクーリングではなく，対面授業で実施されていた。例えば，コアセーにある知的障害・発達障害を有する子どもが在籍するStorebæltskolenでは，ベンジャミン・アイラートセン（Benjamin Ejlertsen）校長が3～5人の子どもを学校に通わせていたが，「学校に行くことが子どもの最善の利益であると信じるなら，授業が実施されなくてはならない」「教師として仕事をするならば，まずは子どもに対して直接教えること」と述べており，学校で教師が子どもと向き合うことの重要さが強調されている。

　2020年12月21日，感染拡大に伴って再度学校閉鎖と遠隔学習・ホームスクーリングが実施されたが，特別学校・特別学級などの子どもやホームスクーリングが困難な子どもについては対面授業の実施が指示された。「学校長協会（Skolelederforeningen）」は，特別学校がより安全な組織をつくる機会を持てるように柔軟性を取り入れるべきであることを強調し，2021年1月に特別学校でもオンライン授業を導入することを進めるガイドライン作成に取り組んでいる（Skolelederforeningen: 2021）。

258　第3部

　こうした障害・疾病等の特別ニーズを有する子どもへの丁寧な対応を目指しながらも，そのワクチン接種対応では課題も露呈した。デンマーク保健当局が2021年3月中旬にワクチン接種スケジュールを変更した際に，障害・疾病等を有する20万人の当事者が専門家の説明なしに突然その優先順位を失うという事態が発生し，「デンマーク障害者団体連盟（Danske Handicaporganisa-tioner)」ら当事者はこれに強く抗議した。アナライズ・デンマークがデンマーク人を対象とした調査では85％が病人を優先すべきと答え，90％が脆弱なリスクグループのためにワクチンの優先順位を放棄することを厭わないと回答し，当事者らの批判に同意している（Danske Handicaporganisationer：2021)。

5．デンマークのCOVID-19パンデミックと子ども当事者の声・ニーズ

　COVID-19パンデミックにおける子どもの意見として，学校再開当時に以前とは異なる学校生活への戸惑いの声が示された（CBC：2020)。コペンハーゲンのエールホルム（Ålholm）国民学校5年生のセイダ・セイ（Saida Sey）は「封鎖が退屈だったので4月に学校を再開したことを嬉しく思っている」「また友達と話したり，サッカーをしたりするのは本当に楽しい」「学校が始まったとき，ウイルスはまだ拡大しており，本当に大変だった。それについて考えるのをやめることはできない」。同じく5年生のイェッペ・ランク・ギェルルフ（Jeppe Rank Gjerulff）さんは「緊張していたことを思い出す。誰もコロナが何であるかを知らなかったので，私は少し怖かった」とインタビューに答えている。

　「Børns Vilkår」の「子ども電話」にも深刻な声が届けられていた。

　　＊「どうしたらいいのかわからない。今は家に閉じこもって66日目。寂しいので，今の状況は控えめに言っても嫌」（12歳女性)。
　　＊「問題はパンデミックで本当に孤独を感じる。家には父しかいない。一緒にいるのはかなり気分が悪い。毎日喧嘩をしている」（14歳女性)。

＊「昨日，私は母の前で泣き崩れてしまった。母は何が問題なのかを尋ねてきたが，説明することはできない。問題はあまりにも多く，過去にとても簡単だったことでも，今はとても多くのエネルギーを必要とする。私は人と一緒にいたいという欲求を失った。学校にも意味を見つけることができない。ただ泣きたい。そんな自分について本当に気分が悪い」（14歳女性）。

＊「私はとても孤独になり始めている。学校での問題に加えて，家庭でも問題を抱えている。コロナのせいで父は解雇され，新しい服を買うことができず，外に出て友達と食事をすることもできない。コミュニティからさらに遠ざけられている」（13歳男性）。

Børns Vilkår（2022a）は2022年2月，COVID-19パンデミック以降の2年間において子どもの発達困難・リスクに関わる電話相談は合計2,672件となったことや2020年と2021年の相談内容の詳細を報告した（図12.3）。

2020年は特に子どもと親の関係に関する相談が多く，COVID-19パンデミックの自粛期間中に家族と過ごす時間が増えたことに伴う軋轢・トラブル・困難が推察される。2021年になると，子どもが最も頻繁に話題にするのは孤独に関することであり，続いて学校やクラスでの幸福度に関すること，子どもと親の関係と続く。孤独については2020年には僅か3.8％だったが，2021

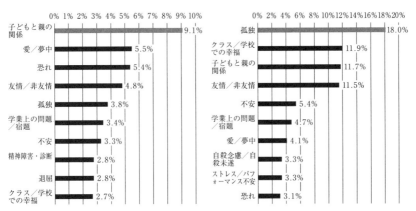

図12.3 「子ども電話」に寄せられた相談内容の内訳（左：2020年，右：2021年）
（Børns Vilkår: 2022a）

260　第 3 部

年には18％を占めるようになった。

　　＊「私は13歳。このパンデミックのなかで私はとても孤独で空虚な気持ちであっ
　　　た。私は自分が醜くて，愚かだと思ったので，毎晩，泣きながら眠った。他の人
　　　が私のことをどう思っているかをよく考える」（13歳女性）。
　　＊「とても寂しい。このパンデミックの時期，友達と全く連絡を取っていなかっ
　　　た」（13歳女性）。
　　＊「学校が閉鎖され，本当に辛い思いをしたので，とても悲しい。私は 7 年生で，
　　　クラスメイトに 1 ～ 2 か月会えないのは本当に辛いと思う」（13歳女性）。
　　＊「とても寂しい。友達もそんなに多くなく，特にホームスクーリングを再開し
　　　た今は，さらに孤独を感じている。新しい友達を作るのは難しいと思っていた」
　　　（12歳女性）。
　　＊「12月の最後の閉鎖の後，私は再び学校に通い始めたが，今，多くの問題が出
　　　てきている。家にいる時はとても簡単であったが，今は早起きしなければならず，
　　　友達との社交的な活動を組み立てなくてはいけない」（13歳男性）。

　「Børns Vilkår」の「子ども電話」において，COVID-19 パンデミック以外
の話題も含めて2021年の全通話は50,615件であるが，応対したカウンセラー
と自殺については話をした子どもの数が3,545件であり，2020年よりも1,387
件も増加している。多くの子どもが，COVID-19 パンデミック以前に比して
困難な状況に置かれていることが示されている。また，「私たちが冒す可能
性のある最大の過ちは，学校や余暇活動において比較的普通の日常生活を送
れるようになったという理由だけで，すべての子どもや若者が再び元気に活
動していると考えること」という指摘は重要である（Børns Vilkår: 2022b）。

6 ．おわりに

　本章では，デンマークにおける2020年から2022年11月までのコロナ禍と子
どもの「いのち・生活・学習・発達」等の困難・リスク（コロナ禍後遺症問題
を含む）の状況について，各種の文献資料のレビューを通して検討し，デン
マークのコロナ禍における子どもの発達困難・リスクに対する学校教育・発

達支援の意義・役割・課題について明らかにしてきた。

　デンマークは COVID-19 パンデミックに対して柔軟かつ迅速な対応をとってきた。学校教育対応においても政府当局と教師組合との積極的対話が有効な結果をもたらし，また子どもをパンデミックの当事者として承認する姿勢も評価されている。

　しかし，高度な福祉国家とされるデンマークにおいても COVID-19 パンデミックの影響は深刻であり，子どもの「いのち・生活・学習・発達」が多様な困難・リスクに晒されていた。COVID-19 パンデミックに伴う急激な学校環境の変容や家庭でのオンライン学習により，多くの子どもが孤独・孤立を含め多様な不安・ストレス等を抱え，とくに障害・疾病等の特別ニーズを有する子どもの抱える大きな困難・リスクも徐々に明らかになりつつある。

　デンマークにおいても，COVID-19 パンデミックに伴う子どもの発達困難・リスクの実態解明とそれに対する学校教育・発達支援の役割・課題の検討は緒についたばかりであり，集中した継続的取り組みが求められている。

（能田昴・石井智也・田部絢子・髙橋智）

第13章　ノルウェー・フィンランドの COVID-19 パンデミックと子どもの発達困難・リスクの動向

　本章では，ノルウェーおよびフィンランドにおける2020年から2022年11月までのコロナ禍と子どもの「いのち・生活・学習・発達」等の困難・リスク（コロナ禍後遺症問題を含む）の状況について，各種の文献資料のレビューを通して検討し，ノルウェーとフィンランドのコロナ禍における子どもの発達困難・リスクに対する学校教育・発達支援の意義・役割・課題について明らかにしていく。

1．ノルウェーの COVID-19 パンデミックと子どもの発達困難・リスクの動向

1.1　ノルウェーの COVID-19 パンデミックの概況

　ノルウェーでは2020年 2 月26日に最初の COVID-19 の感染が確認され，2020年 3 月12日に全国的なロックダウンへと至る。学校等は 2 週間の閉鎖を余儀なくされ，スポーツや文化的なイベントや集会は禁止，レストラン等にも制限が加えられた。

　こうした初期対応のなかで，子どもへの情報保障を他の北欧諸国に先駆けて行った。2020年 3 月16日に首相，子ども・家族大臣，教育大臣が子ども記者会見を実施し，全国の多様なメディアで生中継され，子どもを COVID-19 パンデミックの当事者として捉える動きは他の北欧諸国にも伝播していった。

　2022年11月17日現在，ノルウェーの感染者数は1,467,017人，死亡者数は4,286人である（**図13.1**）。

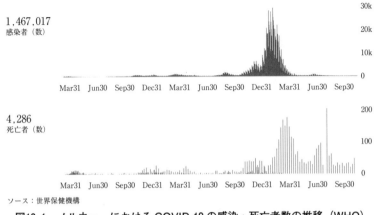

図13.1　ノルウェーにおける COVID-19 の感染・死亡者数の推移（WHO）
2022年11月17日現在
(https://covid19.who.int/region/euro/country/no)

1.2　ノルウェーの COVID-19 パンデミックと学校教育の動向

　ノルウェー政府は2020年3月12日より全ての基礎学校（日本の小中学校に相当）を閉鎖した。COVID-19 パンデミックは長く続くと予想されるが、感染予防措置を十全に実施して子どもが学校に通えることが重要であるとし、4月7日に基礎学校第1〜4学年の学校再開計画を確立した。4月27日に第1〜4学年の学校再開、5月7日に基礎学校の全ての学年での学校再開となった。

　学校再開が実施されるなか、COVID-19 の感染予防ガイドの作成と教師・子どもへの通知、地域の感染状況に応じた段階的予防措置、状況に応じた授業時間の縮減、オンラインリソースやデジタルデバイスの拡充を実施するなどして、COVID-19 の感染予防対策と子どもの教育保障の双方が同時に追求されてきた（表13.1）。

　学校再開後、多くの学校では小集団による教育や分散登校を実施した。例えば、基礎学校第1〜4学年の子どもは週4〜5日間の対面授業の実施、第5〜10学年の子どもは週3〜4日間の対面授業の実施、高校段階では家庭に

第13章　265

表13.1　ノルウェーの基礎学校における感染予防対策（2020年3月〜5月）

日付	基礎学校の COVID-19 感染予防対策
2020年3月12日	すべての基礎学校閉鎖
2020年3月25日	すべての筆記試験の取りやめ
2020年4月7日	基礎学校第1〜4学年の学校再開の提案
2020年4月20日	学校の感染予防ガイドの策定
2020年4月22日	学校やSFO（放課前・放課後プログラム）の実施時間短縮等の措置
2020年4月27日	基礎学校第1〜4学年の学校再開
2020年5月7日	基礎学校第5〜10学年の学校再開の提案
2020年5月8日	学校の感染予防ガイドの更新
2020年5月11日	基礎学校第5〜10学年の学校再開
2020年5月29日	感染状況を踏まえた学校での対応レベルの作成

（https://www.udir.no/contentassets/543970f89ac34e8d97bcc7724953bc94/lysbilde1.jpg）

における遠隔授業を中心としながらも週3日は学校へ登校しての学習が実施されていた。

　2021年以降においてもCOVID-19の変異ウイルス等の感染増大のために，約25％の学校で部分的に学校閉鎖せざるを得なかった。とくに首都オスロでは約60％の学校が部分的ないしは完全な閉鎖，ヴィーケンでは約45％の学校が部分的ないしは完全な閉鎖が余儀なくされた（図13.2）。基礎学校低学年では概ね対面授業を実施することができたが，高校段階では依然として約18％が遠隔授業であった。

　小集団活動の実施に加え，少なくない教師が感染したため，アシスタントなど約5,000人が「教師」となり，2021年1〜3月の期間に10,191人の「教師」ではないスタッフが教師として働かざるをえなかった。実際にCOVID-19罹患やPCR検査等により，第10週（3月8〜12日）では約25％の教師が欠席という状態であったことが報告されている（Utdanningsdirektor-

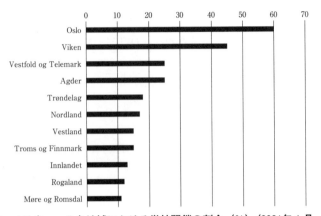

図13.2 ノルウェーの各地域における学校閉鎖の割合（%）（2021年1月～3月）
(https://www.udir.no/tall-og-forskning/statistikk/statistikk-grunnskole/analyser/konsekvenser-av-smitteverntiltak-i-grunnskolen--varen-2021/)

atet：2021a)。

　首都オスロは他の地域よりも高レベルのCOVID-19感染があったため，特別なケースとして指摘される。オスロ市長は他の場所よりも制限的な施策を実施し，基礎学校の小学校段階の子どもはリモートでの指導も受けることになったが，ハイブリッド形式でも教育は継続された。オスロの基礎学校の小学校段階の子どもの約半数は遠隔学習と対面学習の組み合わせ，または自宅での教育のみを受講した。基礎学校の中学校段階では，一般的に遠隔授業と対面授業が混在しており，高校ではほとんどが遠隔授業に依存することになった。

　2020年のクリスマス以降，伝染性の高いCOVID-19の亜種が拡散したためにさらに制限的になった結果，オスロが最終的に学校再開に踏み切ったのは2021年5月であった（Hallほか：2022）。

　ノルウェー子どもオンブズマンは，学校教育機関を開いたままにすることの重要性を指摘している（Barneombudet：2021）。学校が「子ども・若者の専門的および社会的学習にとって重要な場であり，仲間や大人と一緒にいるこ

とが大きな意味をもたらす」こと，こうした緊急時において「特別な支援を必要とする子ども・若者のハブとして，様々な格差を平準化する」ための重要な福祉的機能があること，またコミューンの対応においても生徒会等が議論に参加することが意思決定の基盤となるべきことを強調している。

1.3　ノルウェーのCOVID-19パンデミックと子どもの発達困難・リスクの状況

　スウェーデン以外の北欧諸国では一律に学校教育機関の閉鎖が行われたが，家庭学習・ホームスクーリングによる影響も徐々に明らかにされている。オスロ・メトロポリタン大学福祉研究所（NOVA）の調査によると，オスロの高校生の多くが対面授業と比して「家庭でのオンライン学習では学べたことが少ない」と回答している。複数の高校ではオンライン懇談会の機会を設けたものの，約70％の高校生はこうした対応に満足しておらず，社会的な接触機会が不十分であったことが示されている。とくに移民を背景としていたり，低い社会階層の高校生のオンライン学習時の学業成績は低く，特別な配慮・支援が求められていることが報告されている（Bakkenほか：2020）。

　Nordahl（2020）によるノルウェー東部の旧Hedmark県の基礎学校5年生〜10年生（4,106人）を対象とした調査では，子どもが落ち着きを失ったり，家庭ではうまく学ぶことができない様子が示され，子どもの79％が教師との接触が不足しているとの回答があった。これらをふまえてNordahlは「学校教育は学校で行われるからこそ最も効果的である」と結論づけている点は重要である。

　Bubbほか（2020a・2020b）によるノルウェー南西部のRogaland県Tysvær自治体を対象とした調査では，基礎学校1〜4年生320人，5〜10年生745人から回答を得ており，家庭学習・ホームスクーリングが「学校よりも自由だと思う」「他の人と比較する必要がない」「自分に適した順序で学ぶことができる」というポジティブな声も聞かれた。同時に，最も嫌なこととして「友

達や先生と一緒に学校に行く機会を失った」「両親が先生になること」「両親がいない家にいること」「一人で新しいことを学ぶのは難しい」「助けを得るのが難しい」「友達が恋しい」「家での学びの質が悪い」「教師と直接話せない」「他の仲間の生徒とチームで一緒に過ごす自由な時間がない」等の声が多く挙げられた。

　Bøhler ほか（2021）は，障害・特別ニーズを有する子どものコロナ禍における困難や支援ニーズを明らかにしている。学校閉鎖期間中は遠隔学習が実施されたが，言語や認知機能に困難のある子どもは保護者による援助がないと課題に取り組むことができず，保護者が休暇を取得できたり，時間に余裕のある家庭でないと学習機会を十分に得ることができなかったことが示された。

　ノルウェー障害者協会の調査によれば，コロナ禍において「障害のある子どもが学校に通うことができるような対応・配慮がなかった」「こんなに長い間安心できないのはとても大変」であるほか，長期の遠隔授業のために社会的に孤立をしたり，友人との協同学習がない等の困難が示された（Norges Handikapforbund）。

　COVID-19 の感染拡大以降，学校を欠席する子どもが急増していることも特筆される。ノルウェー教育総局（Utdanningsdirektoratet）の報告によれば，学校の欠席者数は2020年4月の学校再開以降も少なくはなかったが，2021年1月以降において欠席者数が増加している（図13.3）。欠席の理由として「COVID-19 の感染」「感染症の検査」「その他の理由」等のほか「不明」も少なくなく，感染不安を含めた多様な不安・ストレス等により通学できない子どもの増加が示唆される。

　Saxvig ほか（2021）の調査では，学校封鎖中の生活環境が睡眠に与えた影響についての高校生調査が行われた。就寝時間の遅さがパンデミック以前との顕著な差として指摘されたほか，睡眠時間の増加がパンデミックによる社会的制限の有害な側面に対するある程度の保護を提供したと肯定的に分析さ

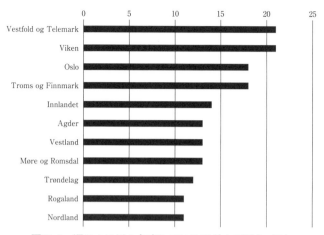

図13.3 週に1日以上欠席している子どもの割合（%）
(https://www.udir.no/tall-og-forskning/statistikk/statistikk-grunnskole/analyser/konsekvenser-av-smitteverntiltak-i-grunnskolen--varen-2021/)

れている。アイスランドの調査（Halldorsdottir ほか：2021）においても，睡眠確保はメンタルヘルスのポジティブな要因となることが指摘されている。

　ノルウェー公衆衛生研究所のSurén ほか（2022）は，摂食障害の子どもの急増を報告している。COVID-19パンデミック前とパンデミック中のノルウェーにおける子ども・若者の摂食障害の診断傾向を分析した結果，パンデミックの発生後，ノルウェーで摂食障害と診断された少女の数が大幅に増加したが，その背景にはパンデミックによって引き起こされた子ども・若者の生活・教育・活動等への制限を含む社会的変化との関連が示唆されている。

　2022年4月26日にノルウェー政府の「コロナ委員会（Koronakommisjonen）」による「第2回中間報告」が提出された。2020年4月24日の勅令によりCOVID-19パンデミックに対する当局の対応を見直し，評価するために任命された委員会による中間報告書である（Koronakommisjonen：2022）。

　報告書ではノルウェーがCOVID-19パンデミックを全体的にうまく処理しており，ヨーロッパの中でも死亡率や感染管理体制の制限レベルが最も低

く，経済活動の低下も最も少ないという評価がされている。同時に，子ども・若者への影響の大きさについて指摘されている。すなわち，感染防止対策が子ども・若者の生活に大きな打撃を与えたが，彼らを十分に保護できなかったこと，子ども・若者対応における意思決定の根拠が不十分であったこと，子ども対応に関して当局と地方自治体とのコミュニケーションに問題があり，全体状況や課題を把握できていなかったこと等の各種の課題が挙げられた。また，パンデミック対応において子ども・若者の参加が保障されていなかったことや多くの子ども・若者が学習不足に陥っていることは，パンデミックの影響を今後数年間にわたって監視し続ける十分な根拠となるとした（Koronakommisjonen：2022）。

　ノルウェー子どもオンブズマンは，この報告書に対して批判を行っている。COVID-19の感染拡大により子どもに大きな負担がかかっていることや，ロックダウンに伴う社会的閉鎖が子どもの精神的健康・孤独・社会的発達に及ぼす影響についての議論の不足を指摘している（Barneombudet：2022）。また，コロナ委員会の報告書が，子どもの生活にとって決定的に重要なサービスの状況について説明していないことを批判している。すなわち学校保健サービス，ヘルスセンターサービス，リハビリテーションサービス，薬物乱用および精神保健サービス，犯罪防止・矯正サービス等の閉鎖・縮小の問題である。さらにCOVID-19パンデミックによるこうした危機を包括的に理解するためには，COVID-19パンデミックで子ども・若者が実際に経験したことをより詳細に明らかにする必要があると指摘している。

1.4　ノルウェーのCOVID-19パンデミックと障害・疾病等の特別ニーズを有する子どもへの対応

　ノルウェー教育総局（Utdanningsdirektoratet）の報告によれば，2020年3月～5月の学校閉鎖期間中，保健医療サービス・運輸部門スタッフ等の「社会的に重要な職業の家庭」の子ども，障害等の特別な教育的配慮を要する子

表13.2　学校閉鎖中に学校で対面授業を受けた子どもの数（2020年3月〜5月）

カテゴリー	子どもの人数
「社会的に重要な職業の家庭」の子ども	14,018人
障害等の特別な教育的配慮を要する子ども	7,533人
その他の脆弱な状態にある子ども	12,369人
合計	33,920人

(https://www.udir.no/tall-og-forskning/statistikk/statistikk-grunnskole/analyser/kartlegg ing-konsekvenser-av-smitteverntiltakene-i-grunnskoler-varen-2020/)

ども，その他の脆弱な状態にある子どもの合計33,920人に対して学校における対面授業が実施された。学校再開以降も部分的閉鎖・授業時間短縮等が余儀なくされたが，約4,500人の子どもには学校において特別対応が実施された（Utdanningsdirektoratet: 2020a）。

　学校閉鎖中における障害・疾病等の特別ニーズを有する子どもへの配慮・支援は不十分であったという指摘がある。「障害を有する子どもの親の会（HandikappedeBarns Foreldreforening: HBF）」の調査によれば，障害を有する子どもの親549人のうち488人（88.9%）はCOVID-19パンデミックにおいて特別な配慮・支援が必要であったこと，そのうち約40%の親からの特別対応申請を学校が受け入れたこと，障害・疾病等の特別ニーズを有する子どもの教育プログラムが実際に機能していたのは約10%であったという回答を示しながら，学校閉鎖中における障害・疾病等の特別ニーズを有する子どもへの配慮・支援がきわめて不十分であったことを指摘している（Handikapnytt: 2021）。

　教育現場においても障害・疾病等の特別ニーズを有する子どもへの配慮・支援に追われていた。ノルウェー特別教育サービス（Statped）のTerje Dalenは，精神健康上の困難を抱えている子ども，学習障害・発達障害を有する子どもは家庭におけるオンライン学習に移行しにくく，ストレス・不満・怒り・悲しみ・混乱を抱え込みやすいため，行政判断を待つことなく学

272　第3部

校や教師が子ども対応に取り組むことの重要性を強調している（Utdannings-
forbundet：2020）。

　ノルウェー教育協会のIda Næss Hjetlandは，COVID-19パンデミックで
は障害・疾病等の特別ニーズを有する子どものほか，学習にモチベーション
を持てない子ども，多くの専門家による支援を必要としている子ども，デジ
タル・デバイスを持っていない子ども，困難な生活状況にある子どもに対し
て特別な配慮・支援が必要であるとしている（Utdanningsforbundet：2021）。

　ノルウェー障害者協会は，障害者の権利は危機やパンデミックの際に放棄
されるものではなく，利用可能なサービスがロックダウンの影響を受ける場
合には，当局がこの権利を擁護する義務があることを強調する。しかし実際
には，障害者の存在が当局の視界の外にあり，COVID-19パンデミック対応
においてまさに「列の後ろに置かれている」と指摘する。障害・疾病等によ
る重篤化のリスクと介助者・アシスタントと毎日密接に接触することでの感
染リスクの双方のリスクがあるにもかかわらず，ノルウェー各地の当事者メ
ンバーからワクチン提供がなされていないという報告が多数届けられている
実情を踏まえて，ワクチン接種が優先的になされない理不尽さを批判してい
る（Norges Handikapforbund）。

2．フィンランドのCOVID-19パンデミックと子どもの発達困難・リスクの動向

2.1　フィンランドのCOVID-19パンデミックの概況

　フィンランドにおける最初のCOVID-19の感染は2020年1月29日に確認
されたが，特にウーシマー地域で拡大していった（Helsingin Sanomat：2020a）。
2020年3月16日，フィンランド政府は大統領と共同で非常事態を宣言，緊急
権限法の実施に関する法令が発出された。運動を1日1回に限定した英国等
に比べて屋外の自由な運動を許可し，外出制限は緩やかにし，国民に厳格な
外出制限を強いない代わりに物資の充実に注力し，COVID-19の第1波対策

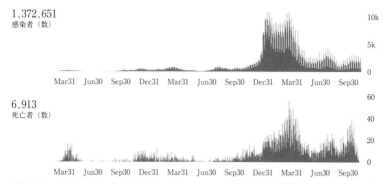

図13.4　フィンランドにおけるCOVID-19の感染・死亡者数の推移（WHO）
2022年11月17日現在
(https://covid19.who.int/region/euro/country/fi)

は成功と評価されている。

　フィンランドも他国と同様に第2波を経験していく。2020年後半に入ってから特に増加し，2020年10月～11月中旬までは新規感染者数が毎週1,500人前後であったが，11月下旬以降には1週間あたりの新規感染者数は3,000人を超過した。政府はウーシマー地域やピルカンマー地域等の感染状況が悪化している地域への個別の対策・制限の実施を行うなどの対応をとった（横山：2021）。その後，オミクロン株による圧倒的な感染増加があり，フィンランドの2022年11月17日現在の感染者数は1,372,651人，死者は6,913人である（図13.4）。

2.2　フィンランドのCOVID-19パンデミックと学校教育の動向

　2020年3月13日，フィンランド国立教育庁（Opetushallitus）は，各学校に対して緊急事態に備えるよう通知を行った。3月16日に緊急事態宣言が発令され，3月18日から4月13日まで，学校教育においては対面授業を遠隔授業に置き換えることが定められた（Finnish National Agency for Education：2020）。

　基礎学校等だけでなく，大学や成人教育機関も閉鎖され，対面での教育は

停止された。例外として，社会的に重要な分野で働くエッセンシャルワーカーの子どものために就学前学校と基礎学校 1 年生から 3 年生の対面授業は継続できることとされた。また必要に応じて，特別な配慮・支援を要する子どもに対しても対面での教育が提供された。

　フィンランド政府は2020年 3 月20日，就学前学校および基礎学校 1 年生から 3 年生，特別な配慮・支援を要する子どもが教育にアクセスする権利を有するとする新しい法令を出し， 3 月23日に発効した。前例のない COVID-19 パンデミック対応のために行政においても混乱を来しており，統一方針の策定が必要であったのである。しかし，この法令においては学校への通学義務はなく，パンデミックによる制限が施行されている間，就学前学校および基礎学校 1 年生から 3 年生の子どもは可能な限り家にいることがやや強硬に推奨された。

　2020年 3 月30日に教育レベルでの制限は 5 月13日まで延長され，学校現場では学期終了までの例外的な教育対応を継続するための準備が行われた。国による制限は学校教育の現場に各種の変更を迫った。基礎学校 1 年生から 9 年生の子どもの教育は，原則としてリモート接続を介した遠隔教育で行われた。ただし，就学前学校の子ども，基礎学校 1 年生から 3 年生，特別な配慮・支援の対象となる子ども，拡張義務教育の範囲内の子どもは対面授業であったが，これらの子どもにおいても保護者の要請に応じて遠隔授業を準備する必要があった。

　2020年 5 月14日には，感染対策を講じながらも段階的に基礎学校において対面授業が再開されたが，厳しい制限と特別な取り決めがなされ，教育文化省とフィンランド保健福祉研究所（THL）の指示に従う必要があった（Karkkola: 2020）。高校・大学・職業教育訓練校・成人教育においても対面授業の再開が 5 月14日から許可されたものの，学期の終わりまで遠隔教育の継続が推奨された。

　2020年夏・秋学期においては原則として基礎学校は対面授業を行うとされ，

感染拡大の状況により，対面授業を安全に行うことができない場合には，教育基本法改正の内容に基づいて例外的対応をとることが可能となった。

　フィンランド保健福祉研究所（THL）によれば，2020年8月から2021年6月において学校在籍の子ども96,084人の1.9％にあたる1,815人が感染し，その内訳は就学前学校703人，基礎学校986人，高校・職業訓練校126人であり，学校での感染リスクは低いことが指摘されている（Finnish Institute for Health and Welfare: 2021）。

　一斉の学校閉鎖の際に，幼児教育・ケアや就学前学校は通常通りに運営され，保護者が医療機関・警察などの特別な職種の場合には基礎学校低学年は対面授業も可能であった。もともと学校教育のICT化が推進されていたため，子ども・家庭・学校を繋ぐ連絡アプリWilma等を有効に活用しながら，遠隔授業への移行はスムーズに行われた。遠隔授業のツールとしてはGoogleおよびマイクロソフト系の教育プラットフォームやWeb会議アプリなどが活用された（靴家：2020）。

　具体的な遠隔授業の流れとして，Wilma等を使う学校では，まず朝8時に担任からWilma経由で一日の課題が伝達される。指定の時間内に各自で朝の挨拶を記入してから，用意されている課題に取りかかる。ほぼ対面時と同様の時間割通りに授業が進み，ノートに書きこんだ課題はカメラで撮影・提出する。期限は当日の15時〜18時までとなり，間違いがあればコメント付きでフィードバックされる。新規の内容を学習する際には，ビデオ会議機能を使った授業が行われ，理解度を確認してから課題に誘導される。特別な配慮・支援が必要な子どもには特別教育教師より随時メッセージが送られ，通学が必要と判断された子どもには通学を再開するなどの柔軟な対応も行われた（靴家：2020）。

　2020年8月の新学期の開始に際して，一般的には授業は教室で行うとされたが，状況に応じて遠隔授業に切り替えることも推奨された。各地域の学校教育当局はその地で確認されたCOVID-19の症例数に基づいて，対面授業

276　第3部

と遠隔授業のどちらを提供するかを決定する権限を与えられた。ただし，基礎学校1年生から3年生，特別な配慮・支援の対象となる子どもへの遠隔授業はできないとされた。2021年3月の感染蔓延によって3月8日から3週間，基礎学校7年生以上を対象に遠隔授業が導入されたが，低学年の子どもは引き続き対面授業が継続された。2021年4月に高校を含むすべての学校が再開された（Hall ほか：2022）。

2.3　フィンランドの COVID-19 パンデミックと障害・疾病等の特別ニーズを有する子どもへの対応

　2020年3月16日，フィンランド政府は社会的に脆弱であり危険に晒されている特定のグループや特別な配慮・支援を必要とする子どもを保護し，COVID-19の拡散を阻止するための対策を決定したが，その内容は学校閉鎖しながらも「可能な限り」別の方法で教育することが重要とされた。

　特別な配慮・支援を必要とする子どもについてはその例外としつつ，可能であれば自宅で対応することが強く推奨された（Finnish Government：2020）。この措置は2020年4月13日までとされたが，その後5月13日まで延長することが決定された（Helsingin Sanomat：2020b）。

　フィンランドの基礎学校の子どもは対面授業から遠隔授業に切り替えることを余儀なくされたが，2019年秋の時点で基礎学校の子どものうち20.1％が強化または特別な配慮・支援を必要としていた（Statistics Finland：2020）。フィンランドの三層構造の段階的教育支援システムのなかで第3段階「特別な支援（special support）」に相当する子どもの場合は，それが学習に不可欠であると考えられる場合，対面授業に参加することが許可されたが（EDUFI：2020），それ以外の場合はオンラインで教育を提供することが強硬に推奨された。

　基礎学校における特別教育担当教師への調査では，特別教育に関する構造的組織的問題が明らかになり，特別教育教師の業務内容と責任所在の曖昧さ，

三層のサポートモデルへの無理解等の特別教育の重要性が理解されていない学校があること，インターネット資源の地域間格差等，以前から生じていた課題がCOVID-19パンデミックにより一気に顕在化・深刻化したことが指摘されている（Aarnos: 2021）。

社会保健省は，2020年5月にCOVID-19パンデミックの危機と子どもの権利に関するワーキンググループを設置した。その報告書においては，子どもの状況とニーズに特別な注意を払う必要性を提起しており，長引く危機は恵まれない状況にある子ども・家族に深刻な影響を与えるために，長期的なフォローアップが必要であることが各種のデータをもとに指摘された（Sosiaali- ja terveysministeriö: 2021b）。障害，LGBT，サーミ・ロマ族の子ども，親が刑務所にいる子ども，未就労の若者等が対象に含まれる。

「例外的な状況」を言い訳にして蔑ろにしてはいけないという姿勢が全編にわたって貫かれ，「国連条約に従い，子どもの最善の利益が，子どもに関するすべての行動・課題等において第一に考慮されること」「多くの点で子どもに不安をもたらし，学習やメンタルヘルス面等で望ましい発達を危うくしていること」「脆弱なグループを特定し，あらゆる子どもの不平等の問題と闘うために積極的な行動が必要であること」「子どもへの悪影響は長期的に明らかになるため早期から調査する必要があること」等が提起されている。

子どもの権利に関する周知徹底，子どもへの情報保障も課題とされた。「聞かれ，知らされる権利」として，パンデミックに伴う子どもの見解・経験を明確にし，それらを政府行政の意思決定に使用する必要があることも指摘している。

パンデミック対応の課題として，特に障害・疾病等の特別ニーズを有する子どもとその家族にとって，必須のサービスの多くが不十分な形で実施され，緊急事態にほとんど適応していないこと，最大44%の子どもが遠隔授業中に特別なまたは強化支援を受けられなかったことなどが明らかにされた。

報告書の最後には「パンデミックと気候危機による世界の子どもたちへの

脅威」も取り上げられている。フィンランドが世界的な子どもの権利の危機と闘い，パンデミックや甚大な被害をもたらすハリケーン等の災害復興においても役割を担う必要があることを指摘するものである。相互依存性の高い世界において，国境の外で起こっている事態を無視せず，今回のCOVID-19パンデミックという非常事態を，災害を含む子どもの権利の危機に立ち向かう契機としている。

2.4　フィンランドのCOVID-19パンデミックと子ども当事者の声・ニーズ

2020年4月のフィンランド高校生協会によるCOVID-19パンデミックに伴う高校閉鎖やオンライン教育への移行が高校生にどのように影響したかについての調査（回答者1,487人）では，「オンライン教育になって教育の質が下がったと思う」に対して「とてもそう思う」「そう思う」の合計は約46%，「オンライン教育に切り替わると毎週の作業量が増えたと思う」に対して「とてもそう思う」「そう思う」の合計が約58%であり，教育の質の低下やオンライン教育への不満が見てとれる（Suomen Lukiolaisten Liitto: 2020）。

遠隔教育への移行はスムーズに行われたものの，子どもの声としては「遠隔教育によってストレスと学習負担が大幅に増えた。教師からは時間が足りない程のたくさんの課題が与えられる」「学習障害が考慮されていないため遠隔教育は不利に感じた」などの否定的な意見も聞かれている。

「COVID-19は自分または家族の経済的困難を引き起こした」については「とてもそう思う」12.4%，「そう思う」19.6%であり，家庭への経済的影響も少なくない。「友達との連絡の頻度」も「通常より減った」のは53.3%であり，「隔離によって深刻な孤独を感じた」「余暇と勉強の区別がつかない」という声が挙がっている。

フィンランド青少年財団（Lasten ja nuorten säätiön）は，COVID-19パンデミックの衝撃が人々の生活や社会そのものを世界的に変える可能性があり，なかでも若者の人生への悪影響は長期的であり，社会を揺るがす可能性があ

り，それゆえにパンデミック対応において若者の視点を取り入れることを強調している。そして2020年3月〜4月に基礎学校高学年（第8〜10学年）の子どもに対して「この世界的な危機がどのように見えるか」についての調査を行っている。「すべてが台無しになっている。これまで以上に学校に行きたい」「通常よりも多くの課題が学校から送られて重く感じる」「COVID-19は私の人生を大きく変えた。大切な学校の時間と趣味を奪い，私を孤独にした。メンタルヘルスが非常に心配」等の声が挙げられている（Lasten ja nuorten säätiön：2020）。

2020年4月のセーブザチルドレン・フィンランドの調査（回答者3,129人）では，55％が以前より「寂しい」，33％が「以前より家族内の紛争・問題が増えた」，62％が「遠隔教育のストレス」を感じ，59％が「遠隔教育では勉強することが難しい」，27％が精神的健康の状態が「非常に悪い」「かなり悪い」と感じており，低所得世帯の子どもでは43％にのぼることから，とくに低所得世帯の子どもにおいてはメンタルヘルスに関わる多くの支援を必要としている。さらに「退屈で欲求不満」「自分で状況をコントロールできないことへのどうしようもなさ」「教師は自分たちがどれだけの時間を課題にあてているのかを理解していない」等の無力感・欲求不満や学校・教師への不満が寄せられている（Pelastakaa Lapset：2020）。

3．おわりに

本章では，ノルウェーおよびフィンランドにおける2020年から2022年11月までのコロナ禍と子どもの「いのち・生活・学習・発達」等の困難・リスク（コロナ禍後遺症問題を含む）の状況について，各種の文献資料のレビューを通して検討し，ノルウェーとフィンランドのコロナ禍における子どもの発達困難・リスクに対する学校教育・発達支援の意義・役割・課題について明らかにしてきた。

ノルウェーとフィンランドはともにCOVID-19の感染拡大防止のために

学校閉鎖を決行し，一部の子どもは制限付きで対面授業が継続できることとされたが，オンラインでの遠隔授業が強く推奨された。

COVID-19パンデミックに伴う急激な学校環境の変容や家庭でのオンライン学習により，ノルウェーとフィンランドの両国では，多くの子どもが多様な不安・ストレス等の発達困難・リスクを抱え，とくに障害・疾病等の特別ニーズを有する子どもの抱える発達困難・リスクは深刻であることが明らかになった。

そうした学校閉鎖や遠隔授業により，あらためて学校が子どもの専門的社会的学習にとって重要な場であり，学校において教師や仲間・級友と一緒にいることが大きな発達的意味をもたらすことや，またノルウェー子どもオンブズマンが指摘するように，COVID-19パンデミックのような緊急時において学校は「特別な支援を必要とする子ども・若者のハブとして，様々な格差を平準化する」ための重要な福祉的機能を有していることも明らかとなった。

（髙橋智・能田昴・石井智也・石川衣紀・田部絢子）

第14章　アイスランドのCOVID-19パンデミックと子どもの発達困難・リスクの動向

　本章では，アイスランドにおける2020年から2022年11月までのCOVID-19パンデミックと子どもの「いのち・生活・学習・発達」等の困難・リスク（コロナ禍後遺症問題を含む）の状況について，各種の文献資料のレビューを通して検討し，アイスランドのCOVID-19パンデミックにおける子どもの発達困難・リスクに対する学校教育・発達支援の意義・役割・課題について明らかにする明らかにしていく。

1．アイスランドのCOVID-19パンデミックの概況

　アイスランドにおけるCOVID-19の感染動向は，WHOによれば2022年11月25日現在，人口約36万人において約207,000人の感染者と219人の死者が確認されている（図14.1）。

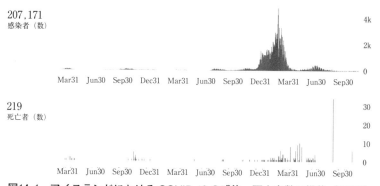

図14.1　アイスランドにおけるCOVID-19の感染・死亡者数の推移（WHO）
2022年11月25日現在
(https://covid19.who.int/region/euro/country/is)

また，アイスランド議会の発表によれば（Alþingi: 2022），COVID-19 パンデミックの開始から 2022 年 1 月 2 日までの子ども 0 〜16 歳の感染者数は6,578 人，うち 6 人が病院に入院し，2 人が集中治療対応となった。ワクチン接種率の高さからリスクが減少していることをふまえ，教育機関を含む検疫・検査規制は既に緩和されている。

アイスランド大学の Love ほか（2022）は，アイスランドにおけるCOVID-19 の感染第 1 波の影響について，精神的健康が悪化した証拠は見られなかったとしている。アイスランドでも各種の規制があったもののロックダウン・夜間外出禁止令はなく，16 歳までの子どものために学校が常に開かれていたことを挙げ，アイスランドの対応が COVID-19 の感染拡大を抑えるのに十分であり，人々の精神的健康に大きな影響を与えないバランスのとれたものであったと述べている。

アイスランドは人口約36万人の島国という特性も活かし，早期のワクチン接種と全人口を対象とする徹底的な PCR 検査を行ってきたとも言われている（Business Insider: 2020）。Benediktsson ほか（2022）は，地理的要因が有利であることに加えて，過去の感染症の事例からパンデミックへの準備が行われていたこと，災害的事象に対応するための中央集中型のシステムによって関係機関が迅速に行動したこと等を特徴として指摘している。

COVID-19 のオミクロン株流行に際しては学校における疾病管理対策の監視チームが組織される等，他国には見られない対応が教育面でも見られる。その一方で，アイスランド子どもオンブズマンからは，学校で子どもたちが抱える不安や寂しさ，教師の対応に関する課題が子どもの声として発信されている（Umboðsmaður barna）。

園山・辻野（2022）は，COVID-19 パンデミック下のヨーロッパ各国の教育対応に関する検討を行っているが，アイスランドにおける COVID-19 パンデミックに伴う子どもの発達困難・リスクの実態およびそれに対する学校教育・発達支援については日本国内では未検討である。

2．アイスランドのCOVID-19パンデミックと学校教育の動向

　アイスランド政府は2020年3月13日，教育機関の閉鎖（3月16日〜4月13日）を発表した。高校・大学は閉鎖されたが，幼稚園・基礎学校は制限付きの通学が許可された。強力なロックダウンを発動した国々とは異なり，年少の子どもへの学校教育対応に関しては緩やかであった。

　学校は可能な限り活動を維持すること，子どもが遠隔教育を選択した場合の準備のため，教職員は勤務を続けること等が教育科学文化省から発表された。教育科学文化大臣がアイスランド教師協会長とも緊密に連携をとりながら，教育の維持がパンデミックの影響を受ける社会において最優先事項であることを発信してきたことも重要である（Stjórnarráðið: 2020）。

　Ólafsdóttirほか（2020）は，アイスランドの未就学児の視点から調査を行っており，COVID-19パンデミックにおける幼稚園で友人との社会的関係等が制限されていることから，教師が子どもたちの見解を洞察し，教育実践を組織する際に子どもの視点を含めることの重要性を強調した。

　アイスランド子どもオンブズマンはCOVID-19パンデミックにおける学校の子どもの声として「ホームスクールはとてもつまらない」「運動やプールの制限，教室間の生徒同士の接触が制限されるなかで学校生活が大きく変わった」「一部の教師はICT機器について何も知らなかった」等，学校教育の変化や子どもたちの寂しさ・不満等に関する実態を発信している（Umboðsmaður barna）。

　2021年末になるとオミクロン株の猛威により，レイキャビク首都圏では開校継続が難しい状況が指摘され，学校の人数制限をしなければならない場合，年少の子どもを優先して学校に受け入れる可能性も議論された（Pétursssonほか：2022）。

　こうした状況を受けて2022年1月，学校における疾病管理対策の監視チーム「モニタリングプログラム（vöktunarteymi）」が設けられた（BB: 2022）。

アイスランド市町村協会・教師協会・学校長協会・保健省・自治体教育事務所管理者協会等によって構成され，これを教育科学文化大臣が率いた。

学校の子どもの安全を最大限に確保し，教育に係わる法定サービスを確実に受けられるようにすることや，COVID-19パンデミックの影響から学校教育を保護する方法を模索し，学校教育に必要な支援を確実にすることが目的とされた。学校の感染状況を随時モニタリングしながら，各学校の意思決定をサポートしており，有効な取り組みであるといえる。

アイスランド政府週報の2022年第1報（1月3日～7日）によれば，6人の専属スタッフが国内の学校のCOVID-19感染の追跡を担当した。また，この週に開始された5～11歳の子どもの予防接種に際して，学校を使用した接種運営で教育が中断されないように努めるべきこと等が示された。また「知的障害，精神・行動障害，薬物使用，非行」等を有する脆弱な立場にある子どもへのワクチン接種の必要性を喚起している（Stjórnarráð íslands: 2022a）。

第3報（2022年1月17日～21日）によれば，COVID-19の感染増加のため個別の学校の一時閉鎖も行われるようになり，隔離された子どもの教育機会の減少や教職員の欠員の影響，感染追跡業務が学校等のスタッフにもたらしているストレスを監視することの必要性が議論された（Stjórnarráð íslands: 2022b）。

第4報（2022年1月24日～28日）によれば，教育科学文化省は子どもオンブズマンから「子どもの教育に関する最善の利益を確保するための学校への支援ガイダンス」の提供を求められ，この要請にもとづき，幼稚園・基礎学校の管理者と高等学校長に対して，学校運営を可能な限り維持しながら，子どもの教育と福祉，特に追加の特別支援を必要とする子どもについて考慮するように通達された（Stjórnarráð íslands: 2022c）。

その後，2022年2月12日の学校教育の規制解除に伴い，監視チーム「モニタリングプログラム」は活動を休止したが，必要に応じてまた配置される予定である（Vöktunarteymi: 2022）。監視チームはこの間，学校関係者からの約

100件の問い合わせに対し，大臣や保健当局と相談しながら迅速に対応し，COVID-19のオミクロン株流行下で混乱する学校教育の安定的運営に寄与した。トップダウンではなく，教師協会や市町村の担当者と担当大臣が共に議論していたことは重要である。

　最後となった第5報（2022年1月31日〜2月4日）によれば，アイスランドの教育と福祉システムに対するCOVID-19パンデミックの影響の検証に体系的に取り組む必要性があること，子どもの発達困難・リスクとして暴力・ネグレクトの増加，社会的孤立，学校からの排除や中退への対応が急務であることが強調されている（Stjórnarráð íslands: 2022d）。

3．アイスランドのCOVID-19パンデミックと子どもの発達困難・リスクの状況

　アイスランドではCOVID-19パンデミックをふまえた教育対応に着手している。首都レイキャビクでは特別学校や福祉サービスの向上をめざす「子どもの特別サービスの必要性」運営委員会報告書の内容に基づき2021年7月1日，COVID-19パンデミックにおける子ども対応のため学校心理的サービス予算の増加（専門家の増員等）を承認した。学校の心理サービスへの需要が急増していることが原因であり，2020年の669件のリクエストに対して2021年には倍増の1,380件となり，その多くが精神的苦痛による困難ケースであった（Reykjavík: 2021）。

　国全体でもCOVID-19パンデミックに伴いメンタルヘルスケアの必要性が急増したことから，2020年に5億4,000万アイスランドクローナ（約5億9,000万円）を，2021年にはさらに6億アイスランドクローナ（約6億5,500万円）を投資してメンタルヘルスケアの改善に努めた結果，高校段階のメンタルヘルスケアサービスが改善されたことが報告された（UN Human Rights Office: 2022）。

　COVID-19パンデミックの子どもの精神・感情面への影響については，

Thorisdottir ほか（2021）の調査結果でも明確であり，アイスランドの子どもの抑うつ症状と精神的健康は予想レベルを超えて悪化した。例えば，15歳以下の子どもの大半が対面授業であったのに対して，16〜18歳の若者は遠隔授業の影響を最も強く受けたために「仲間との相互作用の必要性」のスコアも大きくなった。思春期のメンタルヘルスに対する COVID-19 パンデミックの影響を緩和するために，より的を絞った介入の必要性が指摘されている。

　Halldorsdottir ほか（2021）は，COVID-19 パンデミックが思春期の子どもの精神的および身体的健康，仲間との関係，学業成績，日常生活に悪影響を及ぼしたことを明らかにし，特に思春期女子の抑うつ症状の増加が顕著であった。自殺企図は増加していないものの，今後，注意深く見守るべき重大な公衆衛生上の懸念であること，また安定した日常生活と社会的繋がりを維持することがとても重要であることも指摘している。

　2020年11月に教育科学文化省とアイスランド高校生協会が実施した調査（高校生1,539人回答）には，高校生の不安が端的に示されている（Mennta-og-menningarmálaráðuneytið, Sambandíslenskraframhaldsskólanema：2021）。回答では52％が自身や親しい人がリスクグループに属していると考えていること，40％が遠隔教育に対してストレス・気分の悪さを感じていること，半数以上が遠隔教育より対面授業の方が優れていると感じていること，22％のみが遠隔教育に満足していると回答した。

　一方，約70％は COVID-19 パンデミックに対する学校対応に満足し，64％が学校での安全を感じていると回答し，学校が子どもの安全・居場所の面で重要なシェルターやセーフティネットになっていることがうかがえる。

　また，42％は COVID-19 パンデミックにおいて経済的困難を経験しており，特に賃貸住宅に住む高校生のうち70％が経済的困難を経験したと回答している。パンデミック以前よりアイスランドにおける高校中退率は平均19.8％と北欧諸国で最も高いが（ノルウェー10.9％，ヨーロッパ平均中退率10.7％），COVID-19 パンデミックにおける経済的理由から，就労のために進

路変更をする生徒も多く，監視チーム「モニタリングプログラム」も中退問題への懸念を表明している。

COVID-19 パンデミックにおいてアイスランドでも子どもへの暴力が増加した。これに対し暴力を報告するデジタルプラットフォームが作成され，また家庭内暴力防止キャンペーンを実施する特別委員会が設立された。これに伴い，女性と子どもに対する暴力と闘うための計画が確立され，計画実施に関わる具体的な作業部会も発足している（UN Human Rights Office: 2022）。

こうした COVID-19 パンデミックに伴う各種の悪影響が検証される一方で，前述のように Love ほか（2022）は，COVID-19 の第 1 波の影響について精神的健康が悪化した証拠は見られなかったとしている。

それに対して，重度身体障害当事者であり，元アイスランド議会議員の Freyja Haraldsdóttir による COVID-19 パンデミックに係る行政批判は痛烈である（The University of Sheffield: 2020）。「アイスランドの意思決定，ガイドライン，および一般市民への情報提供を担当する政府，市民保護および緊急事態管理局と保健局は，障害者を大いに失望」させ，「地震，大規模な吹雪，火山の噴火，雪崩が多い国にもかかわらず，そのなかで障害者の安全を確保したりする計画はほとんど整備されていない」こと，「COVID-19 の予防と緊急事態の管理においても例外ではなく，アイスランド政府は当事者を緊急事態の管理・計画に参画させることに関心・責任を示していない」という厳しい指摘がなされている。

アイスランドの当事者団体である「アイスランド発達支援協会（Landssamtökin Þroskahjálp）」（2021）による知的障害当事者のインタビューでは，「流行が進むにつれて焦りを感じた。日常生活に戻り，友人に会いたいと思った」「社会で何が起こるかを毎日不安に思っていた」「この状況のせいで自信が持てず，何か悪いことをしているような気がした」「いつも我慢してきたが，この状況でさらに欲求不満・悲しみ・不確実性・不安・絶望を感じた」等の語りが報告されている。

Snæfríðar-Gunnarsdóttir ほか（2023）は，COVID-19 パンデミックにおける 7 人の障害児の親にインタビューを実施している。パンデミックがアイスランドの社会および医療システムに深刻な打撃を与えたことを指摘しながら，以前からこうした障害児を抱える家庭を取り巻く環境が不安定であり，COVID-19 パンデミックがその状況をより強化したことを示した。

アイスランド大学の Ásta Jóhannsdóttir も，社会における障害者差別が COVID-19 パンデミックという災害によって明らかになり，障害者らが置き去りにされたことを指摘する。障害者権利条約を批准しているにもかかわらず，アイスランド市民保護局の緊急対応計画においては障害者が含まれておらず，パンデミックに関する緊急対応計画やガイドラインを作成する際に障害者との協議が欠けていると指摘している（University of Iceland: 2022）。

Love ほか（2022）の検討作業は，あくまでも感染者や死亡者数の少なかった COVID-19 の第 1 波に関してであり，子どもや脆弱な立場に置かれていた人々に対する COVID-19 パンデミックの影響・問題の実証的な解明が待たれる。

4．おわりに

本章では，アイスランドにおける2020年から2022年11月までの COVID-19 パンデミックと子どもの「いのち・生活・学習・発達」等の困難・リスク（コロナ禍後遺症問題を含む）の状況について，各種の文献資料のレビューを通して検討し，アイスランドの COVID-19 パンデミックにおける子どもの発達困難・リスクに対する学校教育・発達支援の意義・役割・課題について明らかにしてきた。

アイスランドの COVID-19 パンデミック対応は比較的高く評価されているが，しかしアイスランドにおいても COVID-19 パンデミックに伴う大きな社会的変化は子どもの「いのち・生活・学習・発達」に深刻な影響を与え，子どもの発達困難・リスクも顕在化している。そのことは例えば，各種調査

報告に示されている学校における心理サービスの需要急増，家庭内暴力の増加，中退問題への懸念等にも如実に示されている。

COVID-19のオミクロン株流行に際しては，教育科学文化大臣をトップにCOVID-19の脅威に晒される学校の監視チーム「モニタリングプログラム」が組織された。また，ポストCOVID-19の学校のあり方も議論され，今後のパンデミック対応においては「より多くの子どもたちと相談する」という子ども当事者の視点が強調された。引き続き，パンデミックにおける子どものセーフティネットおよび子どもの成長・発達に不可欠な支援システムとしての学校教育・教師・クラスメイトの意義・役割・機能についての検証が，重要な課題である。

アイスランドでは災害的事象に対応するための中央集中型のシステムが迅速に機能しながらも（Benediktssonほか：2022），子どもの声・支援ニーズに基づくボトムアップの議論が共存している点が示唆に富む点である。しかしアイスランド大学のJörgensenほか（2022）は，COVID-19パンデミックにおける子ども・若者調査において，障害・疾病等の特別ニーズを有する子ども・若者がこうした研究に参加できていないことも指摘している。

（能田昴・田部絢子・髙橋智）

第15章　北欧諸国の子どもの「コロナ禍後遺症」問題と発達困難・リスクの動向

　本章では，北欧諸国における2020年から2023年5月までの子どものコロナ禍後遺症問題とそれに伴う子どもの発達困難・リスクに関する議論の動向について，各種の文献資料のレビューを通して検討し，子どものコロナ禍後遺症問題と発達困難・リスクに対して学校教育・発達支援の意義・役割・課題を明らかにする。あわせて日本の子どものコロナ禍後遺症問題と発達困難・リスクに対する学校教育・発達支援において引き取るべき課題を示していく。

　対象となる文献資料は「COVID-19, Long COVID, コロナ後遺症，子ども，メンタルヘルス，学校教育，発達リスク，抑うつ，睡眠困難，生活リズム困難，起立性調節障害，長期欠席，不登校，引きこもり，虐待，自傷，摂食障害，自殺」をキーワードとし，各種の検索エンジンを用いて収集した2020年1月から2023年5月までに刊行された国内外の文献資料である。そのうち61件の文献資料を採用した。

1．スウェーデンにおける子どものコロナ禍後遺症問題に関する議論の動向

　スウェーデン政府は，国家医療社会評価委員会（SBU）に対してCOVID-19パンデミックによる長期的影響を伴う患者の治療とリハビリテーション・科学的支援に関する知識を継続的に評価し，普及するよう要請してきた（Regeringen.se: 2021）。Long COVID 研究に対してもスウェーデン政府は5,000万スウェーデンクローナ（約7億2,400万円）を確保し，スウェーデン研究評議会（教育省管轄機関）がこれを配分している（Vetenskapsrådet: 2021）。

　2023年4月，スウェーデン政府はポストCOVID-19パンデミックにおけ

る知見の集積や実態調査を行うとして，国家保健福祉委員会に対してプライマリケア・専門的医療，社会サービスの改善のためにコロナ感染後の状態の診断・ケア・リハビリテーションに関する全国的な知識サポートを構築するように指示した。

　スウェーデンにおける直近の調査研究としては，Wahlgrenほか（2023）がCOVID-19の長期的な健康影響について，165人の患者のうち大半の患者（139/165，84%）が退院後24か月後の時点でも日常生活に影響を及ぼす問題が残っていること，認知機能障害・感覚運動症状・疲労症状が最も多く残存していたことを報告している。

　当事者組織の「スウェーデンCOVID-19協会（Svenska Covidföreningen）」は，子どもの多くは感染しても重症化せず回復するが，感染による後遺症や未曾有の事態による長期的影響が不明であるため，「COVID-19の子どもへの具体的影響について専門知識を集約し，患者の近くで研究を実施する機会を備えた子どものための学際的専門クリニックが必要」であるとして，ポストCOVID-19パンデミックの子ども問題について提起している（Svenska Covidföreningen：2023a）。

　現状，1,400人以上の子どもがスウェーデンCOVID-19協会に接触しているという。脳の疲労・筋肉疲労・筋肉痛・微熱・動悸等の症状が子どもにも観察されているが，医療・学校教育機関からのサポートに関する蓄積が不足しているために，当事者らを対象とした調査研究に着手している。またスウェーデンCOVID-19協会は，患者中心のアプローチの促進をめざして，政府に対して国家行動計画を提唱し，健康への長期的影響に対処するためのナレッジセンターの設立も指摘している（Svenska Covidföreningen：2023b）。

　こうした当事者組織の指摘もあり，スウェーデンのヘルスケア分析機関（Vård- och omsorgsanalys）は，罹患後に長期の影響を受けている患者約500人を含めた約5,500人を対象に実態調査を実施している。COVID-19の長期の影響を受けている子どもとその保護者は，長い診察待機時間やフィードバッ

クの欠如について語り，多くの保護者が不信感を持ち，ヘルスケアに関与する機関自体が子どものコロナ感染後の状態に関する知識不足と感じていることを報告している（Vård- och omsorgsanalys: 2022）。

　スウェーデンの子どもオンブズマンも，子どもへの聞き取りを行っている。子どもは医療担当者が子どもの声に耳を傾けたり，理解しようとしているとは感じておらず，ヘルスケアについてとても否定的経験をしていたことを報告しているほか，複数の子どもは感染からの回復後も学校に適応することができず，学校・教師が適切な調整をしているとは感じていないことを報告している。COVID-19パンデミック以前にすでに学校適応で苦慮していた子どもたちがとくに大きな打撃を受けており，病気になる前と同じように行動できないことに大きなストレスを感じていたことを報告している（Barnombudsmannens: 2021）。

　スウェーデンの代表的な子どもの権利擁護団体「BRIS（Barnens rätt i samhället：社会における子どもの権利）」はチャット・電話・電子メール等で子どもの相談活動を実施しているが，2022年の相談件数は44,420件であり，その数は2021年と比べて7％増加している。約21,000件が精神疾患に関係しているが，摂食障害17％増加，自殺関連15％増加，自傷行為14％増加というように，子どものメンタルヘルス問題は顕著に深刻化している。とくに気がかりなのは子どもの自殺関連の相談件数が約5,300件，すなわち10人に1人が自殺関連相談を行っていることである。また，パンデミックから1〜2年の時間差で精神疾患等のコロナ禍後遺症が顕在化していることが注目点である。

　なおBRIS（2023a）は，子どもの生活や精神的健康を良好に保つ上での学校の役割・重要性について「子どもの幸福における学校の役割を過小評価してはならない」「学業に取り組むことは子どもが希望を感じるために重要であり，長期的な精神的健康に影響を与える可能性がある」と言及している。

2．デンマークにおける子どものコロナ禍後遺症問題に関する議論の動向

デンマーク保健当局（Sundhedsstyrelsen）は，2021年3月にCOVID-19の長期的症状を持つ患者のための取り組みの組織化に関する推奨事項を改訂し，Long COVIDに関する研究レビューを通して子ども（18歳未満）の神経学的・呼吸器的・心理的症状および晩期合併症（晩期障害）に関する最新知識，対象グループ指定，自治体のタスク更新，一般診療における後遺症の調査と治療の実施を行っている（Sundhedsstyrelsen ウェブサイト：2021）。

当事者団体の「デンマークCOVID-19協会（Dansk Covidforening）」が2023年4月15日に設立され，Long COVIDに関する知識・理解を深め，後遺症の研究を推進すること，患者と家族を支援し，権利・治療・リハビリテーションに関する情報提供を目的としている。デンマーク国立血清研究所で開かれたLong COVIDに関するセミナーにも登壇し，この問題についての情報集積や患者グループを代弁する必要性を団体設立の理由として挙げている（Dansk Covidforening ウェブサイト，Statens Serum Institut：2023）。現状では子ども特有のLong COVIDの問題については言及していない。

デンマークではLong COVIDに関する全国的追跡調査が行われており，研究蓄積がなされてきている。なかでもSaundersほか（2023）は，Long COVIDは従来の医学研究パラダイムでは十分に説明できないとして図15.1のような概念モデルを提唱している。Long COVIDを生物学的・心理的・経験的・社会的要因が複雑に関係して発現するものとし，社会的要因としてのロックダウン，経験的影響として感染によるトラウマ経験や怒り等を挙げている点も特徴である。Long COVIDとコロナ禍後遺症の重複を表現する視点として重要である。

Borchほか（2022）は，デンマークの0歳から17歳の子どもを対象としたコホート研究（症例群37,522人，対照群78,037人）を実施しているが，4週間

第15章　295

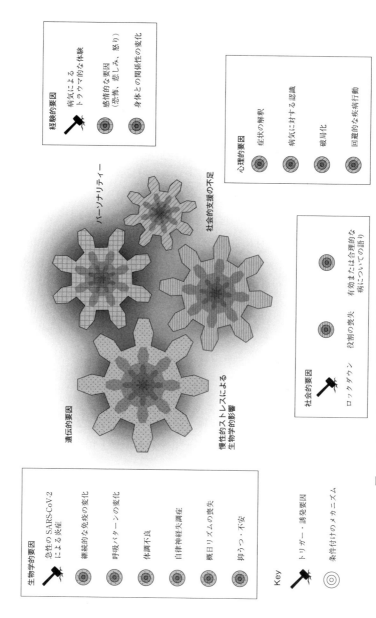

図15.1　Saunders ほか（2023）による Long COVID メカニズムモデル

296 第3部

以上続く症状が症例群・対照群ともに共通していた。全体として対照群の子どもの方が集中力低下，頭痛，筋肉痛，関節痛，咳，吐き気，下痢，発熱を有意に多く経験していた。COVID-19パンデミックが子どもの精神的身体的健康に及ぼす社会的影響について検討する必要があると指摘している。

　Bergほか（2022）は，15歳から18歳を対象（症例群24,315人，対照群97,257人）に全国的横断研究を実施している。症例群は対照群と比較して長期的症状をより多く抱えていたが，感情や社会機能に関する生活の質のスコアは年齢が上がるにつれて症例群が対照群よりも良好であった。対照群の子どもにも後遺症の症状があることが示された点も特徴である。

　デンマークの子どもの権利擁護団体「Børns Vilkår（子どもの福祉）」は，2020年1月〜2022年1月に寄せられたCOVID-19関連の相談（合計2,672件）を分析しているが，コロナ禍後遺症の一端として捉えられる内容を報告している。2020年では「子どもと親との関係」9.1%，「恐れ」5.4%，「友情」4.8%，「孤独」3.8%が上位であったが，2021年には「孤独」18%，「不安」5.4%，「自殺」3.3%となり，メンタルヘルス問題の深刻化がうかがえる。そして「隔離期間中，『生きることへの欲望』を維持するのはとても困難でした」等の子どもの声を紹介しながら，「2年間のコロナ禍は子どもと若者に爪痕を残した」ことを強調している（Børns Vilkår: 2022a）。

　「子ども電話」に寄せられた多様な悩み相談を整理した2022年の報告書では，精神科クリニックに受診する子ども・若者が過去10年間で一番の増加を示し，「子ども電話」相談でもとくに自殺念慮・企図に関する内容が多かったことを指摘している（Børns Vilkår: 2022b）。

3．ノルウェーにおける子どものコロナ禍後遺症問題に関する議論の動向

　ノルウェー保健局（Helsedirektoratet）は，2021年に国民医療サービスに関するWebサイト「Helsenorge」を通じてLong COVID情報についてまと

めており，コロナ禍後遺症に対応できる医療機関の情報提供を行っている。さらにノルウェー保健局は，地域の保健機関に対して後遺症クリニックを設立し，複雑な症状のある患者を調査および診断する任務も課している。また地域のウェルネスセンター等では健康増進と予防作業，治療・リハビリテーションに関わって，コロナ禍後遺症に関わる情報共有やガイダンス，ピアワークが取り組まれるようになっている（Helsedirektoratet ウェブサイト）。

　しかし，米国の国立衛生研究所（NIH）が感染の長期的影響に関する研究に早期から10億ドル以上を投じていることを引き合いにして，COVID-19 研究への投資資金がノルウェーは少なすぎると指摘する声もある（Sciencenorway.no: 2023）。

　当事者組織の「ノルウェー COVID-19 協会（Norsk Covidforening）」が設立されており，長期に及ぶ合併症に関する知識・理解を深めること，患者・家族の支援，権利・治療・リハビリテーションに関する情報提供，患者の経験・関心を伝えること，安全な社会的セーフティネットの促進等が方針として示されている（Norsk Covidforening ウェブサイト）。

　ノルウェーでの大規模な追跡調査として，オスロ大学病院が2020年3月以降，190,000人以上に調査を実施している（Sciencenorway.no: 2023）。その一環でオスロ大学病院微生物学教室の Søraas ほか（2021）は，無作為に抽出した13,001人を対象にして8か月後の追跡調査を実施し，陽性グループ651人中81人（12％）の健康状態が悪化したこと，さらに陽性グループ267人中59人（22％）において記憶障害が続いていたことを報告している。

　Selvakumar ほか（2023）は，12歳から25歳までの若者約467人（COVID-19陽性者382人と陰性者85人）を対象に，感染者の半数に Long COVID 症状がみられるのと同時に，感染していない若者でも同じような結果が得られたことを指摘している。味覚・嗅覚・疲労など一部の症状には COVID-19 が関与しているが，重要な要因が他にあると指摘する。

　また，コロナ禍後遺症に関連するものとして，ノルウェー公衆衛生研究所

が子ども・若者の生活・精神的健康に及ぼす影響に関する研究を継続的にまとめている。メンタルヘルスに関する結果としては，10歳以上の子ども・若者において幸福度が低下し，不安・うつ症状の発生率が増加していることを示している（Nøkleby ほか：2023）。

子ども・若者のメンタルヘルス支援団体の青十字（Blå Kors）は，いじめとメンタルヘルスに関するチャット・サービスを実施しているが，2021年（7,639人）と2022年（5,185人）の相談内容をみると「精神的な訴え／症状」：2021年49％，2022年64％，「日常生活のストレス」：2021年16％，2022年22％，「自殺のリスク」：2021年14％，2022年21％，「自傷行為」：2021年9％，2022年11％，「身体症状」：2021年9％，2022年15％のように，メンタルヘルス問題の相談が顕著に増加している（Blå Kors：2023）（図15.2）。

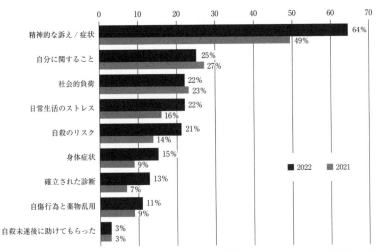

図15.2 Blå Kors に寄せられたメンタルヘルスの相談内容の内訳（上：2022年，下：2021年）

（Blå Kors：2023）

4．フィンランドにおける子どものコロナ禍後遺症問題に関する議論の動向

　フィンランドにおいては国立保健福祉研究所（Terveyden ja hyvinvoinnin laitos: THL）が，Long COVID に関する情報を公式ウェブサイトに掲載している。基本情報のほかに，必要に応じてフィンランド家族連合（Väestöliitto）が作成している COVID-19 感染や Long COVID からの社会的復帰へのガイダンスツールへとアクセスできるようになっている（Väestöliitto: 2023）。

　実際の治療はヘルシンキ大学病院（Helsingin yliopistollinen sairaala）に Long COVID 専門の外来クリニックが設置されており，専門的対応にあたっている（HUS ウェブサイト）。なおヘルシンキ大学病院は2023年3月に Long COVID の国際会議「Navigating the unknown: Exploring Realities and best practices on Long Covid（未知の世界をナビゲートする：Long COVID の現実とベストプラクティスを探る）」を開催した。症状に対する医療的視点と心理社会的視点に関して多様な議論が繰り広げられたが，結論的な見解は示されていない（Toipuminen tauolla: 2023）。

　フィンランド法務大臣室（Oikeuskanslerinvirasto）は2023年1月，コロナ禍後遺症に関わって，子ども・若者に対する精神保健サービスの需要と必要性および子ども・若者の精神科受診が感染症流行の前から数年にわたって増加していることを指摘し，社会保健省に対して子ども・若者に対するメンタルヘルス・精神科サービスへのアクセスと実施を確保するように要請している（Oikeuskanslerinvirasto: 2023）。

　国立保健福祉研究所（THL）は，コロナ禍後遺症に関してメンタルヘルス問題の深刻化や子どもの学校欠席の増加を確認しており，学校における支援ニーズが高まり，より分野横断的なケアが学校において求められることを指摘している（Hietanen-Peltola ほか：2022）。

　当事者組織の「フィンランド COVID-19 協会（Suomen Covid -yhdistys ry）」

が2021年に設立され，とくに Long COVID に関する理解啓発推進やオンラインを通じたピアサポート活動に熱心に取り組んでいる（Suomen Covid -yhdistys ry ウェブサイト）。

　フィンランドにおいて子ども・若者・家族支援を行っているマンネルヘイム子ども福祉連盟（Mannerheimin Lastensuojeluliitto）は，コロナ禍に寄せられた相談を分析しており，メンタルヘルスに関する内容が多かったことを明らかにしている。同連盟の「子どもと若者による電話とチャットの年次報告書」（2020年）によれば，COVID-19 パンデミックにおける子ども・若者の声の特徴として，ロックダウン等の制限措置によって「友人関係や孤独への悩みがより顕著になったこと」，オンライン授業への適応困難のために「新しい日常生活に疲れ果てていたこと」，すでに困難・問題を抱えた家庭では自宅待機等によって「家庭内の混乱や問題がエスカレートしたこと」「メンタルヘルス問題を抱えている人々の状態が悪化したこと」を報告している（Mannerheimin Lastensuojeluliitto: 2020）。

　子ども・若者の心理的不調の背後にある理由として薬物乱用，精神的身体的暴力，深刻なコミュニケーション障害等の困難を挙げており，COVID-19 パンデミックで顕在化した子どものメンタルヘルスに関する支援の拡充が不可欠であることを強調している（Mannerheimin Lastensuojeluliitto: 2022a）。

　2022年の年次報告では2021年の相談件数約15,000件から約17,000件へと相談件数が増加し，**図15.3**に示したように「メンタルヘルス」27％，「友人関係」13％，「家族」13％，「学校と自由時間」9％，「セクシュアリティ」9％，「日常生活の孤独」7％，「不当な扱い」6％，「いじめ」5％等に関する相談が寄せられた。

　相談件数が最多のメンタルヘルス関係では，とくに不安・恐怖，うつ・気分の落ち込み，自傷行為，摂食障害，自殺念慮等が上位に挙がっている。COVID-19 パンデミックにおいて子どもが抱えてきた発達困難・リスクが多様なメンタルヘルス問題として顕在化したことがうかがえる。そして，多様

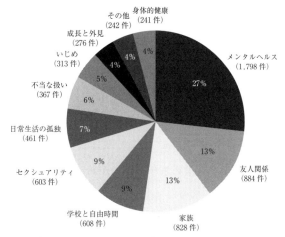

図15.3　2022年にマンネルヘイム子ども福祉連盟に寄せられた相談内容
（Mannerheimin Lastensuojeluliitto: 2022b）

なメンタルヘルス問題を抱える子どもたちは学校において教職員の支援も受けてきており，教師がクラスの緊張を和らげたり，学校の心理士・看護師等との関係も重要であることが指摘されている（Mannerheimin Lastensuojeluliitto: 2022b）。

5．アイスランドにおける子どものコロナ禍後遺症問題に関する議論の動向

アイスランドにおける子どものコロナ禍後遺症問題関係の発信は限られている。小児感染症医師の Valtýr Stefánsson Thors は，2021年4月時点でアイスランドにおいて COVID-19 パンデミックが子どもに及ぼす長期的影響についてはほとんど知られておらず，子どもが COVID-19 パンデミックに伴うコロナ禍後遺症に苦しむ可能性は否定できないと述べている。同時に，COVID-19 による重症化と長期にわたる症状の間には必ずしも相関関係がないことも指摘している（RÚV: 2021）。

アイスランド医療開発センター（Þróunarmiðstöð íslenskrar heilsugæslu）は，Long COVID 問題を「post-covid-19, PC19」と位置づけ，COVID-19 の感染後の慢性症状を有する患者へのサービスのガイドラインを作成している（Þróunarmiðstöð íslenskrar heilsugæslu）。

アイスランド政府は2022年6月に「2030年までのメンタルヘルス政策に関する議会決議」を採択し，「メンタルヘルスサービスが包括的に統合され，科学的根拠に基づいた最善の治療，リハビリテーションが行われること」「利用者との相談，利用者が求めるサービスがあらゆるレベルで行われること」等の推進を保健大臣に求めた（Alþingi: 2022）。この決定にそって保健大臣が2023年1月，COVID-19 パンデミックによる様々なメンタルヘルス問題に対応するために，第3次レベルのメンタルヘルスサービスと学校保健医療の強化促進の予算措置を発表した（Stjórnarráð íslands: 2023）。

子どものコロナ禍後遺症問題に関連して，アイスランドの中道右派政党「Viðreisn」が2022年10月にハフナルフィヨルズゥル（Hafnarfjarðar）市教育委員会に意見書を送付し，基礎学校・高校の校長・教師が COVID-19 感染後の子どもの状況を懸念しており，様々なリスクの兆候，不登校，不安，不快感，危険な行動等がパンデミック以前よりも多く現れていることについての指摘を行ったことが報道されている（Fjarðarfréttir: 2022）。

Thorisdottir ほか（2023）は，アイスランドにおける2022年3月までのCOVID-19 パンデミックが思春期のメンタルヘルスと薬物使用に及ぼす影響について検討しているが，その横断的研究により，子どもの抑うつ症状の増加とメンタルヘルスの低下が1～2年後も持続していることが明らかにされている（図15.4）。

6．おわりに

本章では，北欧諸国における2020年から2023年5月までの子どものコロナ禍後遺症問題とそれに伴う子どもの発達困難・リスクに関する議論の動向に

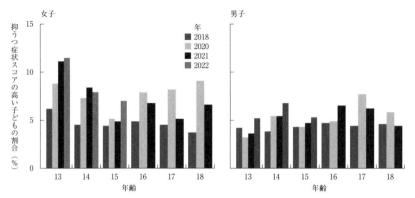

図15.4　抑うつ症状が高い子どもの割合（Thorisdottir ほか：2023）

ついて，各種の文献資料のレビューを通して検討し，子どものコロナ禍後遺症問題と発達困難・リスクに対して学校教育・発達支援の意義・役割・課題を明らかにした。あわせて日本の子どものコロナ禍後遺症問題と発達困難・リスクに対する学校教育・発達支援において引き取るべき課題を示した。

　北欧諸国においても COVID-19 パンデミックは危機対応における様々な脆弱性を露呈させた感染症災害であり，パンデミックからの復興に向けた検討がなされてきているが，そこにおいて当事者の声が埋没していることを当事者団体が厳しく批判している。

　スウェーデン・デンマーク・ノルウェー・フィンランドの 4 か国にはLong COVID 問題に対応する協会・当事者団体が設置され，それぞれが情報の集積を行い，ケアに努めている。特にスウェーデンの場合，政府に対して国家行動計画を提起し，それに応じる形で国の施策が始動するという成果も出ている。とくにナレッジセンターの設立提案は重要であり，今後，Long COVID やコロナ禍後遺症問題の実態や対策に係る研究や記録を蓄積していく研究センターとアーカイブス的機能を有する部局の設置が求められる。

　子どものコロナ禍後遺症問題に関して，スウェーデンの「BRIS」，デンマ

ークの「Børns Vilkår」，ノルウェーの「Blå Kors」，フィンランドの「Man-nerheimin Lastensuojeluliitto」等の子どもの権利擁護団体が，子ども当事者の声を継続的に明らかにしているが，COVID-19 パンデミックの時間経過のなかで，時間差を伴って顕在化するする子どものコロナ禍後遺症問題の特性と多様な心理発達面への影響の深刻化が見て取れた。

　神経病理学的な感染の影響は数か月で消失するものが大半であるが，子どものメンタルヘルス問題（自傷・摂食障害・自殺等）はより長期的な追視が必要であり，そうした時間差を意識した対策・支援が求められる。北欧諸国における各種の調査報告からも，子どものコロナ禍後遺症問題が時間差を伴って顕在化・深刻化する可能性が示されており，そのことの継続的な調査とそれに基づく対応・支援が求められる。

　子どもの長期にわたるコロナ禍後遺症問題とその心理発達的影響へのケア・支援を学校教育・発達支援においてどのように取り組んでいくのかということについて，例えばフィンランドの国立保健福祉研究所（THL）が分野横断的なケアの実施が学校において求められることを指摘しているものの，各国ともに具体化には至っていない。日本も含め，子どものコロナ禍後遺症問題に対する予防的対応や重層的なケアを学校現場において行うことの意義・有効性について十分に解明されていないことが理由の一つとして考えられる。

　日本においては子どもの Long COVID の罹患者数自体は少ないものの，倦怠感・疲労感，記憶障害・認知機能障害等による子どもの学業や生活への影響をふまえて，学校保健や特別支援教育との関わりのなかで，子どもの支援のあり方が検討される必要がある。しかし，「効果的な治療法がないので学校医につなげにくい」「コロナ後遺症に関する危機意識が学校側にも薄いように思う」といった実態や困難が報告されている（沖縄タイムス：2023）。

　子どものコロナ禍後遺症問題でいえば，COVID-19 パンデミックの時間経過のなかで深刻化する学校の長期欠席・不登校やメンタルヘルス問題（う

つ・自傷・摂食障害・自殺等）等への対応が喫緊の課題となり，学校教育において特別支援教育・発達支援と連携しながら子どもの多様な発達困難・リスクに応じた支援システム構築の必要がある。

　子ども・家族の「個人的問題」に帰することなく，子ども・家庭・学校・地域社会を架橋する子どもの発達困難・リスクに対する連続的なサポートのあり方を当事者の視点を含めて構築することが求められている。

　また，東京都医師会学校精神保健検討委員会（2023）が「この未曾有の事態を経験した歴史の当事者としてしか語れないことがある」と述べているように，対応・支援の記録の蓄積も課題である。将来のパンデミックに備えて，今回の子どもの発達困難・リスクに対する子ども対応・支援の蓄積と子どものコロナ禍後遺症が，時間差を伴ってどのように推移していくのかについての検証が求められている。

　その一方で，コロナ禍において「多くのこどもがストレスに対処する力や柔軟さや力を持っていること」（国立成育医療研究センター：2023）も示されている。子どものコロナ禍後遺症とともに，コロナ禍経験を通しての子どものPTG（心的外傷後成長）やレジリエンスに繋げていく発達教育論的な検討も不可欠である。

（髙橋智・能田昴・田部絢子・石井智也・石川衣紀）

第4部　北欧諸国のCOVID-19パンデミックと子どもの発達困難・リスクの実態

第16章　コロナ禍4年目のスウェーデンにおいて
顕在化する子どものメンタルヘルス問題の実態
―児童思春期精神障害中間ケア施設の訪問調査（2023年3月）から―

1．はじめに

　高度な福祉国家といわれるスウェーデンにおいても，COVID-19パンデミック以前からうつ病や不安障害（不安神経症）の有病率が増加し続け（Socialstyrelsen：2021），19歳未満の自殺は年間約50人であり15〜19歳の全死亡者のおよそ3分の1を占める（Santesson：2023）。さらにCOVID-19パンデミックに伴う社会的交流の制限の影響は深刻であり，子どもにおける精神疾患の増加や身体の健康への影響が指摘されている（SVT Nyheter：2021，高橋ほか：2023c）。

　スウェーデンでは子どものメンタルヘルス問題への危機感と支援要請の高まりを背景に，その対策の一つとして専門機関「BUP（Barn-och ungdomspsykiatri，子ども・若者メンタルヘルスセンター)」が全県に設置されている。特にストックホルムやマルメなどの都市部のBUPには「中間ケア（Mellanvård)」施設が設置され，入退院を繰り返したり，入院レベルではないが在宅・通院では対応不十分なケース，家庭支援が必要な子ども・若者等を対象に，中間ケア施設の介在により医療・地域生活・学校教育等の連携協働に取り組んでいる。これは日本にはないシステムである。

　本章では，スウェーデンのストックホルム市にある児童思春期精神障害中間ケア施設「BUP Mellanvård NV」への訪問調査（2023年3月17日）を通して，COVID-19パンデミック4年目のスウェーデンにおいて顕在化する子どものメンタルヘルス問題の動向と発達困難・リスクの実態，発達支援の課題

について検討する。

　調査協力者は集中外来ケアセクション長の心理士や児童精神科医師等の6名の職員であり，主な調査内容は「BUPの中間ケアの取り組み」「COVID-19パンデミックにおけるスウェーデンでの子どもの発達困難の状況」「学校・福祉・医療等の他機関との連携」「今後の子どものメンタルヘルスケアの課題」等であり，半構造化面接法（所要時間約3時間）によって行った。

　なお，本研究に開示すべき利益相反はなく，「BUP Mellanvård NV」の調査協力者には事前に文書にて「調査目的，調査結果の利用・発表方法，秘密保持と目的外使用禁止」について説明し，承認を得ている。

2．スウェーデンのCOVID-19パンデミックと子どものメンタルヘルス問題の動向

　スウェーデン公衆衛生庁（Folkhälsomyndigheten）によると，2021年に精神科治療を受けた18歳未満の子どもは男子5.7％・女子5.5％とほぼ同じ割合だが，そのうち不安・うつ病の件数では女子が男子の3倍になっている（Folkhälsomyndigheten：2023a）。2022年のスウェーデン全国公衆衛生調査では女子73％，男子46％が不安を抱え，そのうち女子23％と男子9％が重篤な問題を報告した（Folkhälsomyndigheten：2022a）。

　COVID-19パンデミックに伴う社会的交流制限の影響が深刻であり，子どもの精神疾患の増加や健康への影響が懸念されている（SVT Nyheter：2021）。

　スウェーデンの子どもの権利擁護に関する全国組織「BRIS」は，2020年のCOVID-19パンデミック発生以降，日常生活の変化や社会的な孤立によって，子どもの不安・抑うつなどの心理的・精神的問題の相談が増加したことを指摘している。例えば2020年度では，不安に関する相談が前年度より61％増加，とくに不安・気分の落ち込み・自傷・摂食障害の相談数が顕著に増加している。強迫性神経症・パニック障害等の子どもはCOVID-19パンデミックによる不安が増幅し，摂食障害を有する子どもは在宅時間が増える

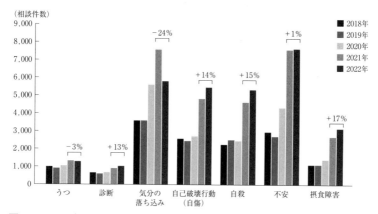

図16.1 2018年〜2022年のメンタルヘルスに関する相談件数（BRIS：2023b）

と気晴らしの機会が少なくなるために症状が悪化したことも指摘されている（BRIS：2021）。

2022年にはメンタルヘルスの相談件数はうつ・気分の落ち込みでは減少したが，摂食障害17％増加，自殺15％増加，自傷14％増加というように，子どものメンタルヘルス問題は深刻化している（図16.1）。とくに気がかりなのが子どもの自殺の相談件数が約5,300件であり，10人に1人は自殺に関する相談を行っていることになる（BRIS：2023b）。

COVID-19パンデミックにおける子どものメンタルヘルス問題の悪化の一つとして，摂食障害の新規患児数の増加や症状再発が世界各国で報告されている。例えば，ヨーテボリ市のサールグレンスカ大学病院摂食障害センターでは2019〜2021年の同センターへの紹介数は25歳以下の患者で2倍に増加，18歳未満では5倍に増加したことが報告され，その背景に「COVID-19パンデミックの間，多くの若者が社会的文脈や日常生活から切り離されて」いることが指摘されている（Läkartidningen：2022）。

スウェーデンにおいても「COVID-19パンデミックによる不安増大と社会的つながりの減少がメンタルヘルスにも影響を与えている」とし，特にBUP

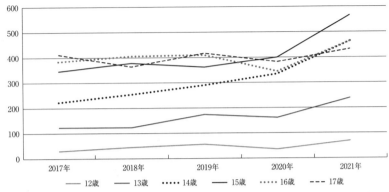

図16.2 自傷行為の新規患者数（12〜17歳女性）（Socialstyrelsen：2022）
※5年間で初めて自傷行為の専門ケアを受けた人口10万人あたりの人数

による子どもの24時間ケア体制の重要性が指摘されている（Sveriges Kommuner och Regioner：2022a）。

またCOVID-19パンデミックにおいて，若年女性（12〜17歳）の自傷の新患事例が顕著に増加しているが（図16.2），自傷の増加はパンデミック下の若年女性のメンタルヘルスの悪化を示唆するものであり，長期的にみると自傷と自殺には明確な関連があり，今後の問題化についての懸念が示されている（Socialstyrelsen：2022）。

スウェーデン教育庁（Skolverket）による学校調査では，長期間にわたるCOVID-19パンデミックが子どもの精神的・身体的健康に大きな影響を与えたとする教師の認識を紹介し，子どもの社会的孤立，欠席率増加，オンライン教育推進に伴う「ホームシッター（ひきこもり）」のリスクを指摘している（Skolverket：2022a）。教師は欠席する子どもが増えて登校を促すことが困難になっており，心理士等の専門家の支援が不足していると述べている。

スウェーデン教育庁は2021年度秋学期にも高校の校長と教師に調査を実施し，多くの教師がCOVID-19パンデミックにおける生徒の不安・抑うつ症状等のメンタルヘルスの悪化を報告している（Skolverket：2022b）。教師は「教

師やクラスメイトのサポートがなく，一人で座っていたため，生徒はエネルギーを失い，落ち込んでいた」「生徒の不安と疲労の増加が顕著である」「多くの生徒は体調がとても悪く，学校を休んでいる」と述べている。対面授業が再開してもパンデミックによる制限は続き，生活習慣の混乱や日課の維持の困難等によってモチベーションやウェルビーイングの低下がみられた。ある教師は「生徒の体調が悪いのは，食事や睡眠，運動，その他の生活習慣において大切なルーティンから外れてしまったためであり，社会的接触の減少も関連している。よい生活習慣や日課のルーティンを維持する支援の必要性が高まっている」と述べている。

　学校監督庁（Skolinspektionen）が2021年2月〜3月に基礎学校（日本の小中学校に相当）56校の教師と子どもに行った調査では，多くの子どもがオンライン授業中に勉強や授業に対するモチベーションが低下し，授業についていけなくなったと回答し，例えば「何もかもがつまらなく感じる」「自分を律することが難しい」「最初はオンライン学習が刺激的だったが，すぐに飽きてしまい，他の人と会わないことに嫌気を抱くようになった」等の意見が挙げられた（Skolinspektionen: 2021）。

　スウェーデン高校生協会（Sveriges Elevkårer）は，2021年にCOVID-19パンデミックに伴うメンタルヘルス問題についての全国高校生調査を実施している（Sveriges Elevkårer: 2021）。オンライン学習によって健康に悪影響を受けたと感じる高校生は62％にのぼり，「燃え尽き症候群になり，学校へのモチベーションをすべて失い，プログラムを中退するところだった。オンライン授業は私にとって最悪の出来事だった」「私のうつ病はさらに悪化し，全く起き上がることができなかった」等の声が寄せられた。

　さらに35％の高校生が将来について不安を感じており，「パンデミックにより私たちは孤立し，国内の状況に翻弄され，多くの高校生にとってこれは壊滅的なことだった。このせいで私たちは壊れた世代になってしまった」「数百メートル上空で綱渡りをしているような気分であり，一歩間違えたら

終わり」という回答も示された。

3．スウェーデンの当事者団体からみた COVID-19 パンデミックとメンタルヘルス問題

　スウェーデンの精神疾患・精神障害の当事者組織である「RSMH（Riksförbundet för Social och Mental Hälsa: 全国社会精神保健協会）」の調査では，ストックホルム市民の17％が孤独を感じ，その3分の1が若者であること，欧州平均よりも一人暮らしが多いこと等を示し，COVID-19 パンデミックにおけるリモートの増加により職場・学校の社会的文脈が失われ，社交・交流関係が乏しい当事者は孤独感を経験せざるをえなかったことを指摘する（RSMH: 2022）。

　スウェーデン発達障害当事者組織「Attention」は，2021年4月に約1,500人の発達障害当事者とその家族を対象に調査し，COVID-19 パンデミックにおいて発達障害当事者が受けた影響を明らかにしている（Attention: 2021a・2021b）。発達障害当事者の45％がメンタルヘルスの「深刻な悪化」「非常に深刻な悪化」を経験し，とくに「無意識に一人でいる」30％などが挙げられている（Attention: 2021b）。

　発達障害当事者は COVID-19 パンデミック以前より不安・抑うつ・強迫観念等を経験していたが，パンデミックにより顕著に悪化したのである。当事者からは「生きる気力を失った。本当に寂しくなった」「絶え間ない不安や心配事がいつも雲のように漂っている」「疲れ，より脆弱になった。あらゆる面で生活の枠組みが失われ，物事を計画することが難しくなり，深い谷と山を行くジェットコースターのように感情の波がある」「言い争いが多くなり，お互いに衝突してしまう。子どもの抑うつ傾向や気持ちの落ち込みは，私たち親を不安にさせ，疲れさせる。COVID-19 パンデミックではケア・サービスや学校に何かを要求することは難しい」等の困難が挙げられている（Attention: 2021a）。

このように COVID-19 パンデミックにおける「社会や周囲からの支援不足」「孤立感の高まり」等により，発達障害の本人・家族のメンタルヘルスに悪影響がもたらされたことがうかがえる。一方，デジタル化が進み，「社会的接触」が減り，メンタルヘルスが向上して日常生活が改善されたと回答する当事者もいることが明らかにされている。

COVID-19 の感染者による相互交流のオンライングループから始まった「スウェーデン COVID-19 協会（Svenska Covidföreningen）」は，子どもの多くは感染しても重症化せず回復するが，感染の後遺症や長期的影響が不明であるため，「子どもへの COVID-19 の具体的影響について専門知識を集約し，患児の傍で臨床研究を行う子どものための学際的専門クリニックが必要」であることを子どものポストコロナ問題として提起している（Svenska Covid-föreningen: 2023c）。また，子ども本人が感染していなくとも「COVID-19 により親や親戚を失うことは大きなトラウマを意味する。また、これは親やきょうだいが健康状態から深刻な病気になるのを見た子どもにも当てはまる」として，COVID-19 パンデミックに伴う喪失体験に対するケアの必要性を提起している。とくにスウェーデンでは他の北欧諸国に比して COVID-19 による死者数が多かったこともあり，家族を亡くした子どものケアは急務であることが想定される。

４．BUP Mellanvård NV の訪問調査からみた COVID-19 パンデミックと子どものメンタルヘルス問題

BUP はスウェーデンの21県に設置され，専門的精神科医療を必要とする17歳までの子どもを対象に治療や支援を提供している。BUP は「プライマリケア」「ユースレセプション」等の紹介がないと受診できない専門機関である（Sveriges Kommuner och Regioner: 2022b）。17歳までの子どものうち BUP に繋がった子どもの数は2017年5.5%，2021年6.2%であり，2017～2021年の5年間に BUP 利用の子どもの数は17,700人（14%）増加している

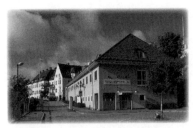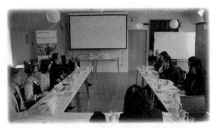

写真16.1 「BUP Mellanvård NV」の全景とインタビュー調査の様子（著者撮影）

(Uppdrag Psykisk Hälsa)。

　BUPの一つであるBUPストックホルムは，ストックホルム県の公営医療システムに位置づく。集中的な精神科治療を外来診療所と連携して行う「集中外来ケアセクション」，深刻なうつ・自殺未遂・重度摂食障害等の入院診療を行う「緊急および24時間体制ケアセクション」，他の精神疾患を併発していないADHD等の子どもを対象とする「神経精神医学セクション」，「研究開発セクション」で構成される。ストックホルム県全体では約1,000人のスタッフがBUPに所属し，医師・看護師・作業療法士・心理士・ユーザーインフルエンスコーディネータ等による多職種連携を基盤としている（BUP Stockholm: 2022）。

　BUPの「集中外来ケアセクション」は「デイケアユニット，DBT（Dialektisk beteendeterapi, 対話的行動療法）チーム，精神疾患および双極性障害チーム，トラウマユニット，中間ケア」の5ユニットから構成されており，特徴的なものが「中間ケア（Mellanvård）」である。中間ケアは外来診療所で行われるケアよりも広範なサポートを必要とする摂食障害・自傷行為等の子どもに適しており，柔軟な支援によって24時間体制ケア（入院）等を防ぐことができる（Sveriges Kommuner och Regioner: 2022b）。

　中間ケアの導入は2005年であり，入院治療でも通院（外来）のみでもケアが適切ではない子どもに応じたケア施設として誕生した。本人や家族のニーズによって治療方針を柔軟に変えていくことが重要であり，そのようなケア

の場が患者本人からもスタッフからも強く求められていたことが背景にある。

中間ケア施設の開始当初，医師はチームに含まれておらず，看護師・心理士・ソーシャルワーカー等から構成され，医師には適宜助言を求めていたが，2022年より医師が加わることとなった。現在，この中間ケア施設には教育の専門家は在職していないが，学校との関係を密にしていくために仲介する教育専門家を求めている段階である。

中間ケアが導入されると新たな患者として「ひきこもり・社会恐怖症」の子どもが認識されるようになり，精神疾患の親をもつ子どもを含めて，各種の理由で外来診療を受けることが困難な状態にある場合において中間ケアの支援形態が有効である。中間ケアの支援においては家庭訪問が重要な役割を果たし，学校や福祉サービスとのネットワークの構築や連携も行われている。またインターネット・ゲーム依存等の背景のコンピュータ使用のコントロールや睡眠・概日リズムの調整など，日常生活を維持するためのルーティン形成も中間ケアにおける重要な取り組みの一環である（Karolinska Institutets folkhälsoakademi: 2009）。

インタビュー調査に応じた集中外来ケアセクション長のペーター・エリクソン（Peter Ericson）氏（心理士，中間ケア設置を主導した人物）は，COVID-19パンデミックにおいて自殺未遂の相談が多くみられると語った。

スウェーデン公衆衛生局の15歳〜29歳の自殺者数の統計データをみると，2020年には前年よりも減少し，2021年には増加に転じた（Folkhalsomyndigheten: 2022b）。Zetterqvist ほか（2021）は，非自殺性自傷行為（NSSI, non-suicidal self-injury）の発症率は2011年17.2％，2014年17.7％，2020年〜2021年の COVID-19 パンデミックにおいては27.6％と急増し，COVID-19 が若者に及ぼす潜在的な心理社会的影響を十分に考慮する必要があることを指摘している。

エリクソン氏はパンデミック中には BUP への訪問者数は減少したという認識を示している。COVID-19 パンデミックでオンライン授業が増加したた

318　第 4 部

め，不登校傾向の子どもの心理的負担が軽くなり，不登校を理由とした受診が減り，家庭訪問により対応を継続した。しかし，COVID-19 パンデミックにおける子どものメンタルヘルスがどのように変化したのか，子どものメンタルヘルスに関わる支援ニーズはどのようなものであったのかについては十分に検討されていないという印象を受けた。

　一方，COVID-19 パンデミックにより BUP への紹介数が大幅に増加したとされているスウェーデンの西イェータランド地域では診察待機時間の深刻化も指摘されている。当地域の BUP 調整評議会議長の Marie Carlsson は「BUP は何年もの間，診察待機時間の深刻化等のアクセシビリティに問題を抱えていたので，パンデミックになって診察待機をせざるをえない患者数が増加するのは明らかだ」としており（Sverige Radio: 2021），COVID-19 パンデミックによって BUP の意義・必要性とともにアクセス問題がさらに顕在化したのである。

5．おわりに

　本章では，スウェーデンのストックホルム市にある児童思春期精神障害中間ケア施設「BUP Mellanvård NV」への訪問調査（2023年3月実施）を通して，COVID-19 パンデミック 4 年目のスウェーデンにおいて顕在化する子どものメンタルヘルス問題と発達困難・リスクの実態および発達支援の課題について検討した。

　高度な福祉国家といわれるスウェーデンにおいても，子どもは COVID-19 パンデミックに伴う不安・孤独・孤立・うつ等と相まって不登校・ひきこもり，心身症，自傷・摂食障害，自殺等のメンタルヘルス問題を抱えており，その実態把握と発達支援において課題が山積していることが示された。

　BUP の診療体制の特徴である中間ケアは，子どもが日常生活から切り離されない環境で柔軟なケアを行えることに重要な意義があり，従来のシステムでは対応困難なケースにもチームアプローチが可能となるものだった。こ

のチームアプローチの取り組みは，COVID-19パンデミックによって一層顕在化した不登校・ひきこもり，心身症，自傷・摂食障害，自殺等のメンタルヘルス問題の支援において重要な役割を果たすと考えられる。

しかし，学校監督庁，スウェーデン高校生協会，子どもオンブズマンの実施した子ども本人への調査結果に共通していることは，学校等で子どもが教師等から声・意見・ニーズについて十分に聞かれていないという実態であった。子ども本人やメンタルヘルス問題の当事者団体が指摘しているように，子どものメンタルヘルス問題における各種の発達困難・リスクの把握については，当事者視点の弱さ等の課題が示された。

OECD（2023）が「COVID-19パンデミックは沈静化したが，世界的な青少年のメンタルヘルスの危機は依然として続いている」と言及するように，COVID-19パンデミックに伴う子どもの発達困難・リスクへの長期的支援は重要課題である。

COVID-19パンデミックにおいて一層顕在化した長期欠席・不登校・ひきこもり，自傷・摂食障害，自殺等の子どものメンタルヘルス問題（コロナ禍後遺症問題）において，子どもがどのように生きづらさを感じ，何を求めているのかについて，子どもの一人ひとりの声・支援ニーズを正確に把握することが不可欠である。

北欧諸国の子どもの権利擁護組織の調査報告からも，COVID-19パンデミックに伴う子どものメンタルヘルス問題が「時間差」を伴って顕在化しているという指摘がなされている（BRIS: 2023a・2023b, Børns Vilkår: 2022aなど）。スウェーデンにおいてはBUPと家庭・学校・関係機関および当事者団体等と連携協働した長期的なフォローアップが大きな課題となっているが，これは日本においても同様の喫緊の課題といえる。

（石川衣紀・田部絢子・能田昴・石井智也・内藤千尋・池田敦子・髙橋智）

第17章　コロナ禍4年目のスウェーデンにおいて露呈する知的障害者の「格差・差別」問題と発達困難・リスクの実態
―知的障害当事者組織の訪問調査（2023年3月）から―

　スウェーデンにおいて知的障害当事者の人権保障・権利擁護をめざして社会啓発や要求運動に取り組んできたのが，国際的にも著名な知的障害当事者組織として知られる「Riksförbundet FUB」（以下，FUB）である（**写真17.1**）。

　本章では，スウェーデンの代表的な知的障害当事者組織「Riksförbundet FUB」への訪問調査（2023年3月15日実施）を通して，COVID-19パンデミック4年目のスウェーデンにおいて露呈する知的障害者の「格差・差別」問題の実態について検討する

　なお，FUB本部およびFUBの調査協力者に対しては，事前に文書にて「調査目的，調査結果の利用・発表方法，秘密保持と目的外使用禁止」について説明し，承認を得ている。

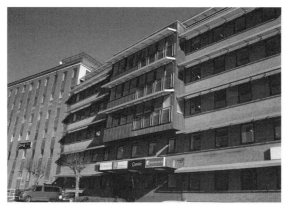

写真17.1　ストックホルムにあるFUB本部の外観（著者撮影）

322 　第 4 部

1．スウェーデンの知的障害当事者組織 FUB の概要

　FUB は1952年にストックホルムにて「知的障害児の会」として設立され
たが，当初は親睦団体であった。子どもたちが成長するとやがて「知的障害
の子ども・若者・大人の会」となり，1956年には各地方に支部を置く全国組
織として成立した。知的障害児の教育・訓練，家族相談等の実践的活動を行
い，行政が担うべき福祉の肩代わりをしていた（FUB ウェブサイト，河東田：
1992）。

　1960年代には既存の知的障害児者入所施設の改善・改革を政府に要求し，
それまでほとんど知られていなかった知的障害児者施設の現状を一般社会に
公開するよう行政に働きかけた。1960年代後半になると FUB においても当
事者の参加と自己決定権を保障する試みが行われ，それに伴い親の会から当
事者主体の会に変化した（清原：2020）。

　1970年代には「FUB として国及び地方レベルの各種委員会や公共の企画
への意見反映の機会を得，行政機関の定期会合への参加」，行政担当者との
定期会合が行われるようになり，組織としての政策立案への参画が可能とな
った。ただし，この時点では知的障害当事者はこうした取り組みに参加して
おらず，彼らの自己決定権は認められていなかった（河東田：1992）。

　1980年代になると当事者参画の動きが活発化する。当事者らが議論を重ね
て提案された以下の事項が1980年の全国大会において承認された。すなわち，
25歳以上の知的障害者を FUB 正会員にすることを含む「（FUB に参加を望む）
すべての者は，FUB の会員となれる」「FUB 支部の理事会を（知的ハンディ
をもつ当事者が加われるように）変えるべきである」「（知的ハンディをもつ当事者
が加われるような）講座や会議をたくさん設定すべきである」「FUB 事務局の
予算と人員を増やすべきである」などの提案である（柴田・尾添：1992，河東
田：1992）。そして1984年の全国大会において初めて知的障害当事者会員のオ
ーケ・ヨハンソンが FUB 理事として選出され，FUB は親と職員の会から

本人参加の組織となった（柴田・尾添：1992）。

　FUB 理事のオーケ・ヨハンソンは1985年に知的障害者等特別援護法（新援護法）草案に対する国会聴聞で意見陳述し，法案用語の一部を適切な用語に変えさせるなどの役割を果たした。こうした取り組みが，障害者福祉に関する画期的な法律である1993年の LSS 法成立にも繋がっていく（清原：2020）。こうした FUB による当事者参画の取り組みがスウェーデンのノーマライゼーション・障害者福祉政策等に大きな影響を与え，現代に至っている。

　次に FUB の組織体制であるが，現在の FUB は Riksförbundet FUB（本部），約20の Länsförbund（県組織），150の Lokalföreningar（地域組織），当事者主体の Inre Ringen（旧 Klippan）で構成されており，全国に約25,000人の会員を擁している（FUB ウェブサイト）。会員は当事者とその周囲の人々であり，会員においては知的障害の有無で分けることはしていない。FUB の最高意思決定機関は 2 年ごとに開催される総会である。

　FUB 本部は首都ストックホルムにあり，ロビー活動を行いながら，各県・各地域の FUB 組織を支援している。会長，副会長（2 名），書記，法律家（2 名），オンブズマン（2 名），会報編集担当，メディア・SNS 担当，国際協力担当，技術担当のほか，Inre Ringen・若者部門 Ung i FUB それぞれのコーディネータ等がスタッフとなっている。知的障害理解の知識を広め，世論を高めるための各種のキャンペーンを実施し，メディア出演や会議・集会を組織している。県組織は地域組織間の統括・連携を担い，交流のプラットフォームとなっている。地域組織は LSS 法にしたがって，地域でのロビー活動や意見形成を含む協力に責任を負っている（FUB: 2021a，FUB ウェブサイト）。

　各地の地域組織もしくは県組織に所属するかたちで Inre Ringen が組織されており，知的障害当事者が運営・活動を行っている。例えば，2022年には政権交代によって誕生した新政府に対して，知的障害者の生活改善，LSS 法や貧困問題に関する要望を記した書簡を FUB 本部と共同で提出している

（Inre Ringen ウェブサイト，Inre Ringen：2022)。

> 1．全ての人の人生は有意義であり，誰もが社会の中で居場所をもっている。
> 2．全ての人は良好で平等な生活条件を得る権利がある。
> 3．全ての人は理解され，尊重される権利をもっている。
> 4．全ての人は自分の状況に基づいて，どのように生活したいのかを決定し，日常生活に影響（決定）を与える権利をもっている。
> 5．全ての人は同じ法定上の権利と義務をもっている。
> 6．誰も暴力や虐待を受けるべきではない。
> 7．全ての人は個人的に成長し，自分が望むものを学ぶ権利をもっている。
> 8．全ての人は年齢を問わず，可能な限り最高の身体的および精神的健康を得る権利がある。
> 9．社会は各個人の必要なサポートについて最終的な責任を負っている。

　FUB のあらゆる活動は，国連の障害者権利条約および「The 2030 Agenda for Sustainable Development（持続可能な開発のための2030アジェンダ)」に基づいており，9つのコアバリューが掲げられている。

　全ての人が平等な価値を有していることが FUB の目標の基本である。知的障害・発達障害および重度障害を有する全ての人々がより良い生活を送る目標のため，個別サポート，学校教育，生涯学習，平等，アクセシブルな社会，住宅，財政支援，就労，日常生活等に関して指針を示している（FUB：2020b)。

　FUB は内外に向けた情報発信の一つとして会報「UNIK」（全会員向けと当事者会員向けの2種類）を発行しており，内容は FUB 関連のレポートやニュース，ディスカッション，書評，他国の展望等で構成されている。例えば2023年2月号のテーマは「危機管理」であり，パンデミックの際に露呈した地方自治体での LSS 法運用の課題や今後の危機への準備状況が取り上げられている（UNIK ウェブサイト)。

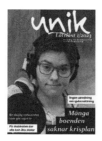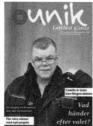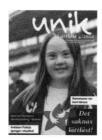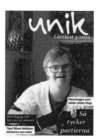

写真17.2　会員配布の会報「UNIK」
(https://www.tidningenunik.se/)

2．FUBからみたスウェーデンの知的障害教育問題と改善課題

　スウェーデンでは学校教育システムにおいてインクルーシブ教育の理念・方法が取り入れられてきているが，知的障害児等のための特別学校も設置されている。FUB本部においてインタビューに応じた弁護士（förbundsjurist）のユリア・ヘンリクソン（Julia Henriksson）氏は，スウェーデンにおいて知的障害特別学校が増加傾向にあり，障害者権利条約や国内法の方針とも齟齬があると指摘する（**写真17.3**）。現在，コミューン（地方自治体）の特別学校もすべて国立化して地域間格差をなくし，平準化しようという動きもある。

　FUBは長らく知的障害特別学校について，差別的であるという理由からその名称変更を訴えてきた。近年，知的障害特別学校は「適応学校」という名称変更がなされたものの，Henriksson氏は「適応」という言葉自体にも差別的な意味が残っており，名称変更をしても実態は何も変わっていないことを指摘した。

　インタビューでは障害者権利条約と教育の関係についても課題が示された。障害者権利条約で求められるようなインクルーシブ教育の推進がめざされているが，ヘンリクソン氏は依然として基礎学校において知的障害児のインクルーシブ教育が拒否されるケースがあるという。FUBは「全ての子どもが同じ場（学校）に在籍」し，ともに学ぶことが保障されるべきであることを

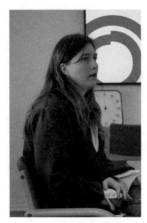

写真17.3　FUB本部にてインタビューに応じる弁護士のユリア・ヘンリクソン氏（著者撮影）

主張する．それとともに個別の能力や発達課題に応じて個別指導やグループ指導を行うことにより，一人ひとりの持てる力を最大限に発達させることが求められている．この点において現在のスウェーデンの教育制度は不十分であり，就学前教育も同様である．

　ヘンリクソン氏は，基礎学校では知的障害児に必要な教育が提供される計画も機能しておらず，サポートも不十分な状況であると指摘する．ボーダーライン（境界知能）や軽度知的障害児に対する教育カリキュラムや支援を計画する動きが一部見られたが，実際には具体的なサポートが提供されておらず，地方自治体ごとの格差・バラツキも大きいと批判する．

　1993年のLSS法，1994年のハンディキャップ・オンブズマン法の制定等，長らくスウェーデンは特別教育・障害者福祉の先進国だったが，長く続く経済的不況・財政困難がそこに暗い影を落としている．スウェーデンは2014年に障害者権利条約を批准しているが，その条約で示された多様な権利の実質化において，スウェーデンは他の北欧諸国と比べて停滞しており，政治家の関心も低いという．ヘンリクソン氏はスウェーデンより条約批准が遅かった

アイスランドに遅れをとっているという印象を示し，スウェーデンの特別教育・障害者福祉は大きく後退している現実を指摘した。

2014年に国連障害者権利委員会が報告したスウェーデンに対する「初回審査総括所見」には，以下のような課題がすでに示されていた（United Nations：2014）。

①若者の間で精神的健康問題，心理社会的問題および障害の割合が高いこと，学校保健サービスのリソースが不足し，学校心理士と心理社会的支援システムへのアクセスに長い待機時間が必要であること。

②障害当事者が自分の生活に関する決定に体系的に関与しておらず，自分に関する事柄について意見を述べる機会が不足していること。

③教育に関する課題では組織体制および財政的困難を理由に，学校が特定の障害のある子どもの就学を拒否できること，さらに広範な支援を必要としている子どもたちがそのような支援の欠如のために学校に通うことができないこと。

2018年7月のスウェーデンに対する国連障害者権利委員会の「第2・3回審査事前質問事項前のパラレルレポート」においても，上記の課題が改善されていない状況が示された（日本障害者協議会：2018）。

すなわち障害者権利条約に沿ったインクルーシブ教育を実現するための戦略的計画がないことや，スウェーデン政府は学校委員会に対して社会経済的ニーズに関連した資金提供を提案したが，障害を有する子ども支援に関連した資金提供はなく，また学習のユニバーサルデザインについての言及もなかったことが指摘されている。さらに，全ての子どもに学校選択の自由を認める法律があるにもかかわらず，私立学校は障害を有する子どもの就学を拒否することができるため，障害を有する子どもに十分な学校選択肢がないこともパラレルレポートによって指摘された。

2019年にFUBの連合委員会によって改訂・採択された「学校と教育に関

するポリシー」には，こうした現行の学校制度や教育内容に対する要求事項が記載されている。FUB はインクルージョンについて「学校での社会生活に参加する権利（教育・余暇）」「自分の条件に基づいて参加する権利」「自分の声を聞いてもらう権利」「教育に影響を与える機会」があることと指摘し，その上で学校教育については以下の事項を求めている（FUB: 2019）。

> 学校制度内のすべての教育が教育的使命に焦点を当てた高いレベルを維持する必要があり，特別学校および特別なニーズにおける教育は，ケア指向ではなく知識指向であるべきである。学校教育の全体的質を高める必要性とともに，全国的にその質にばらつきがないように考慮する必要がある。

> 活動が全ての子どもにとって安全で教育的なものとなるように，学校ではより明確な機能的権利の観点が必要であり，障害者権利条約が学校法およびカリキュラムで言及されるべきである。

> 学校は教育的，社会的，物理的にアクセス可能な学習環境を提供する必要がある。

> 全ての子どもは，自らの様々な条件に基づいて平等に活動に参加できるように学校で必要なサポートを受けなければならない。全ての子どもがそうした基準に到達する機会を与えられなければならない。子どもと親は追加の特別サポートに関する決定とその設計に関与する影響力を持たなければならない。

> 知的障害を有する子どもは教育補助具，パーソナルエイド，認知補助具，および各種の認知サポートを利用できる必要があり，学校のデジタルツールも含め，こうした補助へのアクセスが全国的に平等でなくてはならない。

> 知的障害を有する子どもとその家族の段階的移行を容易にするために，明確なルーティンと確立された協力関係・コラボレーションが必要である。これは学校種間の全ての移行に適用される（就学前学校と就学前クラス，基礎学校と特別基礎学校などの間での移行）。

> 学校形態に関係なく，地方自治体が知的障害を有する子どもにリソースを割り当てられるようにすべきであり，いわゆる「学費」は通うことを選択した学校の種類ではなく，子どものニーズに基づく必要がある。

> 知的障害を有する子どもは自治体の就学前学校や基礎学校だけでなく，特別基礎学校を含むあらゆる教育機関を選択する機会を他の子どもと同じように持たなければならない。国内のどこに住んでいるかに関係なく，知的障害を有する子どもにもより多くの選択肢を提供する必要がある。

> 教育法で定められた学校教育の実現に向けて，特別基礎学校や成人向け特別教育
> に関する科学的根拠と実証された経験に基づいた教育研究をさらに進める必要が
> ある。

　また「学校と教育に関するポリシー」では，各学校段階で重視されるべき
ことも整理されている（FUB: 2019）。FUB は，就学前学校では知的障害を
有する子どもの家族が希望する場合，家族が住んでいる地域の就学前学校に
通学して特別な支援を受ける権利があること，基礎学校と特別基礎学校それ
ぞれの教育形態の選択が，子どもにとって短期的および長期的にどのような
意味を持つかについて説明（書面）をきちんと行う必要性を指摘している。

　就学前クラス（ゼロ学年）は特別基礎学校の就学前クラス（ゼロ学年）があ
ってはならず，今後も通常の基礎学校において教育が行われる必要があると
指摘する。同時に，特別教育の対象となる場合は，子どもの最善の利益に基
づき，子どもと家族の希望を考慮に入れ，柔軟なソリューションを提供する
必要がある。

　基礎学校については，より小さなクラス単位を目指して努力しながら柔軟
なソリューションを用意する必要があること，とくに知的障害児が基礎学校
を望む場合，少人数グループで教育を受ける権利を有することを示している。
また，知的障害児は社会的遊び・余暇を必要としており，放課後の学童保育
で追加の特別サポートを提供する必要がある。

　ヘンリクソン氏は，知的障害児の後期中等教育修了後の進路にも大きな課
題があり，スウェーデンにおいて知的障害者の高等教育について法制化がさ
れていないことも課題として挙げられた。知的障害特別高校に就学してもカ
リキュラムや評価基準が異なるため，大学等への進学ができない場合が圧倒
的に多いという。たとえ大学側に知的障害者受け入れの意思があったとして
も，具体的な財政措置を実現するための政治的動きがないとのことである。

　知的障害当事者には高等教育において学ぶことを望んでいる者も少なくな
いが，制度が対応できておらず，とくに中央行政・政府は知的障害者には住

まい，デイケア，軽作業・単純作業の仕事さえあれば十分と捉えており，知的障害者の高等教育保障については政治的動きにはならないと指摘する。さらに重度知的障害児の場合には進学・就職先もなく，デイケアの機会も保障されないケースが4人に1人の割合で起きているとのことである。

　国民大学（Folkhögskola）や成人教育の予算も年々削減されている。障害者を受け入れると採算が合わなくなるという理由により，受け入れが拒否される状況も増えているという。とくに2017年〜2020年に国民大学に通う知的障害者は半減しており，この状況を改善しようという動きもあるが，コロナ禍や不況・不景気等により遅々としている。FUB はこうした動きに対抗し，例えば2020年3月に閉鎖の恐れがあった「Mora Folkhögskola（モーラ国民大学）」の「Adapted IT コース」の存続を教育省に訴えている（FUB: 2020c）。

　国民大学の特別コースで学ぶ知的障害当事者はその教育内容にとても満足しているという。国民大学において「知識を得た」「大人として成長するためにこうした自立のためのトレーニングはいくらあっても足りない」という語りが見られ（Folkbildningsrådet: 2022），これは知的障害当事者らが知的障害特別高校の教育に満足しておらず，十分な学びが保障されていなかったことの現れという見方もある。

　知的障害特別高校のカリキュラムが職業訓練に偏って教科学習が不十分であり，基礎的知識・理解や認知的発達の促進において大きな困難を有しているためである。知的障害当事者のニーズに合わせた学びの保障に向けての抜本的な改善が不可欠であり，これは日本の知的障害特別支援学校高等部が抱えている問題とまさに符合するものである（髙橋ほか: 2020）。

　FUB（2019）の「学校と教育に関するポリシー」においても，より多くの選択肢を知的障害当事者に保障するために，高校のプログラムと専門分野の範囲を拡大する必要性，多様なプログラムやオリエンテーションを提供するための自治体間の協力の必要性が指摘されている。成人教育については障害を理由に教育へのアクセスが拒否されてはならないことや，高等教育に関す

る法的権利の必要性，国民大学を含む知的障害当事者へのより多くの教育機会の提供・保障，そのための教育資金の投入強化の必要性が示されている。

3．COVID-19 パンデミックで露呈した知的障害者の「格差・差別」問題と発達困難・リスク

　ヘンリクソン氏へのインタビューにおいて，COVID-19 パンデミックによって露呈したスウェーデンにおける知的障害者の「格差・差別」問題の深刻さとそれに伴う発達困難・リスクも中心的な論点となった。

　言うまでもなく，COVID-19 パンデミックによって障害・疾病等を抱える社会的弱者がより困難な状況に追い込まれた。例えば，知的障害を有する子どもがコロナ禍で遭遇した「いのち・生活・学習・発達」の困難・リスクは，パンデミック以前からの問題とも不可分な関係にあり，それが COVID-19 パンデミックによって一層深刻化したとも捉えられる（田部ほか：2023，石川ほか：2023a）。

　FUB は COVID-19 パンデミックにおける知的障害当事者の中核的困難として，COVID-19 に関する情報理解の難しさ（FUB: 2020a），社会的接触・コミュニケーション，日常活動，余暇・旅行・レクリエーション活動等の当事者にとって不可欠な活動制限・削減を挙げており，それらがコロナ禍における知的障害当事者の社会的孤立・孤独感をもたらしたと指摘している（FUB: 2021b）。

　ヘンリクソン氏は障害者の自立について深く考えた 3 年間であったとも語った。FUB は COVID-19 パンデミックにおける知的障害当事者の生活実態等について 3 回調査しており，いずれにおいても知的障害当事者は大きな困難を有していることが明らかになった。

　1 回目の調査は 2020 年に知的障害当事者とその家族・介助者を対象に調査が行われた。家族はサービスホームやグループホームに行くことができず，面会できないため，孤独を感じた当事者が多く，本人からは「寂しい」との

声が多く挙げられたという。

3回目の調査は2021年6月に知的障害当事者を対象にCOVID-19パンデミックの影響に関する調査が行われ，2021年10月にその結果が発表された（FUB: 2021b）。スウェーデンではLSS法によって知的障害当事者に対して日常活動に関するプログラムが提供されているが，ワクチン接種以前には「ときどき日常活動プログラムがなされなかった」25%，「常になされなかった」14%と回答し，ワクチン接種後も「まだ日常活動は実施されていない」22%と回答した。

常に日常活動に参加している知的障害当事者の56%は抱えている孤独感が少ないことが明らかにされ，COVID-19パンデミックにおける日常生活の継続の重要性が示唆された。ワクチン接種以前において64%の知的障害当事者が孤独感を感じていた一方で，ワクチン接種後は様々な活動ができるようになったことで，孤独感を感じる割合が42%にまで減少したことが明らかにされている（田部ほか：2023）。

「パンデミックの際に何を失ってしまったか？」という質問には「FUBのミーティング等で友人に会えない」等の社会的接触・コミュニケーション，「以前と同じように日常活動に参加する」等の日常活動，「温水プールに行って泳げなかった」等の余暇活動，「スペインの親戚のもとへの旅行」等について語られ，これまでの友人との関わり・コミュニケーションや日常活動・外出・旅行等が知的障害当事者にとってきわめて重要であったことがうかがえる（田部ほか：2023）。また，他の成人教育同様に閉鎖されていた「Lärvux（知的障害成人の特別教育）」が，一般的な成人教育とは異なり，遠隔教育に切り替えられなかったことの問題について言及する回答もあった（FUB: 2021b）。

「パンデミックが終わったら何をしたいか？」という質問には「ハグや友達に会ったり，コーヒーを飲みに行ったり，ダンスやエクササイズをすること」「支援者ともっと一緒にいて楽しいことを見つけたい。今は友達を作る

のが難しく、とても寂しいから」「自宅ではなく、職場で働き、国民大学（folkhögskola）のコースに参加したい」「FUB のミーティングが待ち遠しい」等の要望が語られた（FUB: 2021b）。

　FUB はこの 3 回目の知的障害当事者の実態調査の結論として、日常活動の停止や孤独感の増加、デジタル環境からの排除、知的障害者特有の健康問題の悪化（メンタルヘルスを含む）などがいかに深刻であるのかを示している。COVID-19 パンデミック下での LSS 法の運用における倫理的責任や適切な意思決定の欠如など、危機的対応への準備不足を要因として指摘し、厳しく批判している（FUB: 2021b）。

　スウェーデンでは COVID-19 パンデミックによるロックダウンを実施しなかったため、COVID-19 の感染者は多かったものの、社会・経済体制が比較的正常に保たれたという認識が強い。しかし、デイセンターやアクティビティが閉鎖・中止され、知的障害当事者らは家族・友人とも面会できない孤独・孤立した状況が続いた。そのような「場の隔離」により、当事者らは心身の健康が保てない状況にも追い込まれた。地方自治体によっては工夫し続けたところもあったが、地域間格差が大きかった。

　ヘンリクソン氏はデイセンターやアクティビティを学校と同様に継続すべきであったと強調しているが、2023年 3 月現在でもデイセンター等に通えないという知的障害当事者がおり、ワクチン接種後も状況が変わらないという。

　知的障害者らは COVID-19 パンデミックにより急速に浸透した ICT 機器の利用からも「隔離」された。特にグループホームの入居者やアシスタント利用者はデジタル・デバイド状態であり、一層アクセスできないという課題があった。

　ヘンリクソン氏はパンデミック前も知的障害者の社会的孤独・孤立は大きな問題であったが、パンデミックにより状況は一層悪化したと指摘した。知的障害当事者の場合、COVID-19 パンデミックにおいて亡くなった70歳以下の人が顕著に多かったり、COVID-19 に感染したことに気づかれぬまま自宅

で亡くなったケースがあったりと，COVID-19パンデミックにより従来から
存在した格差がより顕著になったことが示された。

　今回のインタビューで指摘された課題とも共通するが，COVID-19パンデ
ミックにおける知的障害者の「いのち・生活・学習・発達」の困難・リスク
の問題は，各種の報告書等にも示されている。例えばFolkbildningsrådet
(2022) によれば，一部の国民大学では知的障害者向けのコースをパンデミ
ック前と変わらない形で実施したものの，ほとんどの国民大学は対面での参
加を取りやめた。コースを完全にキャンセルした国民大学もあれば，遠隔学
習に切り替えた国民大学もあるが，後者の一部はうまく機能せず，精神的苦
痛・成績低下・中退等の問題が一貫して見られた。またハビリテーションセ
ンターや精神科クリニック等の関係機関と連絡が取れなくなり，国民大学の
参加学生のメンタルヘルス・体調も崩れがちとなり，国民大学のスタッフの
負担・責任が増大した。

４．おわりに

　本章では，スウェーデンの代表的な知的障害当事者組織「Riksförbundet
FUB」への訪問調査（2023年3月実施）を通して，COVID-19パンデミック4
年目のスウェーデンにおいて露呈する知的障害者の「格差・差別」問題の実
態について検討してきた。

　FUBは障害者権利条約やスウェーデンの国内法で規定されている教育に
関する諸権利の知的障害教育における実際的制限の現状を厳しく批判してい
る。すなわちスウェーデンにおいても知的障害児が基礎学校におけるインク
ルーシブ教育を拒否されるケースがあったり，知的障害者を含む成人教育の
中核機関である国民大学のリストラ・予算削減等が強行され，知的障害当事
者の教育機会保障やインクルーシブ教育の実質化において依然として課題が
山積しているのである。

　こうした課題について田部ほか（2021）が，スウェーデンの特別学校に係

る排除の問題を含めて検討しているが，特別高校がスウェーデンのインクルーシブ教育や「A School for All」のビジョンと一致していないことを示唆する各種の先行研究（Mineur: 2015など）の指摘とも合致するものである。

　そのことは COVID-19 パンデミックにおいて如実に示され，例えば，LSS法の運用を含む基幹的福祉サービスの継続に重大な支障が生じ，グループホームやパーソナルアシスタント等がコロナ禍で十分に機能せず，また情報アクセス困難等も相まって，知的障害当事者の生存・生活が危機に晒されていた。FUB は COVID-19 パンデミックにおける知的障害者の「格差・差別」問題とそれに伴う「いのち・生活・学習・発達」の困難・リスクの実態を明らかにし，こうした危機対応の課題について警鐘を鳴らしていた。

　上記のスウェーデンの課題は，日本の課題ともまさに共通するものであり，引き続き知的障害当事者の権利保障の観点から FUB の取り組みについての継続的な検討が求められている。

（能田昴・田部絢子・石井智也・内藤千尋・石川衣紀・池田敦子・髙橋智）

第18章　コロナ禍5年目のスウェーデンにおける
子どものコロナ禍後遺症問題の実際－子どもの
権利擁護組織 BRIS とストックホルム県立摂食障害セン
ターの訪問調査（2024年3月）から－

　本章では，スウェーデンの代表的な子どもの権利擁護組織「BRIS（Barn-ens Rätt i Samhället: 社会における子どもの権利）」およびストックホルム県立摂食障害センターへの訪問調査（2024年3月実施）を通して，COVID-19 パンデミック5年目のスウェーデンにおいて顕在化する子どものメンタルヘルスを中心とするコロナ禍後遺症問題と発達困難・リスクの実際，および発達支援の課題について明らかにする。

　なお，BRIS およびストックホルム県立摂食障害センターの調査協力者に対しては，事前に文書にて「調査目的，調査結果の利用・発表方法，秘密保持と目的外使用禁止」について説明し，承認を得ている。また本研究において開示すべき利益相反はない。

1．スウェーデンにおける COVID-19 パンデミック以降の子どもの
メンタルヘルス問題の動向

　スウェーデン公衆衛生庁（Folkhälsomyndigheten: 2023a）は，2022年に精神科治療・ケア（外来・入院）を受けた子ども（10〜17歳）の割合は女子7.3%・男子6.8%であること，精神科治療・ケアを受ける子どもの数は男女ともに2008年に比して2倍になっていること（**図18.1**），約30,000人の子どもが抗うつ薬を服用していること（女子の4.2%，男子の2％に相当），抗うつ薬を服用した子どもの割合も2008年に比して2倍になっていること（**図18.2**）を報告している。

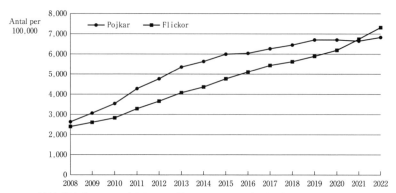

図18.1 精神科治療・ケア（外来・入院）を受けた子ども数（10〜17歳，10万人あたり）
（Folkhälsomyndigheten: 2023a）

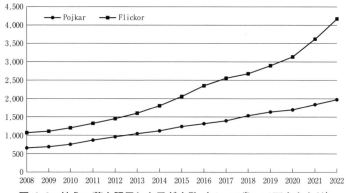

図18.2 抗うつ薬を服用した子ども数（10〜17歳，10万人あたり）
（Folkhälsomyndigheten: 2023a）

　公衆衛生庁は，精神科の診療を受けられるまでの待機時間の長さも繰り返し指摘しており，2020年のCOVID-19パンデミック以降にいっそう顕在化してきている。また，おなじく2020年以降，女子の引きこもり率は33％増加している（Folkhälsomyndigheten: 2023a）。

　スウェーデン子どもオンブズマンも「出会った多くの子どもたちは精神科治療・ケアを受けられるまで長期間待たなければならなかった。子どもたち

は健康状態の悪化，不登校，セルフメディケーション，自殺企図等の形で，助けが得られない場合の深刻な結果を訴えている」と指摘する（Barnombudsmannen: 2024）。また，子どもオンブズマンは「就学前学校と学校は，子どもの健康を促進し，子どものニーズに合わせて教育を適応させ，暴力・虐待から子どもを守るという重要な使命がある」ことを強調している。

こうした指摘の背景には，スウェーデン教育庁の調査によって，子どものメンタルヘルスを強化する取り組みが学校の保健活動において不足していることが示された。スウェーデン教育庁は「私たちが必要と考えるのは，学校保健の専門職を強化し，積極的な支援活動や学校保健活動を行う能力を高め，支援活動や学校保健分野における効果的な介入のためのより良い手段を提供することである」と指摘している（Regeringskansliet: 2021）。

Källmen ほか（2024）は，2020年3月と2022年3月，基礎学校9年生と高校2年生を対象にメンタルヘルス問題について調査を実施している。この調査のメンタルヘルス問題とは，頭痛・うつ・恐怖感・睡眠困難・食欲不振等の7項目のうち「1週間あたり5～7項目生じていた」人数で比較されている。その結果，COVID-19パンデミックの経験と女子のメンタルヘルス問題との間に弱いながらも有意な関連性が示され（オッズ比1.30），「パンデミック後の数か月から数年の間に女子生徒は追加の心理社会的支援を必要とする可能性がある」と指摘されている。

2．子どもの権利擁護組織 BRIS と子どものコロナ禍後遺症問題への取り組み

スウェーデンの子どもの権利擁護組織「BRIS（Barnens Rätt i Samhället: 社会における子どもの権利）」は，COVID-19パンデミック以前から子ども・若者が抱える多様な困難・ニーズを電話やチャット等の相談により直接聞き取り，社会が取り組むべき行動について常に発信を行っている組織である。1971年に設立され，半世紀以上の歴史のあるボランタリー組織であり，スウ

340　第4部

ェーデンの子ども権利擁護組織の中でも高い認知度と専門性を有している
（内藤ほか：2022）。

　BRISは2023年に計72,942件の相談（電話・チャット・SNS・メール）に対応
していた（前年比13％増加）。自傷行為に関する相談件数も2023年には7,000
件を超え，このうち自殺に関する話題29％，摂食障害に関する話題14％であ
る。摂食障害自体の相談件数は2019年1,140件から2023年3,293件と約3倍に
増加している（BRIS：2024）。

　BRISは相談件数の増加について，「これは子どもが自傷行為に対して支
援を受けているという意味にはならない。アクセスできる相談連絡先がある
ということに過ぎない」という厳しい見方を示している。自傷行為をする子
どもの多くは「学校保健，青少年診療所（Youth Clinic），BUP（子ども・若者
メンタルヘルスセンター）にケアを求めていない」が，それは子どもが「信じ
てもらえない，話を聞いてもらえない，誰も自分のことを真剣に受け止めて
くれないと感じている」からであるという。特にBUPについて「長い待ち
時間を経験し，優先順位が低くなった」「真剣に受け止められていないと感
じた」という子どもの声を紹介している（BRIS：2024）。

　さて著者らは，スウェーデンのCOVID-19パンデミックにおける子ども
のメンタルヘルス問題の最新動向等についてインタビューするために，2024
年3月25日，BRISストックホルム本部への訪問調査を行った。話を伺った
のはプログラム・マネージャーのCharlotte Bergendal氏とカウンセラーの
Ladan Heidari氏である（**写真18.1**）。

　周知のように，スウェーデンはCOVID-19パンデミックのもとでも基本
的にロックダウンは実施しなかった。義務教育担当の基礎学校も閉鎖はされ
ず授業は継続していたが，スポーツクラブや遊び場は閉鎖され余暇活動には
制限がかけられていた。BRISへの相談件数も増加しており，「家族とずっ
と家にいて関係が悪化している」「COVID-19が怖い」といった声が寄せら
れていた。一方，高校は休校・オンライン授業に切り替えられており，「い

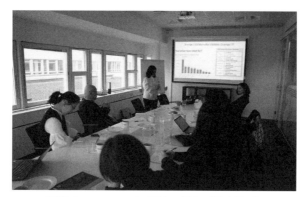

写真18.1　BRISでの調査の様子（著者撮影）

じめにあわなくて済む」「もう学校に行かなくてもいいと思う」という高校生の声も増加したという。

　なお，スウェーデンの障害を有する子どもの親組織「教育を受ける権利」の報告によれば，日本の小中学校に相当する基礎学校で各学期50％以上の日数を欠席している子どもの数はCOVID-19パンデミック前の2018年秋学期8,415人（0.8％），パンデミック下の2020年秋学期は2.3％に上昇，2022年春学期17,465人（1.6％）であり，パンデミック前に比して2倍であることを明らかにしている（Föräldranätverket Rätten till Utbildning: 2023）。しかし，スウェーデン教育庁は依然として全国的な欠席統計を実施していないため，スウェーデンの学校当局は全国の子どもに影響を与えている深刻な事態について認識していないと批判している。

　BRIS（2024）も「ホームシッター」と呼ばれる学校の長期欠席・不登校の増加に強い懸念を示し，COVID-19パンデミックを経た学校の物理的環境には子どもの心身の健康状態や安全性等に関して問題があり，それが長期欠席，気分への悪影響，成績低下に繋がっていると指摘している。

　さて，COVID-19パンデミック以降の相談件数の増加について，BRISの担当者は「BRISの支部数が増えて相談処理の効率が上がった」「BRISの認

知度が上がり，子どもからの相談が増えたこと」が背景にあると捉えていた。実際，2020年前後には約60か所であった BRIS 事業所数は，2024年には約2倍の120か所に増加したという。

　なお BRIS 担当者は「COVID-19 パンデミックが起こらなかったとしても BRIS への相談件数は増加していたはずであり，2020年以降の相談件数の増加をパンデミックの影響と直接的に結び付けて因果関係を説明することは難しい」と話し，COVID-19 パンデミックとの結びつきについては明言を避けた。現在，BRIS に寄せられる相談でもっとも多いのは，ウクライナ戦争，経済問題，若者犯罪であるという。BRIS は子どもの相談機関であり，相談内容に関わる調査研究を実施していないために，明言を避けたとも思われる。

　その上で，現在顕在化している自傷行為・摂食障害・自殺企図等の子どもたちのメンタルヘルス問題は，事後対応ではなく，予防的対応の体制構築が重要であり，COVID-19 パンデミック以前から取り組むべき課題であることを強調していた。BRIS は前述のように，相談件数の増加は支援の増加を意味しないと指摘し，子ども・若者が BRIS に連絡しなくても済むような事前の支援体制づくりについて国・行政に働きかけを行っていると語った。

3．COVID-19 パンデミックに伴う子ども・若者の摂食障害問題とストックホルム県立摂食障害センターの取り組み

　COVID-19 パンデミックにおいて，とくに子ども・若者の患者数・入院者数の急増が問題視されているのは摂食障害（eating disorder: ED）である。摂食障害は食行動異常とそれに伴う認知や情動の障害を主徴とした疾患であり，主な摂食障害である神経性食欲不振（神経性やせ症，anorexia nervosa），神経性過食症（神経性大食症，Blimia nervosa）に加えて，DSM-5 では新たに過食性障害（Binge eating disorder）と回避制限性食物摂取症（Avoidant-restrictive food intake disorder: ARFID）も摂食障害の診断に加わった。

　神経性食欲不振は思春期および若年成人期の女性に多く見られるが，気づ

きや治療が遅れがちなこと，成人以降も長期にわたり苦しんでいる人が少なくないことも課題となっている。患者は病識に乏しく，受診が遅れがちで，極端な体重低下のみならず，全身倦怠感，無月経，便秘などで非専門医を受診することも多い。

神経性食欲不振は，抑うつ・双極性障害・不安症（社交不安症，パニック症等）・強迫症・パーソナリティ障害・神経発達障害・アルコールその他の薬物の物質使用障害（乱用・依存）等の精神疾患を併存することがあり，早急な介入が望まれる。本症の死亡率は6〜20％で他の精神疾患より顕著に高く，極度の低栄養に起因する衰弱死，不整脈，感染症，自殺等が主な要因とされている（摂食障害ポータルサイト）。

COVID-19パンデミック以前のスウェーデンでは，若い世代を中心に75,000〜100,000人が摂食障害に苦しんでいると推定され，摂食障害を有する人々はケアを受けていないことも多く，実数はこれを上回るとされていた。

こうしたスウェーデンの状況に対して，国連・子どもの権利委員会（CRC）も「子どもの権利委員会の総括所見（第4回）：スウェーデン」（2009年6月12日）において「44. バーチャル青年クリニックの設置を含む努力が行なわれていることには留意しながらも，委員会は，青少年の摂食障害，具体的には女子の神経性過食症および神経性食欲不振（神経性やせ症）の発生件数が多いことを依然として懸念する。さらに委員会は，運動の少なさと劣悪な食事があいまってスウェーデンの子どもの体重過多および肥満の問題が増大していること，および現在の研究によれば，自覚されたストレスがいまなお青少年の間で問題となっていることを懸念する」と表明した。

そして，スウェーデンに対して「(a)神経性過食症および神経性食欲不振（神経性やせ症）を含む摂食障害の発生に対応すること。(b)体重過多および肥満の問題に対応し，かつ青少年の間で運動を含む健康的なライフスタイルを促進すること。(c)青少年のストレス水準を低減させ，かつ青少年がストレスの影響に対処するのを援助すること。(d)治療およびカウンセリングのための

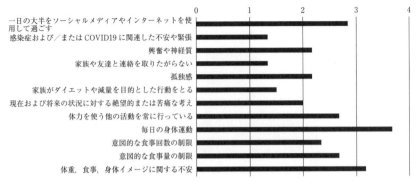

図18.3 臨床医の主観的評価による神経性食欲不振の症状に影響を与える COVID-19 関連変化の平均増加

(Gilsbach ほか：2022)

措置がジェンダーに配慮したものであり，かつ部門を超えた統合的アプローチの対象とされることを確保すること」を勧告した（Committee on the Rights of the Child：2009）。

　その後，スウェーデンの摂食障害患者数は減少傾向にあると捉えられてきた。しかし，COVID-19 パンデミックのもとで，子ども・若者は摂食障害を発症する傾向にあると指摘されている。Gilsbach ほか（2022）は，2019・2020年にヨーロッパ諸国（スウェーデン，ドイツ，オランダ，フランス，イタリア，スペイン）の専門病院摂食障害専門ユニットにおける小児期・青年期の神経性食欲不振の入院率と症状の重症度の増加を調査した。入院の待機時間は，オランダを除くすべての国でほぼ2倍になったが，これが入院を必要とする患者の増加によるものなのか，症状の悪化による入院期間の長期化によるものなのかは判明していない。臨床医は2019年よりも2020年の方が症状の重症度が高いと認識し，特に毎日の身体運動量が最も高く，次いで体重・食事・ボディイメージ関係，ソーシャルメディア・インターネット使用の増大等が関係していた（図18.3）。

　COVID-19 パンデミックの摂食障害に対する影響についてはスウェーデン

でも繰り返し報道されており，特にストックホルムにおける摂食障害の診療待ち状況の深刻化が指摘され，「最大1年待たなければならない可能性があると医療機関から言われた」という18歳女性の訴えなどが取り上げられている（Sjögren: 2022）。

スウェーデンの摂食障害当事者組織「Frisk & Fri」は，2021年の新規会員数が前年比較で18%（431人）増加したのに対して（Frisk & Fri: 2021），2022年では前年比較で1.4%増（40人）に留まっている背景にはCOVID-19パンデミックの影響が沈静化したためではないかと捉えている（Frisk & Fri: 2022）。しかし，BRISによる摂食障害を含めたメンタルヘルス問題に関する相談数が依然として増加している現状をふまえると，摂食障害に加えてうつ・自傷・自殺企図等の複合的発症により，摂食障害のみの困難を抱えてFrisk & Friに参加する当事者が少なくなった可能性も考えられる。

このような動向をふまえて著者らは，スウェーデンにおけるコロナ禍の摂食障害の実態について検討するために，2024年3月27日に「ストックホルム県立摂食障害センター（Stockholms centrum för ätstörningar: SCÄ）」の訪問調査を実施した。副センター長のAnnika Lindgren氏（臨床心理士）を中心に，外来ケア担当看護師1名，入院ケア担当看護師2名，臨床心理士，病院内学校教師，患者コーディネータの合計7名のスタッフにインタビューを行った（**写真18.2・18.3**）。

ストックホルム県立摂食障害センターは，摂食障害治療において世界最大規模の公立専門クリニックであり，ストックホルム市内のほか，近郊の2施設を含め3つのセンターで構成されている。摂食障害センターの治療は「SIP（Samordnad: 連携，Individuell: 個別，Plan: 計画）」に基づいて行われる。これは患者本人・家族，学校・福祉，医療（心理士・医師・看護師・患者コーディネータ）が協働で治療計画を作成するものである。摂食障害の治療は外来ケアが中心とされ，入院ケアは緊急時や集中的対応が必要な場合に行われるのが基本である。

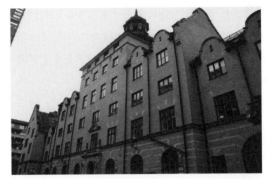

写真18.2　ストックホルム県立摂食障害センターの外観（著者撮影）

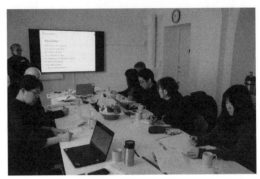

写真18.3　ストックホルム県立摂食障害センターでの調査の様子（著者撮影）

　摂食障害は患者本人だけでなく家族も苦しむことが少なくないため，摂食障害センターでは患者本人のみを治療対象とするのではなく，家族をエンパワメントし，家族と協力して対処する「家族包括型の治療・支援プログラム」が最も効果が高いと考えられている。
　スウェーデンでは病院における学校教育が権利として保障されているが，患児のストレス軽減や治療効果においても有効であるとして医師からの期待も大きく，治療中も当然，学校教育は不可欠なものとして，心身に切迫した危機がない限り，学校教育を受けられるように院内学校や在籍校と調整する。

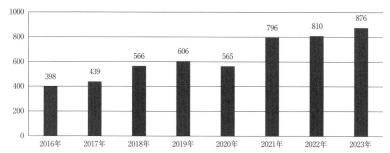

図18.4 ストックホルム県立摂食障害センターにおける18歳未満の新規患者数（人）
（ストックホルム県立摂食障害センター提供データにより著者作成）

入院・外来治療中ともに病院内学校に通い，病院内学校で過ごす時間は，学習支援のみならず，「学校生活を再構築したい」という子ども・若者の退院後の学校生活への意欲や期待を醸成する機会となるように取り組まれている。

図18.4はCOVID-19パンデミック前後のストックホルム県立摂食障害センターにおける18歳未満の新規患者数である。パンデミック初期の2020年は，他の医療機関等から県立摂食障害センターへの紹介も減ったため新規患者数は減少したが，2021年以降は増加の一途である。

摂食障害センターでは摂食障害の子ども本人と家族が共に治療にあたることが効果的と考えられているが，COVID-19パンデミックのもとでは入院ケアの人数に制限があり，待機の長期化によりスムーズにケアを進められなかったこと，複数家族が経験共有・交流するセラピーや対面での教育ケアを行えず十分な治療を実施できなかったことが課題となった。

入院ケアでは，体重や体調に対する治療に加え，患者とその家族の日常生活・家族関係等における課題を整理し，それらの正常化と再調整を行うが，退院後も継続していくことが重要であり，そのためのサポートは長期に及ぶ。しかし，十分なトレーニングができず，退院後の治療効果が低く，入退院を繰り返したり，入院期間が長引く傾向にあった。

外来ケアでは，家族セラピーが完全に閉鎖され，グループディスカッショ

ンをオンラインで行ったり，摂食障害理解のプログラムをオンデマンドで視聴する形態がとられた。入院ケア同様に，複数家族が集まって対面での経験共有・交流のプログラムは一切行えなかった。

こうした COVID-19 パンデミックの経験をふまえて，摂食障害センターでは以下のような改善に着手している。例えば，患者数の増加による治療待機時間の長期化を解消するため，対面治療の開始前における家族向けデジタルプログラムを構築して，受講後に外来プログラムに繋がるようにした。その結果，両親以外にもきょうだい・祖父母等の家族や関係者に摂食障害についての理解を促進し，また患者本人との向き合い方等の再考の機会を早期につくることができている。

現在，摂食障害センターはストックホルム県の患者に限定しているが，近く全国から患者を受け入れるようになるため，デジタルプログラムの構築は遠方の患者の治療向上にも役立つことが期待されている。

COVID-19 パンデミックに伴い，摂食障害センターの病院内学校の教育活動は全てオンラインに切り替わった。病院内学校教師の Andreas Mannerström 氏は「従来は摂食障害センターに入院しているか，外来で通院している子どものみが対象であったが，オンライン化によって退院後や通院間隔のあいている子ども等にも対応できるようになり，そのメリットは大きかった。スウェーデンではオンラインによる学びについて法整備しているが，学校という場における学びの意味が重要であるとも考えている」と語っている。

摂食障害センター副センター長の Annika Lindgren 氏は「スウェーデンにおける摂食障害について，成人は落ち着いたとみられるが，子ども・若者は COVID-19 パンデミックによる影響は長引いており，まだ困難が続いていると捉えている。パンデミック以外にも摂食障害の要因は多岐にわたるため，これまでは私たちも COVID-19 パンデミックと直接的に結びつけてコロナ禍後遺症として検討していなかった。また，スウェーデン国内においてはそれに関する統計データや研究もみられない。しかし，今回の訪問調査・

研究交流をふまえて，パンデミック当初は不安等であったものが，不登校・ひきこもり・自傷・摂食障害等の形，すなわちコロナ禍後遺症として転化しているケースもあるのではないか。今回の研究交流を継続しながら検討していきたい」との見解を示した。

4．おわりに

　本章では，スウェーデンの代表的な子どもの権利擁護組織「BRIS（Barnens Rätt i Samhället: 社会における子どもの権利）」およびストックホルム県立摂食障害センターへの訪問調査（2024年3月実施）を通して，COVID-19パンデミック5年目のスウェーデンにおいて顕在化する子どものメンタルヘルスを中心とするコロナ禍後遺症問題と発達困難・リスクの実際，および発達支援の課題について明らかにしてきた。

　スウェーデンにおける子どものコロナ禍後遺症は，子ども・若者のメンタルヘルス問題の深刻化という形で顕在化しており，子ども・若者が求めるケア・支援が十分に提供されていない状況も明らかとなった。BRISの調査では子どもは医療機関への相談をすでに諦めているとともに，現状のケア・サービスだけでは，子どもの支援ニーズに応じることができていない点が示された。

　著者らは2023年3月にBUPの訪問調査も行っているが（第16章），その際にも「コロナ禍における子どものメンタルヘルスがどのように変化したのか，子どものメンタルヘルスに関わる支援ニーズはどのようなものであったのかについては十分に検討されていない」ことが明らかになったが，問題状況はほとんど改善されていないことが示された。

　一方，2021年にスウェーデン社会保健庁が先導してCOVID-19パンデミック対策として起ち上げた「国立高度専門医療ケア（National Highly Specialized Medical Care）」は，多様な疾患の難事例に対応するため，全国から専門家を集約して最新の高度医療を提供する取り組みとして組織化され，摂食障害も

対象となった。2023年12月に県立摂食障害センターも国立高度専門医療ケアに指定され，2024年にスウェーデンを代表するカロリンスカ医科大学病院に統合される。これにより，従来の治療方法では効果がみられなかった重度摂食障害や自閉症，複合的障害（トラウマも含む）を有する患者も対象となる。

　COVID-19パンデミックにおける摂食障害当事者の動向について，ストックホルム県立摂食障害センターはコロナ禍後遺症問題としての認識や検討が十分になされてこなかったとの認識を示しつつ，「今回の訪問調査・研究交流をふまえて，パンデミック当初は不安等であったものが，不登校・ひきこもり・自傷・摂食障害等の形，すなわちコロナ禍後遺症として転化しているケースもあるのではないか。今回の研究交流を継続しながら検討していきたい」と述べている。

　スウェーデンにおける子どものメンタルヘルス問題のなかで，子どものコロナ禍後遺症問題がどのように扱われて検討されていくのかについて，今後の動向に注目していく必要がある。

（田部絢子・能田昴・石川衣紀・石井智也・内藤千尋・池田敦子・髙橋智）

第19章 コロナ禍5年目のフィンランドにおける 子どものメンタルヘルス問題の実際
―「フィンランド精神保健協会」の訪問調査（2024年3月）から―

　本章では，「フィンランド精神保健協会（MIELI Suomen Mielenterveys ry)」の訪問調査（2024年3月実施）を通して，COVID-19パンデミック5年目のフィンランドにおける子どものメンタルヘルスを中心とするコロナ禍後遺症問題と発達困難・リスクの実際および発達支援の課題ついて明らかにしていく。

　本章で取り上げるフィンランドのヘルシンキ市にあるフィンランド精神保健協会は，24時間・年中無休で電話相談等を行う危機ホットラインに取り組み，COVID-19パンデミックにおける子ども・若者のメンタルヘルス問題を注視し続けてきている。

　なお，フィンランド精神保健協会の調査協力者に対しては，事前に文書にて「調査目的，調査結果の利用・発表方法，秘密保持と目的外使用禁止」について説明し，承認を得ている。また，本研究において開示すべき利益相反はない。

1. フィンランドにおける COVID-19 パンデミック以降の子どもの メンタルヘルス問題の動向

　フィンランドでは2020年3月18日から4月13日まで，学校教育は対面授業を遠隔授業に置き換えることが定められ，3月30日には教育レベルの制限が5月13日まで延長されることが決定された。5月14日には感染対策を講じながらも段階的に基礎学校において対面授業が再開されたが，厳しい制限と特別な取り決めがなされ，2021年4月には高校を含むすべての学校が再開された。

学校閉鎖時に，特別な配慮・支援を必要とする子どもには対面授業を例外的に実施するように定められたものの，特別教育教師の業務内容と責任所在の曖昧さ，特別教育の重要性が理解されていない等，緊急事態への対応には課題が多くみられた（髙橋ほか：2022）。

フィンランド社会保健省は2020年5月にCOVID-19パンデミックの危機と子どもの権利に関するワーキンググループを設置したが，その報告書において子どもが置かれている状況とニーズに特別な注意を払う必要性を提起しており，長引く危機は恵まれない状況にある子ども・家族に深刻な影響を与えるため，長期的なフォローアップが必要であることが指摘された（Sosiaali-ja terveysministeriö：2021a・2021b）。またCOVID-19パンデミックに伴う不安・恐怖・抑うつ・不眠等の子どものメンタルヘルス問題の悪化にも懸念を示し，「敷居の低い」メンタルヘルス・サポートや子ども・若者が気軽に話せるチャット・サービスの設置，治療サービスのリソース改善，自殺予防プログラムの必要性を強調した（Sosiaali- ja terveysministeriön asettama työryhmä：2020）。

フィンランド国立保健福祉研究所（THL）は，2020年秋に実施した基礎学校と高校・職業専門学校等の学校保健・健康管理の実態調査を通して，基礎学校の学校看護師の約60％は子どもと家族の健康への懸念が1年前よりも若干高まったと感じていると指摘する（Hakulinenほか：2020）。具体的には「児童精神科サービスの休止により，多くの子どもにとって状況はさらに悪化した。遠隔やオンラインによる支援だけで全ての子どもに対応することは難しい」「不安を抱え，自殺願望があり，食事に問題を抱えている若者がたくさんいる」「COVID-19パンデミック以前は（対面を基本とした学校保健等の）支援策によって何とか生活できていた多くの子どもが今では疎外されている」と言及されているように，児童精神科サービスの閉鎖によって子どもの健康状態が悪化したこと，遠隔サービスだけでは全ての子どもの支援を行うことが困難であったことが示されている。

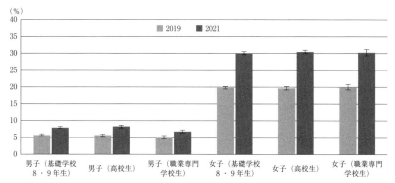

図19.1 性別・学校段階別にみた中等度・高度の「不安」を感じている生徒の割合
(Aalto-Setälä ほか：2021)

　翌2021年に同研究所が実施した「学校保健調査」では，図19.1のように，2019年の結果と比較して，子ども・若者の不安・抑うつ症状がCOVID-19パンデミック以前に比して男女ともに大幅に増加し，女子では抑うつ症状が2週間以上続くケースが約3分の1にのぼったこと，女子の約4人に1人，男子の約10人に1人が，頻繁にあるいは常に孤独を感じていたことが指摘されている（Aalto-Setälä ほか：2021）。

　2022年の学校保健調査では，2021年春学期と比較してメンタルヘルス問題72％，欠席64％，孤独55％，学習上の問題50％，家庭の問題39％，薬物乱用13％，家庭内暴力等9％の増加が報告されている（Hietanen-Peltola ほか：2022）。2023年の学校保健調査では，基礎学校8年生・9年生，高校・職業専門学校1・2年生女子の31～34％が中等度または高度の不安を有していたが，特に基礎学校8・9年生女子は2023年にかけてさらに上昇している。幸福度の低下・孤独経験等も男女ともに増加したまま高止まりしており，とくに女子の割合が高いことが示されている（Terveyden ja hyvinvoinnin laitos：2023）（図19.2）。

　社会保健省管轄の行政機関である「Valvira」はCOVID-19パンデミック下における子ども・若者のメンタルヘルスの実態や児童精神科サービスの状

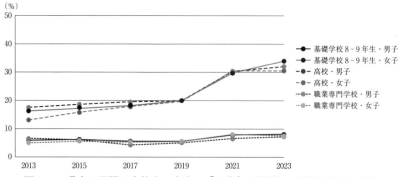

図19.2　過去2週間に中等度・高度の「不安」を経験した若者の割合（%）
(Terveyden ja hyvinvoinnin laitos：2023)

況について報告し，南フィンランド地方で子ども・若者の精神科サービスへのアクセスの悪さへの不満が高まっていること，フィンランド東部地方で若者の自殺が増加していること等を明らかにしている（Apulaisoikeuskansleri：2023）。さらに可能な限り遠隔による心理療法・メンタルヘルスサービスが取り組まれていたものの，自閉スペクトラム症等の障害や長期欠席・中退等の問題を抱えている子ども・若者のニーズに応じることはできなかった点を指摘している。

　Rimpeläほか（2023）は，COVID-19の第2波以降の学校閉鎖と子ども・若者のメンタルヘルス問題を検討し，2020年11月～12月（n＝41,041人）と2021年4月～5月（n＝28,501人）に学校閉鎖が実施されたケースとそうでなかったケースとを比較した場合，学校が閉鎖されたケースでは，子ども・若者のメンタルヘルスが悪化し，とくに女子の場合に顕著であったことを指摘している。

　「フィンランド若者研究ネットワーク（Nuorisotutkimusseura）」は，COVID-19パンデミックに伴う制限のなかで若者はどのような生活をしていたのか，COVID-19パンデミックの影響とその長期化が若者の日常生活やウェルビーイングにどのような影響を与えているのかを継続的に明らかにして

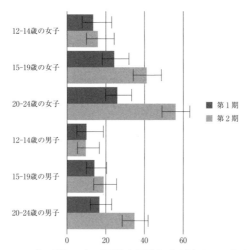

図19.3　COVID-19パンデミックで孤独を経験した割合の2020年と2021年の比較
(第1期：2020年9月-10月，第2期：2021年5月-6月，Kauppinenほか：2021)

いる。メンバーのHaikkolaほか（2020）は，COVID-19パンデミックで孤独を経験しなかった若者も少なくなかったものの，低所得層の若者では信頼できる友人・大人がいないことなどにより孤独感を感じやすく，さらに失業中の若者は社会的繋がりが弱く，より強い孤独を経験しており，COVID-19パンデミックのネガティブな影響が長期化すると指摘している。

Kauppinenほか（2021）は，2020年秋期から2021年夏期までの各年代の孤独体験の変化を分析しているが，15〜19歳の女子の場合は2020年秋の時点で約4分の1が孤独を経験し，2021年春には44％まで増加したと指摘する。全体的にも孤独を経験している若者の割合は17.8％から32.3％まで増加し，とりわけ低所得者層が孤独感を経験していると指摘する（**図19.3**）。

またAapola-Kariほか（2021）は，12歳〜25歳の子ども・若者505人を対象にCOVID-19パンデミックが人生に与えた影響を明らかにしている。若者の生活に対するCOVID-19パンデミックの影響は軽微とされていたが，実際には不安・恐怖・憂うつ等を経験しており，とくに移民・難民や疾病等を

356　第4部

有するリスクグループの不安・心配が深刻であった。

　　「重度の肺疾患を患っており，リスクグループに属している。家族や友人にも
　会えなかった（女子，15〜19歳）」
　　「COVID-19は誰にとっても大きな問題。制限により語学学習が遅れてしまう
　ため移民に大きな影響を与えている。語学学習は隔週で自宅と学校で行われる。
　家にはフィンランド語を話す人がいないので練習が難しい。ハンバーガーショッ
　プや映画館では友達に会えない（男子，15〜19歳）」
　　「隔離措置のためルーマニアにいる祖父母に会うことができない（女子，12〜
　14歳）」
　　「COVID-19のせいで父親と会うのが難しい。病院で手術を受けたが，2・3
　人の看護師がなぜかいつも私に怒っていた。私がアラブ出身だからか。現在，私
　は8か月間病休をとっており，勉強を継続することができない。COVID-19は物
　事を混乱させる。勉強を続けたいが，COVID-19の影響で就職も難しくなりそう
　で怖い（男子，15〜19歳）」
　　「常に孤立していて，何時その孤立が解消されるかわからないと気分に影響を
　与える。友人，家族，愛する人たちへの心配もあった。不確実なことばかりだと
　思う（女子，15〜19歳）」

　また，若者の当事者組織である「フィンランド・スウェーデン語学生組合
（Finlands Svenska Skolungdomsförbund）」「フィンランド職業専門学校生徒組
合（Suomen Ammattiin Studikeleni Litto - SAKKI）」「フィンランド高校生組合
（Suomen Lukiolainen Liitto）」「フィンランド生徒同盟（Suomen Opiskelija-Alians-
si - OSKU）」は，COVID-19パンデミックの「状況は恐ろしいほど憂慮すべ
きものであり，誰も責任をとらず，必要な措置を講じることもない」「この
状況により，若者は消極的になり，メンタルヘルス問題が増加する」と指摘
し，「若者のメンタルヘルスにリソースを投入するのに最適な時期は10年後
ではなく今である」「拡大し続ける若者のメンタルヘルスの危機を真剣に受
け止めるべきである」と指摘している（Suomen Opiskelija-Allianssi - OSKU ry:
2021）。

　当事者組織「フィンランド摂食障害協会（Syömishäiriöliitto）」は，

COVID-19パンデミックの影響で摂食障害の発症率は2～3倍に増加し，パンデミック前から摂食障害に罹患していた患者もCOVID-19パンデミックの影響でさらに困難となった状況をふまえて，政府によるフィンランドの摂食障害治療の計画策定，摂食障害の認知度向上，医療レベルにおける摂食障害患者の治療への早期アクセスの確保，職業生活におけるメンタルヘルスの改善，第三セクターとの協力を含めたメンタルヘルス業務の十分なリソース保障等を提起している（Syömishäiriöliitto: 2023）。

2．フィンランド精神保健協会調査からみた子どものメンタルヘルス問題の実際

　以上のような動向をふまえて著者らは，フィンランドにおけるCOVID-19パンデミック5年目の子どものメンタルヘルス問題の実際について明らかにするために，2024年3月28日，フィンランド・ヘルシンキ市にあるフィンランド精神保健協会への訪問調査を行った。インタビューを行ったのは若者ユニットのメンタルヘルス対策専門職員（Mental Health Promotion Expert）のElina Marjamäki氏である（**写真19.1**）。

　フィンランド精神保健協会は，メンタルヘルス問題の予防を目的とした非

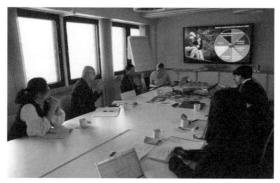

写真19.1　フィンランド精神保健協会における調査の様子

営利組織であり，前述のメンタルヘルス政策諮問委員会に加入している。協会は1897年に設立された精神病院から退院した回復期患者を支援する精神異常者安全協会（Skyddsföreningen för Sinnessjuka）を起源とする長い歴史を有している（MIELI Suomen Mielenterveys ry：2023a）。

　現在，フィンランド精神保健協会は55か所の組織を傘下に有しており，180人以上の専門家と3,000人以上のボランティアが携わっている。主要な取り組みは年中無休・24時間対応の電話相談を行う危機ホットラインである。フィンランド国内にある22か所の危機センターでは，対面・リモートでの支援を提供するとともに，様々な生活状況の困難に直面している人々のためのピアサポートグループを組織している。ヘルシンキとクオピオに設置されている自殺予防センターでは，自殺企図者とその家族への支援を実施している（MIELI Suomen Mielenterveys ry：2024）。

　フィンランド精神保健協会では，こうした危機ホットラインでの支援を通したメンタルヘルス問題の実態把握を通して，市民のメンタルヘルス改善・回復に関わる情報や手立てをメンタルヘルス政策諮問委員会や各省庁，政府等の政策決定者に提供している。

　フィンランド精神保健協会の危機ホットラインへの電話相談はパンデミック以降に急増しており（図19.4），2023年初頭には累計で150万件を突破することが予測されている。「気分の悪さ」を理由とする割合が2019年：13％，2020年：15％，2021年：16％，2022年：17％と増加している。またこうしたホットラインがあることの意義について「話すことによって希望が得られた」「他の人と接触するだけで恐怖状態が緩和され，食事ができるようになった」「（話をしたことで）再び息ができるようになったと感じ，状況がよく理解できた」などの声が寄せられている（MIELI Suomen Mielenterveys ry：2023b）。

　フィンランド精神保健協会はCOVID-19パンデミック下の若者の声を取り上げている。「はじめは遠隔教育が好きだったが，数週間後には本当に退

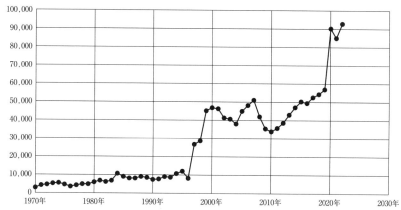

図19.4　COVID-19パンデミック以降急増したフィンランド精神保健協会への電話相談
（Suomen Mielenterveys ry: 2023b）

屈に感じ始めた。学校の勉強には何とか対応できたが，以前と同じように友達に会えなかったり，先生に様々なことを聞けなかったりすることが重く感じられた」「10代の若者は新しいことに経験したり，チャレンジすることができるはずなのに，制限がある間はそれが不可能であった」等を挙げており，COVID-19パンデミック下においても若者が気軽に相談できるような「敷居の低い」メンタルヘルスケア・支援の拡充が必要であるとしている（MIELI Suomen Mielenterveys ry: 2022）。

　フィンランド精神保健協会の危機サービス担当ディレクターのSanna Vesikansaは，自殺願望等のあるクライアントの待機時間が長すぎであり，メンタルヘルス関連の相談サービスが非常に限定的である現状を訴えている（Helsinki Times: 2023）。とりわけ希死念慮・自殺企図に関する相談内容が増加しているとして，政府や地域行政による適切な治療を提供できる福祉計画の策定とリソース配分が不可欠であるとしている（Ilita Sanomat: 2023）。同協会自殺予防センター所長のMarena Kukkosenも，自殺に関する治療の課題として十分なフォローアップが受けられないこと，希死念慮・自殺企図等の

深刻なリスクのある人々への支援が適切に実施されていないケースがあることを指摘している。

今回の訪問調査においてインタビューに応じたメンタルヘルス対策専門職員の Elina Marjamäki 氏は，COVID-19 パンデミック 5 年目を迎える子どものメンタルヘルス問題として，改善に向かっている子どもが多数いる一方で，メンタルヘルス上の困難や精神疾患等が十分に改善しない子どもも少なくないなど，メンタルヘルス問題の二極化が深刻化している点を指摘している。もともと児童精神科サービス等のケアを受けていた子どもにとって，COVID-19 パンデミック下ではリモートでの治療・支援が中心であったために十分な効果が得られず，メンタルヘルス問題が悪化しているケースも報告された。特に，移民・難民の子ども，複雑な家庭問題を有する子ども，LGBTQ を背景にもつ子ども等では顕著であった。

なお，フィンランド精神保健協会はフィンランド国内の COVID-19 パンデミックはすでに「終息したもの」と認識しており，現在の子ども・若者に見られるメンタルヘルス問題は COVID-19 パンデミックも要因の一つではあるが，近年の急激な社会変化や生活習慣・生活リズムの乱れ等に起因する問題（長時間の SNS やゲーム，睡眠不足・困難，運動不足，コミュニケーション不足，デリバリーサービスの過剰な活用等）と捉え，子どもの「コロナ禍後遺症」とそれに伴う子どもの発達困難・リスクと発達支援についての検討や対応についてはほぼ未検討であった。

3．おわりに

本章では，フィンランド精神保健協会への訪問調査（2024年3月実施）を通して，COVID-19 パンデミック 5 年目のフィンランドにおける子どものメンタルヘルスを中心とするコロナ禍後遺症問題と発達困難・リスクの実際および発達支援の課題ついて明らかにしてきた。

北欧諸国の子どもの権利擁護組織の報告から，コロナ禍に伴う子どものメ

ンタルヘルス問題が「時間差」を伴って顕在化しているという指摘がなされていたが（髙橋ほか：2023b），フィンランドにおいてもまさに「時間差」を伴って，メンタルヘルス問題が深刻化している状況があり，とくにCOVID-19パンデミックに伴うロックダウンや学校閉鎖，遠隔授業の実施が大きく影響を与えたものと推察される。

しかし，訪問調査を実施したフィンランド精神保健協会はフィンランド国内のCOVID-19パンデミックはすでに「終息したもの」と認識しており，現在の子ども・若者に見られるメンタルヘルス問題はCOVID-19パンデミックも要因の一つではあるが，近年の急激な社会変化や生活習慣・生活リズムの乱れ等に起因する問題（長時間のSNSやゲーム，睡眠不足・困難，運動不足，コミュニケーション不足，デリバリーサービスの過剰な活用等）と捉えていた。

それゆえに，子どもの「コロナ禍後遺症」とそれに伴う子どもの発達困難・リスクと発達支援についての検討や対応についてはほぼ未検討であり，さらに子どものメンタルヘルス問題がフィンランド政府の政策課題として十分に位置づけられていないこともうかがえた。

その一方で，フィンランドアカデミー（Suomen Akatemia）は「子ども・若者は誰もが想像できなかった状況に追い込まれた。子どもは自身のためではなく，社会で最も危険にさらされている人々を守るために生活を制限しなければならなかった。我々は子ども・若者の意見に耳を傾け，彼らの経験から学び，成人を目前に控えた彼らの幸福をサポートするための解決策を見つける義務がある。それにより次の社会的危機に備えることができる」と言及し，COVID-19パンデミック下の子ども・若者の意見に基づき，今後の感染症パンデミック・大規模災害等の子どもの生命・生活・発達の困難・リスクに対応する準備の必要性を強調している（Suomen Akatemia：2022a）。

以上に検討したように，フィンランドにおいてもCOVID-19パンデミックのもとで一層顕在化した子どもの長期欠席・不登校・ひきこもり，自傷・摂食障害，自殺等の子どものメンタルヘルス問題を子どもの「コロナ禍後遺

症」として捉え直すとともに，子どもがどのように生きづらさを感じ，いかなる支援を求めているかについて子ども一人ひとりの声・支援ニーズを正確に把握し，それに基づく発達支援の構築や促進が強く要請されている。

（石井智也・能田昴・田部絢子・内藤千尋・石川衣紀・池田敦子・髙橋智）

終章　本書の到達点・課題と展望

1．各章のまとめ

　本書『コロナ禍と子どもの発達困難・リスクの研究―子どもは現在もコロナ禍の最前線にいる―』では，現在もコロナ禍の最前線にいる子どもが有する多様な子どもの発達困難・リスク（コロナ禍後遺症問題を含む）の実態，およびそれに対応する学校教育・発達支援の意義・役割・課題について，子ども当事者の声・支援ニーズを中心に検討してきた。以下，各章で明らかとなったことについて述べていく。

1.1　第1部　コロナ禍と子どもの発達困難・リスクに関するレビュー

　第1部では，コロナ禍における子ども（障害・疾病等の特別ニーズを有する子どもを含む）の「いのち・生活・学習・発達」等の困難・リスク（コロナ禍後遺症問題を含む）に関わる国内外の研究動向のレビューを通して，コロナ禍における子どもの発達困難・リスクの状況やコロナ禍において求められている学校教育・発達支援の意義・役割・課題について，子ども当事者の声・支援ニーズを中心に明らかにした。

　(1)「第1章コロナ禍と子どもの発達困難・リスクの動向」では，コロナ禍における子どもの「いのち・生活・学習・発達」等の困難・リスク（コロナ禍後遺症問題を含む）について，国内外の研究動向のレビューを通して検討し，子どもの発達困難・リスクの状況とコロナ禍において求められている学校教育・発達支援の意義・役割・課題について，子ども当事者の声・支援ニーズを中心に明らかにした。

コロナ禍において子どもの日常生活・学校生活を保障することの意義は大きく，それに果たす学校教育と教師の役割はきわめて重要であることが確認された。コロナ禍の不安定な状況においても，子どもに向ける教師のまなざしや丁寧な声掛けのなかで，子どもは安心して落ち着きを取り戻し，子ども全体のレジリエンスに繋がると考えられるが，これは学校ならではの重要な発達支援の方法である。まずは学校でコロナ禍における子どもの声を聴くことが求められている。

学校教育はCOVID-19パンデミック前の「もとに戻る」のではなく，新しい状況に立ち向かうことになる。そのなかで子どものセーフティネットおよび発達支援システムとして進化・拡充させていくためには，コロナ禍で照射されている子どもの発達困難・リスクや学校教育の実相から出発する必要がある。

今後もさまざまな感染症や自然災害等により，子どもが登校できない状況に陥ることが想定される。子どもがコロナ禍で抱えている発達困難・リスクは以前から生じていた問題とも不可分な関係にあり，それがコロナ禍によって一層深刻化したとして，その実態を把握していくことも不可欠である。

多様なLong COVIDやコロナ禍後遺症等の未検証の課題も含めて，COVID-19パンデミックにおける子どもの発達困難・リスクを精査し，教育記録・データとしても正確に残していくことは，コロナ禍における二次的な発達困難を予防・改善していくためにも不可欠であり，さらに今後も繰り返されることが予想される世界規模の気候変動や災害・パンデミック等の災禍における子どもの教育保障・発達支援において不可欠の課題である。

感染症パンデミック・自然災害等の災禍において脆弱な状況にある障害・疾病等を有する子どもを含めたすべての子どもの「いのち・生活・学習・発達」を保障することは，災禍において全ての子どもの「いのち・生活・学習・発達」を守る盤石でインクルーシブな社会的基盤を築くことにもつながると考える。

(2)「第2章『新型コロナ後遺症（Long COVID）』と子どもの発達困難・リスクの動向」では，子どもの Long COVID および COVID-19 パンデミックに伴う子どもの「いのち・生活・学習・発達」等の困難・リスク（コロナ禍後遺症問題を含む）に係る国内外の動向について検討し，子どもの発達困難・リスクの状況やそれに対する対応・支援について，子ども当事者の声・支援ニーズを中心に明らかにした。

子どもの Long COVID に関わる症状は多岐にわたり，倦怠感・気分症状や疲労，睡眠障害，呼吸困難，嗅覚や味覚の障害など，その実態は不明確であるが，各種の調査研究からは子どもの抱える多様な「いのち・生活・学習・発達」の困難・リスクをうかがい知れるものであった。

Munblit ほか（2022）は，Long COVID を有する子どもに対する COVID-19 パンデミックの影響を緊急に解明する必要性とともに，COVID-19 の感染による直接的影響についてはロックダウンや学校閉鎖，親の収入減少，検疫，その他の病気によって引き起こされる影響と区別する必要があると指摘した。この点が重要であり，今回の COVID-19 において「パンデミック後遺症症候群（long pandemic syndrome）」と表現されている抑うつ・不安症・不登校等は，Long COVID とは同一に扱えないものである。

COVID-19 パンデミック以前の平時より，各種の「いのち・生活・学習・発達」の困難・リスクを抱える子どもが抑圧され，発達の権利保障が十分になされていない状況において COVID-19 パンデミックが発生し，子どもの「いのち・生活・学習・発達」の困難・リスクが急激に顕在化した。COVID-19 パンデミックのもとでよりいっそう深刻化した子どもの「いのち・生活・学習・発達」の困難・リスクが Long COVID と「混在」している。

こうしたなか，Long COVID という言説においては医療的対応が強調されるが，各種の調査研究や子ども当事者の声・支援ニーズをふまえても，子どもの Long COVID の対応において学校教育や発達支援の意義・役割があ

らためて確認することができ，医療と学校教育や発達支援機関の連携・協働が不可欠となっている。

(3)「第3章コロナ禍と知的障害・発達障害を有する子どもの発達困難・リスクの動向」では，コロナ禍における知的障害・発達障害を有する子どもの「いのち・生活・学習・発達」等の困難・リスク（コロナ禍後遺症問題を含む）について国内外の研究動向のレビューを通して検討し，子どもの発達困難・リスクの状況とコロナ禍において求められている学校教育・発達支援の意義・役割・課題について，子ども当事者の声・支援ニーズを中心に明らかにした。

例えば，知的障害当事者の「いのち」の困難・リスクに関わり，ベルギーの当事者組織「Unia」による知的障害当事者の証言「知的障害者は優先事項でないといわれた」「知的障害者が泣き過ぎたり，叫び過ぎたために病院から追い出された」に示されているように，医療面において知的障害者の病院治療のアクセスは確実ではなかったこと，病院が罹患者で満室となった場合に知的障害者が治療を受けることができるかどうかを判断するためのトリアージが生じたことが指摘されている。

COVID-19のクラスター感染のリスクが高い場所として入所施設が挙げられるが，コロナ禍において施設入所している知的障害児者への管理は一層強くなっていることや，またマスク着用ができないことに対して強く注意を受けたり，施設等の利用を拒否されたという知的障害児者が多いことが示された。

コロナ禍における情報へのアクセス困難も大きな問題であり，知的障害当事者にはアクセス可能な情報が十分に提供されず，また情報は読みやすく理解しやすい言葉やイラストで提示されなかったことを示しており，サポートなしではインターネットにアクセスできない人々もいれば，ガイドライン理解のためのサポートが必要であったケースも少なくなかったことが明らかと

なった。

　フィンランドの当事者団体「Tukliitto」は，COVID-19 パンデミックにおける知的障害当事者の実態として，趣味・余暇活動の中止，友人に会いに行くことの困難，言語コミュニケーションが難しく適切なサポートを得ることが困難，支援者に会えない等を報告し，こうした日常生活の変容・孤立によるメンタルヘルスの悪化・深刻化を指摘している。

　以上に検討してきたように，コロナ禍において障害・疾病等を有する子どもは重症化する可能性があるために，通常よりも厳格な感染予防対策が必要であり，社会・学校・家庭生活において関係性の断絶・隔絶を経験しやすいことから，生活や発達の困難・リスクも大きい。

　なお，知的障害・発達障害を有する子どもがコロナ禍で抱えている「いのち・生活・学習・発達」の困難・リスクは，以前から生じていた問題とも不可分な関係にあり，それがコロナ禍によって一層深刻化したとも捉えられるが，その実態を実証的に把握していくことは不可欠の検討課題である。

　⑷「第4章コロナ禍と肢体不自由・重症心身障害等を有する子どもの発達困難・リスクの動向」では，コロナ禍における肢体不自由・重症心身障害等を有する子どもの「いのち・生活・学習・発達」等の困難・リスク（コロナ禍後遺症問題を含む）について国内外の研究動向のレビューを通して検討し，子どもの発達困難・リスクの状況とコロナ禍において求められている学校教育・発達支援の意義・役割・課題について，子ども当事者の声・支援ニーズを中心に明らかにしてきた。

　肢体不自由・重症心身障害等を有する子どもの場合，コロナ禍で生じた特有の困難や支援ニーズは顕著に高いと考えられるが，それらが十分に把握・対応されてきたとは言い難く，その前提となる調査研究も圧倒的に不足しているのが現状である。

　コロナ禍において肢体不自由・重症心身障害等を有する子どもの健康・

QOL の低下や発達困難を防ぐためには，子どもの「いのち・生活・学習・発達」の視点から，子どもの「日常」と発達支援を保障することが不可欠である。しかし実際には，子どもを「守る」観点から，肢体不自由・重症心身障害等を有する子どもは結果として，人的・社会的・環境的関係性の制限・隔絶を経験しやすく，そのことがさらに生活・学習・発達の困難・リスクを増幅させている状況が明らかとなった。

(5)「第5章100年前のスペイン風邪パンデミック（1918-1920）と子どもの発達困難・リスク」では，現在のコロナ禍における子どもの発達困難・リスクの問題と対応の課題をより鮮明にするために，歴史的パースペクティブから約100年前の日本においても猛威をふるったスペイン風邪パンデミック（1918～1920）を取り上げ，スペイン風邪パンデミックのもとでの子どもの感染実態や子どもの「いのち・生活・学習・発達」の困難・リスク，学校教育の対応等の諸相について明らかにしてきた。

スペイン風邪は強毒性のインフルエンザが蔓延するパンデミックであった。病原体が不明の深刻な感染実態のなかで，教師・学校医らは様々な予防方法を講じて懸命に対処した。学校教育機関が蔓延の温床になる側面もありつつ，学校・教師が子どもを守るために積極的に取り組んだのも事実である。一部の地域・学校では休校の長期化による義務教育上の支障に関する議論が行われたり，体調の悪い児童を無理に出席させないような配慮をしたり，学びと子どもたちの保護の両立に向けた教育課題が示されていた。

スペイン風邪は最終的に季節性インフルエンザへと移行し，罹患率・死亡率も徐々に低下していった。スペイン風邪を受けてその後，「学校伝染病予防規定」の改正や「流行性感冒予防要項」等の対応が規定される。しかし，赤痢・腸チフス・結核等の高い死亡率の疾病が依然蔓延するなかで，スペイン風邪は風化に晒され，忘れ去られていった。

藤原（2020b）は「社会的に弱い立場の方ほど感染リスクが高く，危機の

際はすぐに困窮が深まってしまう問題点は今も改善されないまま残ってい」ると指摘する。当時の子どもたちも周囲の多くの人が亡くなっていく事態に心を痛め，スペイン風邪という一種の巨大災害に対して大きな恐怖・不安を抱えていた。しかし，そうした子どもたちの実態はほとんど注視されることなく，むしろ人手不足・インフラ維持のために子どもたちが使役される事態さえあった。

　わずかに残る史資料からは当時の子どもの抱えていた不安・恐怖や困難が垣間見えるが，「みな大変なのだから」という論理がまかりとおる感染症災害のなかで，子どもが「いのち・生活・学習・発達」の困難・リスクを抱えるという構造は現代とも共通する。歴史的連続性を子細に検討する上でも，スペイン風邪パンデミック当事者としての子どもの声・ニーズを引き続き歴史的に明らかにする必要がある。

　COVID-19 パンデミック対応において学校教育が子どもを保護し，支えるシステムであることも改めて明らかになってきていることも踏まえて，感染症災害史の中で軽視されがちな学校教育機関や教師が果たした役割・課題，その後の対応の継承・制度化も含めて解明していくことが当面の課題である。

1.2　第2部　日本におけるコロナ禍と子どもの発達困難・リスクの実態

　第2部では，日本における子ども当事者（小中高校生）とその保護者・教師を対象としたコロナ禍における子どもの「いのち・生活・学習・発達」等の困難・リスク（コロナ禍後遺症問題を含む）の実態と支援ニーズについての調査を通して，子どもの発達困難・リスクの実態やコロナ禍において求められている学校教育・発達支援の意義・役割・課題について，子ども当事者（小中高校生）の声・支援ニーズを中心に明らかにした。

　(6)「第6章コロナ禍における子どもの生活実態と支援ニーズの実態―全国の小中高校生・保護者・教師調査（2021年7月～8月）から―」では，全国の

子ども本人（小中高校生）およびその保護者・教師対象のオンライン質問紙法調査（2021年7月1日〜8月1日実施）を通して，コロナ禍における子どもの生活実態と支援ニーズの実態を検討し，コロナ禍の学校教育・発達支援の意義・役割・課題を，子ども当事者の声・支援ニーズを中心に明らかにしてきた。

本調査ではコロナ禍における子どもの各種の発達困難だけでなく，レジリエンス（回復）とも関わる子どもの「成長・発達」も示唆された。「感染拡大をおさえるために，自分たちにできることを教えてほしい」「学校等での感染症対策について，子どもも一緒に考えたい」とコロナ禍に能動的に向き合い，生活を切り開いていく子どもの主体性が確認できている。

髙橋ほか（2023c）は，コロナ禍において子どもの日常生活・学校生活を保障することの意義は大きく，それに果たす学校教育と教師の役割はきわめて重要であることを指摘している。

コロナ禍の不安定な状況においても，子どもに向ける教師のまなざしや丁寧な声掛けのなかで，子どもは安心して落ち着きを取り戻し，子ども全体のレジリエンス（回復）に繋がると考えられるが，これは学校ならではの重要な発達支援の方法である（髙橋ほか：2021）。すなわち学校において教職員は，コロナ禍に関わる子どもの声・ニーズを丁寧に聴きながら，支援のあり方を検討していくことが求められているのである。

（7）「第7章 コロナ禍における子どもの発達困難・リスクと支援ニーズの実態—全国の小中高校生・保護者・教師調査（2021年7月〜8月）から—」では，全国の子ども本人（小中高校生）およびその保護者・教師対象のオンライン質問紙法調査（2021年7月1日〜8月1日実施）を通して，コロナ禍における子どもの発達困難・リスクの実態を検討し，コロナ禍における学校教育・発達支援の意義・役割・課題を，子ども当事者の声・支援ニーズを中心に明らかにした。

コロナ禍では多くの子どもが多様な発達困難・リスクを抱えているが，調査で示された子どもの支援ニーズから，ごく当たり前の「日常的な学校生活」を保障することが，子どもの心身の発達の基盤を保障することになり，そのことに果たす学校教育と教師の機能・役割はきわめて重要であることが示された。

コロナ禍の不安定な状況においても，子どもに向ける教師のまなざしや丁寧な声掛けのなかで，子どもは安心や落ち着きを取り戻し，それが子どものレジリエンスに繋がると考えられるが，これは学校ならではの支援方法である。まずは学校でコロナ禍における子どもの声（支援ニーズ）を聴くことが求められている。

今後の学校教育は COVID-19 パンデミック前の「もとに戻る」のではなく，新しい状況に立ち向かうことになる。そのなかで子どものセーフティネットや発達支援の機能・役割を進化拡充させていくためには，コロナ禍で照射されている子どもの発達困難・リスクやそれに対する学校・教師等の学校教育の意義・役割・課題を十分に踏まえながら出発する必要がある。

例えば，子ども・若者の「Long COVID」の有病率は約25％に上るという指摘もあるが（Lopez-León S ほか：2022），子どもの「Long COVID」や「コロナ禍後遺症」等の検証を含めて，コロナ禍における子どもの「いのち・生活・学習・発達」の各種の困難・リスクを精査し，学校において「記録」として正確に残していくことは，今後も繰り返されることが予想される災害・パンデミック等における子どもの発達支援において不可欠の課題である。

(8)「第8章コロナ禍における中学生の食・睡眠の困難と心身の不調の実態—中学生調査（2020年11月～12月）から—」では，思春期における心身の大きな変化に伴い，生活リズムの乱れや心身の不調の訴えが増える時期でもある中学生を対象にオンライン質問紙法調査を行い（COVID-19 第3波の2020年11月～12月に実施），コロナ禍における中学生の食や睡眠等の日常生活と心身の

不調等の実態についての検討を通して，コロナ禍における心身の不調等に対して中学生はどのような理解・支援を求めているのかを明らかにした。

　食の困難・睡眠困難と心身の不調に強い関連がみられたが，「そっとしておいてほしい」「保健室に入りづらい」「うわさになりたくない」等の気持ちから保健室を利用しない中学生が多くいる実態が示された。日常生活に支障をきたす程度の症状を抱えていても，中学生は「担任」「養護教諭」への相談が十分に行えていない様子も推察された。

　こうした実態をふまえて，中学校では中学生が抱える心身の不調や支援ニーズを丁寧に継続的に把握して，中学生が心身の不調について相談しやすい校内支援体制のあり方を検討することが求められている。そうした取り組みは，コロナ禍における子どもの発達困難・リスクの急増を阻止していくためも，中学校において率先して取り組むべき課題である。

　(9)「第9章コロナ禍における高校生の食・睡眠の困難と心身の不調の実態―高校生調査（2020年11月～12月）から―」では，第8章に続いて，社会的自立や進路選択等で悩みが多く，中学生と並んで心身の不調の訴えが増える時期でもある高校生を対象にオンライン質問紙法調査を行い（COVID-19第3波の2020年11月～12月に実施），コロナ禍における高校生の食や睡眠等の日常生活と心身の不調等の実態についての検討を通して，コロナ禍における心身の不調等に対して高校生はどのような理解・支援を求めているのかを明らかにしてきた。

　食の困難・睡眠困難と心身の不調に強い関連がみられたが，「我慢できる」「日常生活に支障はないから」「自己対処できるから」と保健室を利用しない高校生が多くいる実態が明らかになった。その一方で「保健室に入りづらい」「うわさになりたくない」等の想いも挙げられていた。中学生と同様に，日常生活に支障をきたす程度の症状を抱えていても，高校生は「担任」「養護教諭」への相談が十分に行えていない様子も推察された。

こうした実態をふまえて，高校においては高校生が抱える心身の不調や支援ニーズを丁寧に継続的に把握して，高校生が心身の不調について相談しやすい校内支援体制のあり方を検討することが求められている。コロナ禍における子どもの発達困難・リスクの急増を阻止していくためにも，中学校と同様に，高校においても率先して取り組むべき課題である。

⑽「第10章コロナ禍に伴う学校休校と重度知的障害児の発達困難・リスクの実態―知的障害特別支援学校の保護者・教師調査（2020年4月〜7月）から―」では，COVID-19パンデミックに伴う学校休校という未曾有の事態の中で，知的障害特別支援学校在籍の重度知的障害・自閉症を有する子どもが抱えていた多様な「いのち・生活・学習・発達」の困難・リスクの実態を，知的障害特別支援学校在籍児童生徒の保護者および教師へのオンライン等を用いた半構造化面接法調査（学校休校時から再開時の2020年4月〜7月に実施）を通して検討し，学校教育・発達支援の意義・役割・課題について明らかにした。

休校中の重度知的障害・自閉症を有する子どもの状況は，不安・ストレス等がピークとなり，そのことが各種の発達困難・リスクとも連動していた。学校再開により子どもは徐々に安定し，子どもの発達保障において特別支援学校等への通学・学習活動・仲間の交流等の「日常生活の確保」が何よりも重要であることが改めて確認された。

COVID-19パンデミックは未だ収束していないが，さらに今後の感染症パンデミックを想定しながら，特別支援学校・学級の休校・閉鎖を回避するための対応策・次善策の検討が急務となっている。

1.3　第3部　北欧諸国のCOVID-19パンデミックと子どもの発達困難・リスクの動向

日本のコロナ禍における子どもの発達困難・リスクの問題・課題をより鮮

明にするために，医療・福祉・教育等の社会的セーフティネットが充実していると高く評価される北欧福祉国家（スウェーデン・デンマーク・ノルウェー・フィンランド・アイスランド）を取り上げた。

北欧諸国の COVID-19 パンデミックにおける子どもの「いのち・生活・学習・発達」等の困難・リスク（コロナ禍後遺症問題を含む）に関するレビューを通して，北欧諸国のコロナ禍における子どもの発達困難・リスクの状況や COVID-19 パンデミックにおいて求められている学校教育・発達支援の意義・役割・課題について，子ども当事者の声・支援ニーズを中心に検討した。また，それとの比較検討を通して，日本の子どもが有するコロナ禍に伴う発達困難・リスクの状況や学校教育・発達支援の意義・役割・課題を明らかにした。

⑾「第11章スウェーデンの COVID-19 パンデミックと子どもの発達困難・リスクの動向」では，スウェーデンにおける2020年から2022年11月までのコロナ禍と子どもの「いのち・生活・学習・発達」等の困難・リスク（コロナ禍後遺症問題を含む）の状況について，各種の文献資料のレビューを通して検討し，スウェーデンのコロナ禍における子どもの発達困難・リスクに対する学校教育・発達支援の意義・役割・課題について明らかにした。

スウェーデン政府は2020年の COVID-19 の感染拡大当初には子ども向けの会見を行い，子どもへの情報保障を試みるなど，子どもを COVID-19 パンデミックの当事者として認める姿勢を示していたが，その一方で，学校における子どもへの情報提供不足等が指摘されているほか，「障害当事者は置き去りではないか」という厳しい批判にも晒されてきた。

スウェーデンにおいても COVID-19 パンデミックの影響は深刻であり，子どもの「いのち・生活・学習・発達」が多様な困難・リスクに晒されているが，それとともに子ども当事者の声を起点に，COVID-19 パンデミック下の子どもの「いのち・生活・学習・発達」の保障における学校教育・教師の

終章　375

意義・役割も改めて浮かび上がってきている。

　例えば，スウェーデンの教育学者の Bergdahl ほか（2020）は，COVID-19 パンデミックが子どもにもたらす社会的孤立や精神的傷つき等に対して，教師の果たす重要な意義・役割が過小評価されてはならないこと，学校教育における各種の「ルーティン（日常）」が子どもの心理的安定を促進する上でも大きな機能を有していることを強調しているが，そのことの実証的かつ実践的解明が強く求められている。

　⑿「第12章デンマークの COVID-19 パンデミックと子どもの発達困難・リスクの動向」では，デンマークにおける2020年から2022年11月までのコロナ禍と子どもの「いのち・生活・学習・発達」等の困難・リスク（コロナ禍後遺症問題を含む）の状況について，各種の文献資料のレビューを通して検討し，デンマークのコロナ禍における子どもの発達困難・リスクに対する学校教育・発達支援の意義・役割・課題について明らかにした。

　デンマークは COVID-19 パンデミックに対して柔軟かつ迅速な対応をとってきた。学校教育対応においても政府当局と教師組合との積極的対話が有効な結果をもたらし，また子どもをパンデミックの当事者として承認する姿勢も評価されている。

　しかし，高度な福祉国家とされるデンマークにおいても COVID-19 パンデミックの影響は深刻であり，子どもの「いのち・生活・学習・発達」が多様な困難・リスクに晒されていた。COVID-19 パンデミックに伴う急激な学校環境の変容や家庭でのオンライン学習により，多くの子どもが孤独・孤立を含め多様な不安・ストレス等を抱え，とくに障害・疾病等の特別ニーズを有する子どもの抱える大きな困難・リスクも徐々に明らかになりつつある。

　デンマークにおいても，COVID-19 パンデミックに伴う子どもの発達困難・リスクの実態解明とそれに対する学校教育・発達支援の役割・課題の検討は緒についたばかりであり，集中した継続的取り組みが求められている。

⒀「第13章ノルウェー・フィンランドのCOVID-19パンデミックと子ども
の発達困難・リスクの動向」では，ノルウェーおよびフィンランドにおける
2020年から2022年11月までのコロナ禍と子どもの「いのち・生活・学習・発
達」等の困難・リスク（コロナ禍後遺症問題を含む）の状況について，各種の
文献資料のレビューを通して検討し，ノルウェーとフィンランドのコロナ禍
における子どもの発達困難・リスクに対する学校教育・発達支援の意義・役
割・課題について明らかにした。

　ノルウェーとフィンランドはともにCOVID-19の感染拡大防止のために
学校閉鎖を決行し，一部の子どもは制限付きで対面授業が継続できることと
されたが，オンラインでの遠隔授業が強く推奨された。

　COVID-19パンデミックに伴う急激な学校環境の変容や家庭でのオンライ
ン学習により，ノルウェーとフィンランドの両国では，多くの子どもが多様
な不安・ストレス等の発達困難・リスクを抱え，とくに障害・疾病等の特別
ニーズを有する子どもの抱える発達困難・リスクは深刻であることが明らか
になった。

　そうした学校閉鎖や遠隔授業により，あらためて学校が子どもの専門的社
会的学習にとって重要な場であり，学校において教師や仲間・級友と一緒に
いることが大きな発達的意味をもたらすことや，またノルウェー子どもオン
ブズマンが指摘するように，COVID-19パンデミックのような緊急時におい
て学校は「特別な支援を必要とする子ども・若者のハブとして，様々な格差
を平準化する」ための重要な福祉的機能を有していることも明らかとなった。

⒁「第14章アイスランドのCOVID-19パンデミックと子どもの発達困難・
リスクの動向」では，アイスランドにおける2020年から2022年11月までの
COVID-19パンデミックと子どもの「いのち・生活・学習・発達」等の困
難・リスク（コロナ禍後遺症問題を含む）の状況について，各種の文献資料の
レビューを通して検討し，アイスランドのCOVID-19パンデミックにおけ

終章　377

る子どもの発達困難・リスクに対する学校教育・発達支援の意義・役割・課題について明らかにした。

　アイスランドの COVID-19 パンデミック対応は比較的高く評価されているが，しかしアイスランドにおいても COVID-19 パンデミックに伴う大きな社会的変化は子どもの「いのち・生活・学習・発達」に深刻な影響を与え，子どもの発達困難・リスクも顕在化している。そのことは例えば，各種調査報告に示されている学校における心理サービスの需要急増，家庭内暴力の増加，中退問題への懸念等にも如実に示されている。

　COVID-19 のオミクロン株流行に際しては，教育科学文化大臣をトップにCOVID-19 の脅威に晒される学校の監視チーム「モニタリングプログラム」が組織された。また，ポスト COVID-19 の学校のあり方も議論され，今後のパンデミック対応においては「より多くの子どもたちと相談する」という子ども当事者の視点が強調された。引き続き，パンデミックにおける子どものセーフティネットおよび子どもの成長・発達に不可欠な支援システムとしての学校教育・教師・クラスメイトの意義・役割・機能についての検証が，重要な課題である。

　アイスランドでは災害的事象に対応するための中央集中型のシステムが迅速に機能しながらも（Benediktsson ほか：2022），子どもの声・支援ニーズに基づくボトムアップの議論が共存している点が示唆に富む点である。しかしアイスランド大学の Jörgensen ほか（2022）は，COVID-19 パンデミックにおける子ども・若者調査において，障害・疾病等の特別ニーズを有する子ども・若者がこうした研究に参加できていないことも指摘している。

　⒂「第15章 北欧諸国の子どもの『コロナ禍後遺症』問題と発達困難・リスクの動向」では，北欧諸国における2020年から2023年５月までの子どものコロナ禍後遺症問題とそれに伴う子どもの発達困難・リスクに関する議論の動向について，各種の文献資料のレビューを通して検討し，子どものコロナ禍

後遺症問題と発達困難・リスクに対して学校教育・発達支援の意義・役割・課題を明らかにした。あわせて日本の子どものコロナ禍後遺症問題と発達困難・リスクに対する学校教育・発達支援において引き取るべき課題を示した。

　北欧諸国においても COVID-19 は危機対応における様々な脆弱性を露呈させた感染症災害であり，COVID-19 パンデミックからの回復・復興に向けた検討がなされてきているが，そこにおいて当事者の声が埋没していることを当事者団体が厳しく批判している。

　スウェーデン・デンマーク・ノルウェー・フィンランドの 4 か国には Long COVID 問題に対応する協会・当事者団体が設置され，それぞれが情報の集積を行い，ケアに努めている。特にスウェーデンの場合，政府に対して国家行動計画を提起し，それに応じる形で国の施策が始動するという成果も出ている。とくにナレッジセンターの設立提案は重要であり，今後，Long COVID やコロナ禍後遺症問題の実態や対策に係る研究や記録を蓄積していく研究センターとアーカイブス的機能を有する部局の設置が求められる。

　子どものコロナ禍後遺症問題に関して，スウェーデンの「BRIS」，デンマークの「Børns Vilkår」，ノルウェーの「Blå Kors」，フィンランドの「Mannerheimin Lastensuojeluliitto」等の子どもの権利擁護組織が，子ども当事者の声を継続的に明らかにしているが，COVID-19 パンデミックの時間経過のなかで，時間差を伴って顕在化するする子どものコロナ禍後遺症問題の特性と多様な心理発達面への影響の深刻化が見て取れた。

　神経病理学的な感染の影響は数か月程で消失するものが多いが，子どものメンタルヘルス問題（抑うつ，自傷・摂食障害，自殺企図・自殺等）はより長期的な追視が必要であり，そうした時差を意識した対策・支援が求められる。北欧諸国における各種の調査報告からも，子どものコロナ禍後遺症問題が「時間差」を伴って顕在化・深刻化する可能性が示されており，そのことの継続的な調査とそれに基づく対応・支援が求められる。

子どもの長期にわたるコロナ禍後遺症問題とその心理発達的影響へのケア・支援を学校教育・発達支援においてどのように取り組んでいくのかということについて，例えばフィンランドの国立保健福祉研究所（THL）が分野横断的なケアの実施が学校において求められることを指摘しているものの，各国ともに具体化には至っていない。日本も含め，子どものコロナ禍後遺症問題に対する予防的対応や重層的なケアを学校現場において行うことの意義・有効性について十分に解明されていないことが理由の一つとして考えられる。

　日本においては子どもの Long COVID の罹患数自体は少ないものの，倦怠感・疲労感，記憶障害・認知機能障害等による子どもの学業や生活への影響を踏まえて，学校保健や特別支援教育との関わりのなかで，子どもの支援のあり方が検討される必要がある。しかし，「効果的な治療法がないので学校医につなげにくい」「コロナ後遺症に関する危機意識が学校側にも薄いように思う」といった実態や困難が報告されている（沖縄タイムス：2023）。

　子どものコロナ禍後遺症問題でいえば，COVID-19 パンデミックの時間経過のなかで深刻化する学校の長期欠席・不登校やメンタルヘルス問題（うつ・自傷・摂食障害・自殺等）等への対応が喫緊の課題となり，学校教育において特別支援教育・発達支援と連携しながら子どもの多様な発達困難・リスクに応じた支援システム構築の必要がある。

　子ども・家族の「個人的問題」に帰することなく，子ども・家庭・学校・地域社会を架橋する子どもの発達困難・リスクに対する連続的なサポートのあり方を当事者の視点を含めて構築することが求められている。

　また，東京都医師会学校精神保健検討委員会（2023）が「この未曾有の事態を経験した歴史の当事者としてしか語れないことがある」と述べているように，対応・支援の記録の蓄積も課題である。将来のパンデミックに備えて，今回の子どもの発達困難・リスクに対する子ども対応・支援の蓄積と子どものコロナ禍後遺症が，時間差を伴ってどのように推移していくのかについて

380

の検証が求められている。

　それとともに，コロナ禍において「多くのこどもがストレスに対処する力や柔軟さを持っていること」（国立成育医療研究センター：2023）も示されている。子どものコロナ禍後遺症とともに，コロナ禍経験を通しての子どものPTG（心的外傷後成長）やレジリエンスに繋げていく発達教育論的な検討も不可欠である。

1.4　第4部　北欧諸国のCOVID-19パンデミックと子どもの発達困難・リスクの実態

　日本のコロナ禍における子どもの発達困難・リスクの問題・課題をより鮮明にするために，北欧諸国における子どものコロナ禍後遺症問題対応の専門機関への訪問調査（2023年3月，2024年3月）を通して，北欧諸国のCOVID-19パンデミックにおける子どもの発達困難・リスクの実態やコロナ禍において求められている学校教育・発達支援の意義・役割・課題について，子ども当事者の声・支援ニーズを中心に検討した。また，それとの比較検討を通して，日本の子どもが有するコロナ禍に伴う発達困難・リスクに対する学校教育・発達支援の意義・役割・課題を，子ども当事者の声・支援ニーズを中心に明らかにした。

　⒃「第16章コロナ禍4年目のスウェーデンにおいて顕在化する子どものメンタルヘルス問題の実態－児童思春期精神障害中間ケア施設の訪問調査（2023年3月）から－」では，スウェーデンのストックホルム市にある児童思春期精神障害中間ケア施設「BUP Mellanvård NV」への訪問調査（2023年3月実施）を通して，COVID-19パンデミック4年目のスウェーデンにおいて顕在化する子どものメンタルヘルス問題と発達困難・リスクの実態および発達支援の課題について検討した。

　高度な福祉国家といわれるスウェーデンにおいても，子どもはCOVID-19

パンデミックに伴う不安・孤独・孤立・うつ等と相まって不登校・ひきこもり，心身症，自傷・摂食障害，自殺等のメンタルヘルス問題を抱えており，その実態把握と発達支援において課題が山積していることが示された。

　BUP の診療体制の特徴である中間ケアは，子どもが日常生活から切り離されない環境で柔軟なケアを行えることに重要な意義があり，従来のシステムでは対応困難なケースにもチームアプローチが可能となるものだった。このチームアプローチの取り組みは，COVID-19 パンデミックによって一層顕在化した不登校・ひきこもり，心身症，自傷・摂食障害，自殺等のメンタルヘルス問題の支援において重要な役割を果たすと考えられる。

　しかし，学校監督庁，スウェーデン高校生協会，子どもオンブズマンの実施した子ども本人への調査結果に共通していることは，学校等で子どもが教師等から声・意見・ニーズについて十分に聞かれていないという実態であった。子ども本人やメンタルヘルス問題の当事者団体が指摘しているように，子どものメンタルヘルス問題における各種の発達困難・リスクの把握においては，当事者視点の弱さ等の課題が示された。

　OECD（2023）が「COVID-19 パンデミックは沈静化したが，世界的な青少年のメンタルヘルスの危機は依然として続いている」と言及するように，COVID-19 パンデミックに伴う子どもの発達困難・リスクへの長期的支援は重要課題である。

　COVID-19 パンデミックにおいて一層顕在化した長期欠席・不登校・ひきこもり，自傷・摂食障害，自殺等の子どものメンタルヘルス問題（コロナ禍後遺症問題）において，子どもがどのように生きづらさを感じ，何を求めているのかについて，子どもの一人ひとりの声・支援ニーズを正確に把握することが不可欠である。

　北欧諸国の子どもの権利擁護団体の調査報告からも，COVID-19 パンデミックに伴う子どものメンタルヘルス問題が「時間差」を伴って顕在化しているという指摘がなされている（BRIS: 2023b，Børns Vilkår: 2022a など）。スウ

ェーデンにおいては BUP と家庭・学校・関係機関および当事者団体等と連携協働した長期的なフォローアップが大きな課題となっているが，これは日本においても同様の喫緊の課題といえる。

(17)「第17章コロナ禍4年目のスウェーデンにおいて露呈する知的障害者の『格差・差別』問題と発達困難・リスクの実態―知的障害当事者組織の訪問調査（2023年3月）から―」では，スウェーデンの代表的な知的障害当事者組織「Riksförbundet FUB」への訪問調査（2023年3月実施）を通して，COVID-19 パンデミック4年目のスウェーデンにおいて露呈する知的障害者の「格差・差別」問題とそれに伴う発達困難・リスクの実態について検討した。

FUB は障害者権利条約やスウェーデンの国内法で規定されている教育に関する諸権利の知的障害教育における実際的制限の現状を厳しく批判している。すなわちスウェーデンにおいても知的障害児が基礎学校におけるインクルーシブ教育を拒否されるケースがあったり，知的障害者を含む成人教育の中核機関である国民大学のリストラ・予算削減等が強行され，知的障害当事者の教育機会保障やインクルーシブ教育の実質化において依然として「格差・差別」等の問題・課題が山積しているのである。

こうした課題について田部ほか（2021）が，スウェーデンの特別学校に係る排除の問題を含めて検討しているが，特別高校がスウェーデンのインクルーシブ教育や「A School for All」のビジョンと一致していないことを示唆する各種の先行研究（Mineur: 2015など）の指摘とも合致するものである。

そのことは COVID-19 パンデミックにおいても如実に示され，例えば，LSS 法の運用を含む基幹的福祉サービスの継続に重大な支障が生じ，グループホームやパーソナルアシスタント等がコロナ禍で十分に機能せず，また情報アクセス困難等も相まって，知的障害当事者の生存・生活が危機に晒されていた。FUB は COVID-19 パンデミックにおける知的障害者の「格差・

終　章　383

差別」問題とそれに伴う「いのち・生活・学習・発達」の困難・リスクの実態を明らかにし，こうした危機対応の課題について警鐘を鳴らしていた。

　上記のスウェーデンの課題は，日本の課題ともまさに共通するものであり，引き続き知的障害当事者の権利保障の観点からFUBの取り組みについての継続的な検討が求められている。

　⒅「第18章コロナ禍5年目のスウェーデンにおける子どものコロナ禍後遺症問題の実際―子どもの権利擁護組織BRISとストックホルム県立摂食障害センターの訪問調査（2024年3月）から―」では，スウェーデンの代表的な子どもの権利擁護組織「BRIS（Barnens Rätt i Samhället: 社会における子どもの権利）」およびストックホルム県立摂食障害センターへの訪問調査（2024年3月実施）を通して，COVID-19パンデミック5年目のスウェーデンにおいて顕在化する子どものメンタルヘルスを中心とするコロナ禍後遺症問題と発達困難・リスクの実際，および発達支援の課題について明らかにした。

　スウェーデンにおける子どものコロナ禍後遺症は，子ども・若者のメンタルヘルス問題の深刻化という形で顕在化しており，子ども・若者が求めるケア・支援が十分に提供されていない状況も明らかとなった。BRISの調査では子どもは医療機関への相談をすでに諦めているとともに，現状のケア・サービスだけでは，子どもの支援ニーズに応じることができていない点が示された。

　著者らは2023年3月にBUPの訪問調査も行っているが（第16章），その際にも「コロナ禍における子どものメンタルヘルスがどのように変化したのか，子どものメンタルヘルスに関わる支援ニーズはどのようなものであったのかについては十分に検討されていない」ことが明らかになったが，問題状況はほとんど改善されていないことが示された。

　一方，2021年にスウェーデン社会保健庁が先導してCOVID-19パンデミック対策として起ち上げた「国立高度専門医療ケア（National Highly Specialized Medical Care）」は，多様な疾患の難事例に対応するため，全国から専門家を集約して最新の高度医療を提供する取り組みとして組織化され，摂食障害も対象となった。2023年12月に県立摂食障害センターも国立高度専門医療ケアに指定され，2024年にスウェーデンを代表するカロリンスカ医科大学病院に統合される。これにより，従来の治療方法では効果がみられなかった重度摂食障害や自閉症，複合的障害（トラウマも含む）を有する患者も対象となる。

　COVID-19パンデミックにおける摂食障害当事者の動向について，ストックホルム県立摂食障害センターはコロナ禍後遺症問題としての認識や検討が十分になされてこなかったとの認識を示しつつ，「今回の訪問調査・研究交流をふまえて，パンデミック当初は不安等であったものが，不登校・ひきこもり・自傷・摂食障害等の形，すなわちコロナ禍後遺症として転化しているケースもあるのではないか。今回の研究交流を継続しながら検討していきたい」と述べている。

　スウェーデンにおける子どものメンタルヘルス問題のなかで，子どものコロナ禍後遺症問題がどのように扱われて検討されていくのかについて，今後の動向に注目していく必要がある。

　⒆「第19章コロナ禍5年目のフィンランドにおける子どものメンタルヘルス問題の実際―『フィンランド精神保健協会』の訪問調査（2024年3月）から―」では，フィンランド精神保健協会への訪問調査（2024年3月実施）を通して，COVID-19パンデミック5年目のフィンランドにおける子どものメンタルヘルスを中心とするコロナ禍後遺症問題と発達困難・リスクの実際および発達支援の課題ついて明らかにした。

　北欧諸国の子どもの権利擁護組織の報告から，コロナ禍に伴う子どものメンタルヘルス問題が「時間差」を伴って顕在化しているという指摘がなされていたが（髙橋ほか：2023a），フィンランドにおいてもまさに「時間差」を伴

って，メンタルヘルス問題が深刻化している状況があり，とくに COVID-19 パンデミックに伴うロックダウンや学校閉鎖，遠隔授業の実施が大きく影響を与えたものと推察される。

　しかし，訪問調査を実施したフィンランド精神保健協会はフィンランド国内の COVID-19 パンデミックはすでに「終息したもの」と認識しており，現在の子ども・若者に見られるメンタルヘルス問題は COVID-19 パンデミックも要因の一つではあるが，近年の急激な社会変化や生活習慣・生活リズムの乱れ等に起因する問題（長時間の SNS やゲーム，睡眠不足・困難，運動不足，コミュニケーション不足，デリバリーサービスの過剰な活用等）と捉えていた。

　それゆえに，子どもの「コロナ禍後遺症」とそれに伴う子どもの発達困難・リスクと発達支援についての検討や対応についてはほぼ未検討であり，さらに子どものメンタルヘルス問題がフィンランド政府の政策課題として十分に位置づけられていないこともうかがえた。

　その一方で，フィンランドアカデミー（Suomen Akatemia）は「子ども・若者は誰もが想像できなかった状況に追い込まれた。子どもは自身のためではなく，社会で最も危険にさらされている人々を守るために生活を制限しなければならなかった。我々は子ども・若者の意見に耳を傾け，彼らの経験から学び，成人を目前に控えた彼らの幸福をサポートするための解決策を見つける義務がある。それにより次の社会的危機に備えることができる」と言及し，COVID-19 パンデミック下の子ども・若者の意見に基づき，今後の感染症パンデミック・大規模災害等の子どもの生命・生活・発達の困難・リスクに対応する準備の必要性を強調している（Suomen Akatemia: 2022）。

　以上に検討したように，フィンランドにおいても COVID-19 パンデミックのもとで一層顕在化した子どもの長期欠席・不登校・ひきこもり，自傷・摂食障害，自殺等の子どものメンタルヘルス問題を子どもの「コロナ禍後遺症」として捉え直すとともに，子どもがどのように生きづらさを感じ，いかなる支援を求めているかについて子ども一人ひとりの声・支援ニーズを正確

に把握し，それに基づく発達支援の構築や促進が強く要請されている。

2．本書の到達点と課題

2.1　本書の到達点

　序章で設定した４つの分析視点をもとに行った19件の研究作業から，本書の到達点を示す。

　第一に，コロナ禍における子ども（障害・疾病等の特別ニーズを有する子どもを含む）の「いのち・生活・学習・発達」等の困難・リスクに関わる国内外の研究動向のレビューを通して，コロナ禍における子どもの発達困難・リスクの状況やコロナ禍において求められている学校教育・発達支援の役割・課題について，子ども当事者の声・支援ニーズを中心に明らかにしたことである。コロナ禍の不安定な状況においても，子どもに向ける教師のまなざしや丁寧な声掛けのなかで，子どもは安心して落ち着きを取り戻し，子ども全体のレジリエンスに繋がると考えられるが，これは学校ならではの重要な発達支援の方法であることが示された。COVID-19パンデミックの対応のなかで学校が子どもを保護し，支えるシステムであることも改めて明らかになってきていることが判明した。

　また，障害の有無にかかわらず，子どもがコロナ禍において抱えている発達困難・リスクは，以前から生じていた問題とも不可分な関係にあり，それがコロナ禍によって一層深刻化したとして，その実態を把握していく必要性が示された。罹患後症状（Long COVID）への対応においても，学校教育や発達支援の役割が認められ，医療と学校教育や発達支援機関の連携・協働が不可欠であることが示された。

　子どもの罹患後症状（Long COVID）やコロナ禍後遺症等の未検討の課題も含めて，COVID-19パンデミックにおける子どもの発達困難・リスクを精査し，教育記録・データとしても正確に残していくことの重要性が示された。これはコロナ禍における二次的な発達困難を予防・改善していくためにも不

可欠であり，さらに今後も繰り返されることが予想される世界規模の気候変動や災害・パンデミック等における子どもの教育保障・発達支援において不可欠の課題である。

またその際には，過去のパンデミックの際に子ども対応が不十分だった事実も参照し，共通する「いのち・生活・学習・発達」の困難・リスクについて，歴史的連続性を検討することも今後の課題として示された。

第二に，コロナ禍における子どもの「いのち・生活・学習・発達」等の困難・リスクの実態と支援ニーズについての調査を通して，子どもの発達困難・リスクの実態やコロナ禍において求められている学校教育・発達支援の役割・課題について，子ども当事者の声・支援ニーズを中心に明らかにした。

コロナ禍では多くの子どもが多様な発達困難・リスクを抱えているが，調査で示された子どもの支援ニーズから，ごく当たり前の「日常的な学校生活」を保障することが，子どもの心身の発達の基盤を保障することになり，そのことに果たす学校・教師の役割はきわめて重要であることが示された。

コロナ禍において重度知的障害・自閉症を有する子どもの不安・ストレスはピークとなり，そのことが各種の発達困難・リスクとも連動していることが明らかとなった。特別支援学校においても，子どもの発達保障において，学校への通学・学習活動・仲間の交流等の「日常生活の確保」が何よりも重要であることが改めて確認された。

第三に，日本のコロナ禍における子どもの発達困難・リスクの問題・課題をより鮮明にするために，医療・福祉・教育等の社会的セーフティネットが充実していると高く評価される北欧福祉国家（スウェーデン・デンマーク・ノルウェー・フィンランド・アイスランド）を取り上げた。

北欧5か国との比較を通して，学校が子ども・若者の専門的社会的学習にとって重要な場であり，教師や仲間・級友と一緒にいることが大きな意味をもたらすことや，COVID-19パンデミックのような緊急時において「特別な支援を必要とする子ども・若者のハブとして様々な格差を平準化する」重要

な福祉的機能があることが改めて示された。

　また，コロナ禍において「多くのこどもがストレスに対処する力や柔軟さを持っていること」（国立成育医療研究センター：2023）も示されている。子どものコロナ禍後遺症とともに，コロナ禍経験を通しての子どものPTG（心的外傷後成長）やレジリエンスに繋げていく発達教育論的な検討も不可欠である。

　第四に，日本のコロナ禍における子どもの発達困難・リスクの問題・課題をより鮮明にするために，北欧諸国における子どものコロナ禍後遺症問題対応の専門機関への訪問調査（2023年3月，2024年3月）を通して，コロナ禍において求められている学校教育・発達支援の役割・課題について，子ども当事者の声・支援ニーズを中心に明らかにした。

　北欧諸国も日本と同様に，COVID-19パンデミックはすでに「終息したもの」という認識が広がり，しかし実際にはCOVID-19パンデミックにより顕著に顕在化した子どもの長期欠席・不登校・ひきこもり，抑うつ，自傷・摂食障害，自殺企図・自殺等の子どものメンタルヘルス問題に直面していた。

　それゆえに本書の副題のように，「子どもは現在もコロナ禍の最前線にいる」という視点から，子どものメンタルヘルス問題を子どもの「コロナ禍後遺症」として捉え直し，子どもがどのように生きづらさを感じ，いかなる支援を求めているかについて，子どもの声・支援ニーズを正確に把握し，それに基づく発達支援の促進が強く要請されることが示された。

2.2　本書で残した課題

　藤原（2021）は「コロナよりも多い自殺者や孤立死の人数はどれほど意識されてきただろうか。以前からあった構造的暴力との関連を無視しては，今回のパンデミックの位置づけを掴み損なってしまう」と指摘している。本書で取り扱ったコロナ禍における子どもの発達困難・リスクは，以前から生じていた子どもの発達困難・リスクとも不可分な関係にあり，COVID-19パン

デミックにより一層深刻化したという視点のもとに，パンデミック以前との比較検討により実態を把握していくことが不可欠である。

　また，「この未曾有の事態を経験した歴史の当事者としてしか語れないことがある」(東京都医師会学校精神保健検討委員会：2023) という指摘のように，多様なコロナ禍後遺症問題も含めて，COVID-19 パンデミックに伴う子どもの発達困難・リスクを精査し，後世のために「記録」として正確に残していくことは，今後の感染症パンデミックにおける発達困難・リスクへの対処・教訓としても不可欠の作業である。

　飯島 (2024) は，時間経過の中で COVID-19 パンデミックに関わる「さまざまな資料，記録，記憶が廃棄と忘却のスパイラルの中にあることを直視」する必要があること，そして「患者や死者の一人一人にさまざまな生活や思いが」あり「パンデミックを歴史化するならば，新型コロナの流行という『大きな歴史』と同時に，一人一人の生活を描く『小さな歴史』を集め，歴史として叙述することが必要」であると指摘している。

　そのことは本書においても重視したことの一つであり，未曽有のパンデミックからの社会経済体制の復帰が最優先される中にあって，国内外の子どもの声・ニーズという「小さな歴史」をいかに記録していくのかはまさに緊要の課題である。

　磯田ほか (2021) も，パンデミック研究において「治療に当たった医療者の視点から書かれた歴史は豊富に残っているのに，患者の側から書かれた歴史はほとんど残っていない」という「患者史」の視点の不足を指摘し，「どうやって感染したか，どんな症状があったかなどという患者の体験こそ，『命を守るための教訓』に満ちている」と述べ，患者当事者からみた歴史の重要性を提起している。

　本書では感染症と子ども・教育の関係に係る歴史については十分に扱い切れなかった。「第5章100年前のスペイン風邪パンデミック (1918-1920) と子どもの発達困難・リスク」にて一部試行的に検討したが，歴史的パースペク

ティブを用いることで、現代の感染症パンデミック問題をより深く理解できる可能性がある。

藤原（2020a）は「多数の人びとが生命の危機にさらされる事件が起こるたびに、危機以前から医療、福祉、食糧がきちんといきわたる仕組みだったのか、災害や経済危機に対応できる政治や社会だったのか反省が迫られ」るが、「スペインかぜも第一次世界大戦という出来事の影で忘却」されたように「社会的に弱い立場の方ほど感染リスクが高く、危機の際はすぐに困窮が深まってしまう問題点は今も改善されないまま残ってい」ることを指摘している（藤原：2020b）。

現代においても、100年前のスペイン風邪対応でも明らかとなった災害被災等の危機的状況における弱者対応の課題、平時には内包されている「差別・格差」問題が断面図のように露呈する様について、歴史的パースペクティブを以て検討することが求められ、その際に「小さな声、小さな歴史」から実相を把握し、課題を検討することが不可欠である。

とくに災害・パンデミック等の災禍においては、大人も含めてみな同じ状況なのだから致し方ないこととされてしまう、その「子ども性の不在」が大きな課題である。「子ども性」の問題は本書においても十分に表現し切れなかったが、例えば罹患後症状（Long COVID）においても、成人と子どもでは症状が異なる実態が見られたように、コロナ禍後遺症等においても子ども・若者独自の問題について丁寧に注視する必要がある。

本書を通して明らかになった問題は、従来の教育学・防災教育・特別支援教育等の視点・枠組みでは十分にカバーしきれない課題であり、独自の学術領域として創成・構築していく必要がある。以下、そのことについての試論を述べて、本書のまとめとしたい。

3．「子ども被災・救済の特別ニーズ教育」創成の課題と展望

自然災害・気候変動・感染症パンデミック等の災禍や紛争・戦争等の戦禍

に対応すべく，社会科学・人文科学等においても子ども被災・救済の課題を学術領域としてどのように引き受け，構築するのかについての検討が要請されている。自然災害は拡大し，感染症災害や戦禍も含めた子どもの「いのち・生活・学習・発達」の顕著な困難・リスクという現実が，従来の学問・研究的枠組みを超えている状況において喫緊の課題である。

　それゆえに，ここでは「子ども被災・救済の特別ニーズ教育」の開拓・創成の可能性，そのための課題と展望について検討していく。その前提として，日本学術会議の議論を中心に，日本の学術において自然災害・感染症パンデミック等の災禍と子ども・社会的弱者の問題がどのように把握されているのかについて確認し，課題を整理していく。

3.1　災害・パンデミック等の災禍に関する日本学術会議の動向

　日本学術会議は各種の災害・パンデミック等の発生に対応して領域横断的な委員会設置や提言等を行ってきた。1995年1月17日発災の阪神淡路大震災の際には，同年3月に阪神・淡路大震災調査特別委員会を設置し，1997年に阪神・淡路大震災調査特別委員会報告をまとめた（阪神・淡路大震災調査特別委員会：1997）。その内容は「地震現象の観測体制と研究体制」「災害医療」「国の危機管理システム」「震災復興の経済・社会的側面」「土地・住宅についての課題」「災害時における公園・緑地等の活用」から構成されている。

　しかし，そのなかで「子ども」に関する取り扱いはごく僅かであり，「災害医療」のなかで「『心のケア』システムの整備」として，「被災者，特に高齢者や児童・生徒などの Posttraumatic Stress Disorder などに対する心のケアの問題を体系的に整備すべきである」「この問題について，実態やアプローチの方法の研究，専門家の協力体制作りなどを緊急に進める必要がある」と述べるにとどまっていた。

　感染症関係では2009年の新型インフルエンザの世界的パンデミックを受けての日本学術会議「新型インフルエンザに関しての緊急公開シンポジウム」

が，日本学術会議食料科学委員会・基礎医学委員会・臨床医学委員会合同新興・再興感染症分科会，同臨床医学委員会免疫・感染症分科会によって開催されているが，社会科学的側面からのアプローチは見られない（日本学術会議：2009）。

2011年3月11日発災の東日本大震災に対して，日本学術会議は提言・報告等52件，シンポジウム開催112件の取り組みを行っている（日本学術会議ウェブサイトa）。子どもや障害者・マイノリティなど社会的弱者の「いのち・生活・学習・発達」に関しては，2011年6月の提言「東日本大震災被災地域の復興に向けて―復興の目標と7つの原則―」において「未来の担い手である子どもの成育・教育環境の整備及び人的・物的支援の制度を万全に構築し，大震災により保護者を失った子どもへの特別の支援策を早急に講じる必要がある」と指摘した（日本学術会議：2011a）。

第二次提言ではさらに踏み込み「夢や希望を理不尽にも奪い去られようとする子どもの抱く願望を思い，一人ひとりの子どもたちが個人として尊重され，差別なくそれぞれの『幸福』を追求できる社会を創る責務を大人は負っている」と強調している（日本学術会議：2011b）。

2011年9月の提言「東日本大震災とその後の原発事故の影響から子どもを守るために」では「国や地方自治体は復興に向けて様々な施策を取っているが」「実施の優先順位において困難な利害の対立が生じている。これまで行われてきた施策は必ずしも将来のわが国を担う子どものことを第一に考えての施策ではなかった」ことを指摘した。そのうえで「子どもケアセンター（仮称）」の構築，子ども・家族への予防的心理教育，被災家族・地域ケア，子どもの心身ケアの体制構築，転居した子どもの心のケア，複合的災害における子どもの心の治療法・ケアのあり方の開発・有効性に関する調査研究等が提言された（日本学術会議：2011c）。

2014年9月の災害に対するレジリエンスの構築分科会の提言「災害に対するレジリエンスの向上に向けて」は，心の回復やレジリエンスに大きな焦点

が当てられている（日本学術会議：2014）。なお，東日本大震災関連の提言・報告等は2014年9月まで行われたが，教育学分野が主体となった発信は行われていない。

2020年発災のCOVID-19パンデミックを受けて，日本学術会議はこれまでに災害危機対応のために見解5件，提言3件，報告4件を公表し（日本学術会議ウェブサイトb），また公開講演会・学術フォーラム65件を開催している（日本学術会議ウェブサイトc）。

社会学委員会・社会福祉学委員会は見解「コロナ禍で顕在化した危機・リスクと社会保障・社会福祉〜誰一人取り残さない制度・支援への変革〜」を取りまとめている。コロナ禍で顕在化した困難・リスクは日本の社会保障・社会福祉法制度が属性・課題別に縦割りで設計されていることに照応していること，災害時に起こり得る危機・リスクを低減して誰一人取り残さない社会保障・社会福祉制度・支援とするためには支援が十分に届けられていない人々のニーズを精査しなければならないこと，後遺症も含めコロナ禍で顕在化した危機・リスクの全貌解明には継続的学術調査・分析が不可欠であること等が示された（日本学術会議：2023a）。

2021年12月に，COVID-19に関連する審議等を行っている委員会・分科会等の代表者からなる「連絡会議」を設置した。2023年の「『パンデミックと社会に関する連絡会議』の25期の活動総括と課題について」において，次期の課題として「未来のパンデミック，あるいは大規模災害を見越した体制構築」「感染症流行および感染症の後遺症の社会的影響に関する連絡会議が必要」「人間どうしの会話や交流が制限されたこの3年間の経験が今後，子どもたちを中心とする人々の成長・発達・成熟にどのような影響を及ぼすのかについて慎重に経過観察をすべき」等，子どもの成長・発達への長期的影響に関連する学術的研究の重要性についても今後の課題として取り上げられている（日本学術会議：2023b）。

日本学術会議は各種の災害・パンデミック等の発生に対応して領域横断的

表20.1 COVID-19 パンデミックに関する提言・報告等（日本学術会議ウェブサイト b）

公表年月日	種別	名称	実施主体
2023-09-28	見解	高リスク感染症流行予防対策を進める必要がある	第二部大規模感染症予防・制圧体制検討分科会
2023-09-27	見解	雇用・就業と生活保障のセーフティネットの再構築に向けて	法学委員会セーフティネットと法分科会
2023-09-27	見解	ウィズコロナを見据えたレジリエントな，かつ安心感ある地域づくりと医療ケア体制の再構築	臨床医学委員会老化分科会
2023-09-26	提言	新型コロナウイルス感染症のパンデミックをめぐる資料，記録，記憶の保全と継承のために	日本学術会議
2023-09-26	見解	コロナ禍を踏まえた新たな国土形成計画の実施に向けて	地域研究委員会人文・経済地理学分科会
2023-09-26	報告	深化する人口縮小社会の諸課題—コロナ・パンデミックを超えて	人口縮小社会における問題解決のための検討委員会
2023-09-26	報告	with/after コロナ時代の地元創成看護学の実装	健康・生活科学委員会看護学分科会
2023-09-22	見解	コロナ禍で顕在化した危機・リスクと社会保障・社会福祉〜誰一人取り取り残さない制度・支援への変革〜	社会学委員会社会福祉学分科会
2023-09-22	報告	コロナ禍における口腔に関連した諸問題とその対応	歯学委員会，臨床系歯学分科会，病態系歯学分科会，基礎系歯学分科会
2023-06-16	報告	感染症パンデミックに対するわが国の平時・緊急時の臨床・疫学・基礎研究の現状と課題	統合生物学委員会・基礎生物学委員会・農学委員会・基礎医学委員会・臨床医学委員会合同総合微生物科学分科会，臨床医学委員会臨床研究分科会，健康・生活科学委員会・基礎医学委員会合同パブリックヘルス科学分科会
2020-09-15	提言	感染症対策と社会変革に向けた ICT 基盤強化とデジタル変革の推進	第二部大規模感染症予防・制圧体制検討分科会，情報学委員会ユビキタス状況認識社会基盤分科会
2020-07-03	提言	感染症の予防と制御を目指した常置組織の創設について	第二部大規模感染症予防・制圧体制検討分科会

な委員会設置や提言等を行ってきているが，子どもとその教育問題に焦点化して検討することは少なかったことが示された。

　それとは対照的に子どもに焦点を当てている事例として，フィンランドアカデミーを取り上げる。フィンランドの科学研究に対する政府の資金提供機関であるフィンランドアカデミー（Suomen Akatemia）は，2020年よりCOVID-19パンデミックに関する生物医学・微生物学・社会科学の多様な分野の研究に助成を行っている。生物科学・市民権・労働生活・公衆衛生・行政・環境衛生等の多様なテーマがクローズアップされるなか，公衆衛生分野の研究課題における共通のキーワードの一つとして「子ども」が挙げられるとしている。COVID-19パンデミックの負の影響を「子ども」が大きく受けることを想定し，その改善にスポットライトを当てている。

　フィンランドアカデミーは，パンデミックやその他の危機の影響を軽減し，危機への備えを強化するには研究的知見が必要であり，例えばCOVID-19パンデミック後の子どもたちの日常生活と発達を支援するための新しいソリューションほど重要な研究テーマはないと強調する（Suomen Akatemia: 2021a，2022a）。

　2021年にCOVID-19パンデミックによって引き起こされた危機とその社会的影響に焦点を当てた「社会的課題としてのパンデミック『PANDEM-ICS』（2021－2024）」という学際的プロジェクトを開始した。その一つとしてユヴァスキュラ大学・ヘルシンキ大学・トゥルク大学の教育学・心理学・法律学・経済学・統計学・情報技術学の研究者による「レジリエントな学校と教育（EduRESCUE）」コンソーシアムに研究助成が分配されている。

　「レジリエントな学校と教育（EduRESCUE）」コンソーシアムは，COVID-19パンデミックに伴うウェルビーイングの低下，学習困難，学業の遅れ，教育中断が深刻化しているとして，個人と学校のコミュニティ，教師・校長の研修，教育法令，政策間の相互作用を通じてCOVID-19パンデミックからの回復をめざし，「子どもの教育の平等を保障するために，教育

政策や教育組織において個々の子どもの経験とニーズを考慮して支援すること」「子ども・若者・教師・校長・保護者のウェルビーイングと回復力を促進すること」「学習の遅れや教育中断のリスク軽減」等に取り組んでいる（Suomen Akatemia: 2021b）。

　現在，コンソーシアムに設けられた「COVID-19パンデミック下の家庭・学校環境における子どもの学習とウェルビーイング」ワーキンググループでは，パンデミック下における子ども・若者・保護者の人間関係，ウェルビーイング，学習経験を明らかにしているが，子ども・若者・家族の「声なき声（沈黙の声）」を把握したうえで，COVID-19パンデミックの逆境から回復する能力を強化する方略を検討している（EduRESCUEウェブサイト）。

　さらにフィンランドアカデミーは，全ての子ども・若者により良い生活と安全な成長・発達の機会を提供する「子どもと若者：将来のウェルビーイングの要因『YOUNG』（2022−2028）」プロジェクトを実施している。

　その一つに東フィンランド大学・タンペレ大学・ユヴァスキュラ大学・ユヴァスキュラ応用科学大学の行動科学・運動科学・健康科学・医学・社会疫学等の研究者から構成される「包括的ウェルビーイングのための未来の学校」コンソーシアムがあり，子ども・若者の包括的ウェルビーイングを支援する新たな学校づくりに取り組んでいる。

　「包括的ウェルビーイングのための未来の学校」コンソーシアムでは，過去10年間で児童精神科サービスを受ける若者が急増し，とくにCOVID-19パンデミック以降，移民・難民，低所得世帯等，弱い立場にある子ども・若者のメンタルヘルス問題が深刻化していること，ウェルビーイングの二極化が大きな問題となっていることをふまえて学校の日常生活における子どもの包括的ウェルビーイングをモデル化し，子どもと学校の専門家がともにウェルビーイングと学習を促進する取り組みを行っている（Suomen Akatemia: 2022b）。

　2024年初頭までにフィンランドアカデミーが，COVID-19パンデミック研

究のために12組織44研究プロジェクトに対して特別投入した研究資金は約850万ユーロ（約14億円）である。フィンランドアカデミーは，これらのプロジェクトは突然現れる危機に対処する準備や将来の社会危機に対する回復力を促進する取り組みになったと総括している（Suomen Akatemia: 2024）。

　フィンランドアカデミーによる「COVID-19パンデミック後の子どもたちの日常生活と発達を支援するための新しいソリューション」への着目など，日本と比して災害経験の少ない国であるにもかかわらず，災害・パンデミック等の災禍において子ども・若者が独自に抱える課題，「弱い立場」に連なる社会的不平等等に大きな学術的関心を寄せていることは注目に値するものである。

3.2 「子ども被災・救済の特別ニーズ教育」創成の課題

　過去に日本で発生した災害・パンデミックについては，これまでも度々災害研究のなかで取り上げられてきているものの，その分析・検討は自然科学系の分野に傾斜している。そのことについて日本史研究会は，阪神・淡路大震災をふまえながら従来の災害史研究が「気象学や地震学など自然科学分野による研究蓄積にゆだねられ」ていることを指摘している（日本史研究会：1996）。

　北原（2006）も，災害研究が工学系分野でとくに進展し，現代社会の防災・減災に直結しているのに対して，歴史学分野で発展が強く求められていること，そして災害史を構成するにあたり災害後の復興を中心的課題とし，「人々は災害の被害をどのように克服してきたか」という視点からの「人間を主体とした災害史構築」を提唱している。

　歴史学研究会は東日本大震災後の歴史学のあり方をめぐる議論を従来の歴史研究の反省とともに行い，機関誌において「シリーズ3.11からの歴史学」を展開した（歴史学研究会：2013）。こうした視点と取り組みは『震災・核災害の時代と歴史学』（歴史学研究会：2012），『歴史を未来につなぐ「3.11から

の歴史学」の射程』(歴史学研究会：2019)，『コロナの時代の歴史学』(歴史学研究会：2020) 等へと結実している。「3.11を経た歴史学」について成田 (2021) は，災害とは何かという根源的な問いと見いだされた「犠牲のシステム」「社会的な不平等」を指摘し続けることが「歴史学の役割」であると述べている。

感染症パンデミックの歴史的研究については速水 (2006) 等によって取り組まれてきたが，特に COVID-19 パンデミックを契機として「患者史」をはじめとする「小さな歴史」の叙述の重要性が指摘されている (飯島：2024，磯田ほか：2021など)。

北原 (2021) は，災害社会史において「死者」に着目するなかで，パンデミックがもたらす経済格差が社会的底辺を拡大する意味において「コロナウイルスの蔓延は紛れもなく，災害」であること，コロナ禍における死者に関する「記録」の問題に言及した。

このように各種の歴史研究の立場から災害・パンデミックに関する議論が展開されているが，「子ども」は基本的には不在である。それは教育史研究においても同様である。子ども被災・救済の歴史については，社会事業史・社会福祉史研究において取り上げられることがあるが，教育史においてはほぼ未開拓であり，特に障害・疾病等の特別ニーズを有する子どもを含む子どもの被災・救済の歴史的実態については未解明であることが指摘されている (能田：2022)。

教育学分野では日本教育学会が東日本大震災を経て「災害にかかわる教育学研究がまだ初歩的段階にある」ことを指摘したように，未だ着手されたばかりである (日本教育学会：2012)。

その開拓に取り組む山名・矢野 (2017) は，教育学が災害というテーマをおざなりにしてきたこと，教育が「基本的に上昇志向の営み」であり，破滅をもたらすカタストロフィー・「厄災」と教育の間に横たわる問題・困難性を指摘しつつ「災害の教育」を試みている。とくに「自然災害・戦争・環境

汚染・疫病・飢饉」などの「厄災に直面した人々がこれまでどのように厄災の体験と向かいあい，この不条理ともいえる体験を受け止め，どのように語り伝承してきたかについて学ぶこと」が，「災害と教育」を考えるうえで重要であると指摘する。

また，矢野は「戦後教育学」自体が戦争を生き残った者の教育学であり，死者たちと向かい合う教育学であること，そしてペスタロッチを含め歴史的な教育思想の誕生には常に「戦争や革命や内乱による孤児のみならず死者たちが契機」となっていることを，長田新編『原爆の子』における「死者たちへの負債感と戦後教育への決意」を示しながら提起している。また教育学だけではなく，人間学や哲学もふまえた議論は始まったばかりであり，他の災害研究との対話はこれからであると述べている（山名・矢野：2017）。

清水ほか（2020）は，災害後をどのように生き抜くことになるのか，その生き抜き方に複数の可能性やその選択の可能性はあるのかという問いから，「震災」を通して近代的教育や「学校」を問い直す。災後の学校は教師と子どもの実態から作り上げられておらず，むしろ従来の「近代教育システムの要請（時間的・空間的要請）」に単に規定されながら再整備されるという課題も指摘する。災害・被災から教育学や「学校」とは何かという原理的課題を捉える観点は重要である。

石井（2020）は，コロナ禍によって，以前より主題化されていた学校をめぐる構造的問題が顕在化・先鋭化したことを指摘し，人類史的なパンデミックを前にして，これからの日本の学校・公教育のあり方と社会の未来像を描写することを試みている。

田中ほか（2016）は，東日本大震災において障害を有する子どもが抱えた困難には災害がどの人にも等しく襲いかかるわけではないという問題性が凝縮していることを指摘し，浮き彫りになった障害を有する子どもの社会的脆弱性を除去するための理念と特別支援教育がめざすインクルーシブな社会構築の理念との共通性を提起した。

災害・パンデミック・紛争・テロ等の災禍における教育問題への対応は，国際的には災害時において栄養・居住・健康の保障に加えて教育を4つ目の人道的介入の柱とする必要性（Midttun: 2000）や，緊急時の教育とその学術的研究の重要性（Sinclair: 2002）等が提唱されてきた。

　人道危機において子どもを各種のリスクから守るため，国際機関・NGO・専門家等による「The Alliance for Child Protection in Humanitarian Action」が2019年に，緊急支援実施の団体・関係者が遵守すべき国際基準「人道行動における子どもの保護の最低基準」（CPMS）を定めている。その中には「教育支援と子どもの保護」（基準23）が含まれ「すべての子どもたちは，保護的，包摂的，かつ根本的な活動において尊厳が保たれ，参加が促進されるような質の高い教育を受けることができる」ことがめざされている（CPMS第2版翻訳プロジェクト事務局：2021）。

　日本教育学会・国際交流委員会（2022）は，2022年のロシアによるウクライナ侵攻をふまえて，「学校」には戦禍という過酷な現実のなかで友達とふれあい，先生と繋がることができる「ケアの側面」「子どもを保護する役割（Child Protection）」があること等，教育と子どもの保護・ケアの密接な関係性について検討している。

　災害心理学分野においては，例えば藤森・矢守（2012）が東日本大震災後における「心の復興」「コミュニティの復興」「社会と文化の復興」について過去の震災復興と比較しながら多角的に捉えることを試みた。

　災害心理学分野は災後の子どものPTSD・トラウマ問題に関して研究的蓄積がある。トラウマ問題に関しては，森・港道（2012）が戦時下の子ども体験に着目する中で，未開拓であるトラウマ研究と歴史的研究の協働についての可能性を指摘している。

　災害精神医学分野においては，東日本大震災後の子どもの「こころの復興」に向けた取り組みがなされてきた。今なお災害の「後遺症」は子どもの育ちや発達に影響を与えていることが明らかになっている。例えば八木ほか

（2022）は，東日本大震災後に誕生した子どもとその家庭への縦断的支援研究を行っており，その縦断的な調査から「震災から10年が経過した段階でも心理的トラウマを抱えている状態の親が全体の10％ほどに上ること」を示し，「親が震災で心理的なトラウマの症状を抱えている場合，次の年の調査で，その子どもに行動上の問題が表れることが多いこと」等を指摘している（NHK：2024）。

　災害精神医学は自然災害・パンデミック等のほか，テロ・紛争・戦争も対象であり，その蓄積が厚い。国際的スタンダードである『災害精神医学ハンドブック（Textbook of Disaster Psychiatry）』（ウルサノほか編：2022）等がある。

　医療分野において災害時に重要な役割を担う「DMAT（Disaster Medical Assistance Team）」は「災害急性期に活動できる機動性を持ったトレーニングを受けた医療チーム」と定義されているが（厚生労働省ウェブサイト），こうした緊急時において学校教育分野で即応するチームとして，阪神淡路大震災を発端とした兵庫県の「震災・学校支援チーム（EARTH）」がある。他にも宮城県「災害派遣学校支援チーム（DSAT）」，「熊本県学校支援チーム」，三重県「災害時学校支援チーム」，岡山県「災害時学校支援チームおかやま」等が創設されてきたが，全国的な取り組みとして広がりや実践的蓄積の共有等において課題が大きい。

　災害社会学は米国を筆頭に研究層が厚く，日本においてもその体系化に向けた議論が行われている（田中：2020など）。災禍の時代の社会学を描く遠藤ほか（2023）は，パンデミックによって，それ以前から社会問題化していた社会的格差や孤立の問題が拡大するプロセスを明らかにしている。

　そのほか災害復興学・災害情報学・地域安全学等の分野でも蓄積があり，さらに文学でも新展開がある。石井（2023）は，文学を通して「東日本大震災の記憶を風化させず，関東大震災の記録を蘇らせて，次の命を守りたい」として，語り継がれてきた民話に学びながら，「震災は語り継げるか」というテーマ・課題に向き合っている。

以上のように，各学術分野においては自然災害・気候変動・パンデミック・テロ・紛争・戦争等の災禍・戦禍に伴う人々の傷つき・喪失の問題について取り上げられつつあるが，災禍・戦禍によっていのち・生存の危機に直面し，その成長・発達に大きな影響を受けた子どもの「いのち・生活・学習・発達」の困難・リスク，また災禍・戦禍において亡くならざるを得なかったことの実態・反省は十分には取り上げられてきていない。

　災禍・戦禍にまつわる諸問題は，各学術分野だけでなく，それぞれを繋ぎながら検討しなければ解決できない課題として出現する。例えば，COVID-19パンデミックにより「教育や労働，医療といった生活を支える領域が揺らぎ，まさに『生の蹂躙』と表現すべき事態が進行」するなかでの「命の序列化と分断」等について，思想・生命倫理・教育・労働・経済等による領域横断的な検討がある（唯物論研究協会：2021）。

　災禍・戦禍の問題に関して教育学が主体となっての他学術分野への越境・架橋はほとんど見られないなかで，朝岡ほか（2024）は，教育学を中心にしてウイルス学・地域経済学・地方自治論・法学・倫理学の専門家とともに「新型コロナが（日本の）教育にどのような影響を与えたのか，という切り口から中間的な総括」に取り組み，「パンデミックに関する膨大な〈事実〉を，どのように記録していけば」よいかを問いかけている。

　各学術分野が緊急時や危機に即応して連携・協力し，相互に架橋していくためには，平時における各学術分野での災害・パンデミックに係る研究蓄積と学術分野相互の日常的な研究交流が求められる。

　日本学術会議は2021年，サイエンス20（S20）加盟アカデミーとともに「Pandemic preparedness and the role of science（パンデミックの備えと科学の役割）」，ソーシャルサイエンス＆ヒューマニティーズ20（SSH20）加盟アカデミーとともに「Crises: economy, society, law, and culture—Towards a less vulnerable humankind—（危機：経済，法及び文化より脆弱でない人類をめざして）」を公表した（『学術の動向』編集委員会：2021）。そのポイントは以下の

様である（日本学術会議：2021）。

> ＊広範で人類学的な観点での歴史の研究は，地域の出来事及び物語の無関係な比較なのではなく，過去，現在及び将来の危機を理解するにあたり，また，人類が直面する諸課題に対応するための持続可能な方法を探るにあたり，重要な役割を持つ。
> ＊研究と研究評価システムは，必要とされている自然科学，技術に関する諸科学，人文科学と社会科学の統合を促進すべきである。新型コロナウィルス感染症と気候変動の危機が示すように，学際性は，体系的な危機に対処するための研究の有効性を決定し，地球規模の課題に取り組む政策活動を支援するうえで基本的な役割を果たす。
> ＊社会，環境，気候及び健康上の課題に適切に対処するためには，人文科学，芸術，社会科学の実質的関与が必要である。より脆弱ではない，よりレジリエントな社会経済システムを実現するために必要とされる構造的な変革と政策についての理論的研究及び応用的研究の双方の進展に，特別の注意が払われなければならない。

　竹内（2023）は「コロナ禍が突きつける課題」は何ら解決されていないのにも関わらず，浅薄な「With コロナ」がスローガンになっている現状について，新自由主義の克服が放置されることで社会権・社会保障制度の否定を通じてコロナ禍拡大を招いた事実が免罪されかねないという現実に警鐘を鳴らしている。

　COVID-19 パンデミックにおいては誰しもがその自由や学び等の機会を奪われ，一時的に「総障害者化」したとも言われている（NHK：2020）。「総障害者化」して「弱者」という立ち位置に置かれたということは，竹内（1993）に学ぶならば「誰しもが『弱者』になりうるという当然のことを忘れなければ（中略），『弱者』排除を廃棄するために社会と文化の総力をあげることができ，その結果は，誰しもがたとえ意識してなくとも心の奥底では待望している社会と文化の実現につながっていく」可能性を有しているということでもある。

以上の検討から,「子ども被災・救済の特別ニーズ教育」の意義・役割は,自然災害・気候変動・パンデミック・テロ・紛争・戦争等の災禍・戦禍における子どもの「小さな歴史」を丁寧に記録しながら,とくに子どもの「生存・生活・学び・発達」の困難・リスクについて検討し,医療・福祉等と連携・協力しながら子どもの発達保障を実現していくことであると想定している。

　そうした「弱者」に焦点を当てた「子ども被災・救済の特別ニーズ教育」の取り組みは,災禍・戦禍等だけではなく,平時においても全ての子どもの「いのち・生活・学習・発達」を保障するユニバーサルでインクルーシブな社会的基盤を築くことにも繋がると考える。

　著者らの研究チームは今回の COVID-19 パンデミックと同様に,これまで災禍等の現地に赴くことを調査研究の原則としてきた（東京学芸大学高橋智研究室東日本大震災被災地域調査班：2013, 菅井・能田・髙橋：2019, 髙橋・菅井・能田：2019ほか）。引き続き,災禍等の現地で子ども・当事者や専門家との対話や調査を継続しながら,「子ども被災・救済の特別ニーズ教育」の創成・構築に向けての研究作業に取り組んでいく。

（髙橋智・能田昂・田部絢子）

文　献

Aalto-Setälä, T., Suvisaari, J., Appelqvist-Schmidlechner, K., et al. (2021) Pandemia ja nuorten mielenterveys: Kouluterveyskysely 2021. Terveyden ja hyvinvoinnin laitos.

Aapola-Kari, S., Haikkola, L., Lahtinen, J. (2021) "Se on saanut ajattelemaan ja pannut stopin elämään" - nuorten ristiriitaiset kokemukset koronapandemian ensimmäisistä kuukausista.Nuorisotutkimusseura.

Aarnos, R. (2021) Teaching and supporting students with special-educational needs at distance during the COVID-19 school closures in Finland: Special needs teachers' experiences. Thesis for Master's degree Faculty of Pedagogy and Welfare Studies Åbo Akademi University.

阿部達彦・瀧澤聡・石川大・磯貝隆之・伊藤政勝・松井由紀夫（2021）北海道肢体不自由特別支援学校寄宿舎における余暇活動について，『北翔大学生涯スポーツ学部研究紀要』12，17-27。

Abid, R., Ammar, A., Maaloul, R., et al. (2021) Effect of COVID-19-Related Home Confinement on Sleep Quality, Screen Time and Physical Activity in Tunisian Boys and Girls: A Survey. International journal of environmental research and public health. 18(6): 3065.

Aguilar-Farias, N., Toledo-Vargas, M., Miranda-Marquez, S., et al. (2021) Sociodemographic Predictors of Changes in Physical Activity, Screen Time, and Sleep among Toddlers and Preschoolers in Chile during the COVID-19 Pandemic. International journal of environmental research and public health. 18(1): 176.

愛甲修子（2021）新型コロナウイルス禍中の国語科単元学習―「グループワーク」を制限された中での「伝え合う力」―，『東京学芸大学附属学校研究紀要』48，99-110。

Akdal, D. & Yazıcıoğlu, T. (2021) An Analysis of the Educational Problems Experienced by Children With Cerebral Palsy in Preschool Education During the Covid-19 Pandemic Process Based On The Parental Views. International journal of education technology and scientific researches. 6(16): 2131-2165.

Alþingi（2022）152. löggjafarþing 2021-2022. Þingskjal 300-199. mál.

Andersen, R.K., Bråten, M., Bøckmann, E., et al.（2021）Håndtering og konsekvenser av koronautbruddet for videregående opplæring, Fafo-rapport.

Andrés, M.L., Galli, J.I., del Valle, M., et al.（2022）Parental Perceptions of Child and Adolescent Mental Health During the COVID-19 Pandemic in Argentina. Child & youth care forum. 51（6）: 1195-1225.

Apulaisoikeuskansleri（2023）Apulaisoikeuskanslerin ratkaisu OKV/294/70/2020.

Asadi-Pooya, A.A., Nemati, H., Shahisavandi, M., et al.（2021）Long COVID in children and adolescents. World journal of pediatrics: WJP. 17（5）: 495-499.

朝日新聞（2020a）新型コロナ在宅でのケア：3「パンク寸前」一家で旅行，2020年11月12日。

朝日新聞（2020b）「パンク寸前」一家3人我慢の日々コロナとの長い闘い，2020年11月15日。

朝日新聞（2021）コロナ下の授業「難しすぎる」5割―小中高生調査―，『朝日新聞』朝刊，2021年9月12日。

朝日新聞（2022）動悸，だるさで部活に戻れない 中高生のコロナ後遺症，進路に影響も，2022年5月7日。

朝日新聞（2023）コロナ3年，学校現場に影 不登校激増，小中高生の自殺も多数，2023年1月15日。

浅井春夫（2022）コロナ禍で社会の周辺にはじかれる子どもたち：子どもの貧困と虐待の現実，『住民と自治』711，14-17。

朝岡幸彦・水谷哲也・岡田知弘編（2024）『感染症と教育―私たちは新型コロナから何を学んだのか―』自治体研究社。

Attention（2021a）"Det mesta har ställts in" - Hur Covid-pandemin påverkat personer med NPF och deras anhöriga.

Attention（2021b）Ny enkätrapport: Om pandemins konsekvenser.

Bakken, A., Pedersen, W., von Soest, T., Sletten, M.A.（2020）Oslo-ungdom i koronatiden. En studie av ungdom under covid-19-pandemien. NOVA Rapport 12/20.

坂東宏人（2021）「コロナ禍」における児童養護施設の実態，『部落問題』73(11)，39-43。

Barneombudet（2021）Strenge tiltak har store konsekvenser for barn og ungdom.

Barneombudet（2022）Høringssvar til Koronakommisjonens andre rapport.

Barnombudsmannen（2024）Hur dåligt måste man må egentligen?: SAMHÄLLETS INSATSER FÖR ATT FRÄMJA BARNS PSYKISKA HÄLSA.

Barnombudsmannen（2021）COVID-19-PANDEMINS KONSEKVENSER FÖR BARN－Slutredovisning av regeringsuppdrag.

BB（2022）Vöktunarteymi um sóttvarnir í skólastarfi.

BBC（2020）Coronavirus: Inside a reopened primary school in the time of Covid-19.

Becker, S.P., Breaux, R., Cusick, C.N., et al（2020）Remote Learning During COVID-19: Examining School Practices, Service Continuation, and Difficulties for Adolescents With and Without Attention-Deficit/Hyperactivity Disorder. The Journal of adolescent health. 67（6）: 769-777.

Becker, S.P. & Gregory, A.M.（2020）Editorial Perspective: Perils and promise for child and adolescent sleep and associated psychopathology during the COVID-19 pandemic. Journal of child psychology and psychiatry, and allied disciplines. 61（7）: 757-759.

Beghi, E., Giussani, G., Westenberg, E., et al.（2022）Acute and post-acute neurological manifestations of COVID-19: present findings, critical appraisal, and future directions. Journal of neurology. 269（5）: 2265-2274.

Behnood, S.A., Shafran, R., Bennett, S.D., et al.（2022）Persistent symptoms following SARS-CoV-2 infection amongst children and young people: A meta-analysis of controlled and uncontrolled studies. The Journal of infection. 84（2）: 158-170.

Benediktsson, K., Hennig, B.D., Mermet, A.C., et al.（2022）Insularity in a Connected World? The COVID-19 Pandemic in Iceland. In: Brunn, S.D., Gilbreath, D.（eds）COVID-19 and a World of Ad Hoc Geographies, 115-128.

ベネッセ教育総合研究所（2022）コロナ禍における学びの実態－中学生・高校生の調査にみる休校の影響－（東京大学社会科学研究所・ベネッセ教育総合研究所「子どもの生活と学び」共同研究プロジェクト調査報告書）。

Bentzen, M., Brurok, B., Roeleveld, K., et al.（2021）Changes in physical activity and basic psychological needs related to mental health among people with physical disability during the COVID-19 pandemic in Norway. Disability and health journal. 14（4）: 101126.

Benzing, V., Gaillard, P., Scheidegger, D., et al.（2022）COVID-19: Physical Activity and Quality of Life in a Sample of Swiss School Children during and after the First Stay-at-Home. International journal of environmental research and public health. 19(4): 2231.

Berg, S.K., Dam Nielsen, S., Nygaard, U., et al. (2022) Long COVID symptoms in SARS-CoV-2-positive adolescents and matched controls (LongCOVIDKidsDK): a national, cross-sectional study. The Lancet. Child & adolescent health. 6(4): 240–248.

Bergdahl, N. & Nouri, J. (2020) Covid-19 and Crisis-Prompted Distance Education in Sweden. Technology. Knowledge, and Learning. 26: 443–459.

Bhaskar, A.R., Gad, M.V., Rathod, C.M. (2022) Impact of COVID Pandemic on the Children with Cerebral Palsy. Indian journal of orthopaedics. 56(5): 927–932.

Blå Kors (2023) Årsrapport SnakkOmPsyken.no 2022.

Bobo, E., Lin, L., Acquaviva, E., et al. (2020) Comment les enfants et adolescents avec le trouble déficit d'attention/hyperactivité (TDAH) vivent-ils le confinement durant la pandémie COVID-19? [How do children and adolescents with Attention Deficit Hyperactivity Disorder (ADHD) experience lockdown during the COVID-19 outbreak?]. L'Encéphale. 46(3S): S85–S92.

Bøhler, K.K. & Ugreninov, E. (2021) Velferdstjenester, stønader og informasjon til familier med barn med funksjonsnedsettelser under covid-19: En kvalitativ undersøkelse. NOVA-Notat; 4/2021, NOVA, OsloMet.

Borch, L., Holm, M., Knudsen, M., et al. (2022) Long COVID symptoms and duration in SARS-CoV-2 positive children - a nationwide cohort study. European journal of pediatrics. 181(4): 1597–1607.

Borel, M., Xie, L., Kapera, O., et al. (2022) Long-term physical, mental and social health effects of COVID-19 in the pediatric population: a scoping review. World journal of pediatrics: WJP. 18(3): 149–159.

børne- og undervisningsministeriet: Information til dag- og uddannelsesinstitutioner om COVID-19.

børne- og undervisningsministeriet (2020a) Regeringen forlænger nedlukning af skoler og institutioner med to uger.

børne- og undervisningsministeriet (2020b) Nye initiativer til forbedret fjernundervisning på vej.

børne- og undervisningsministeriet (2020c) Bliv opdateret på retningslinjerne forud for skolestart.

børne- og undervisningsministeriet (2020d) Minister inviterer sektoren: Erfaringerne fra COVID-19 skal nu samles ind.

børne- og undervisningsministerie（2020e）Alle partier indgår aftale om hjælp til sårbare og udsatte grupper.

Børns Vilkår（2021）Status 2021 Svigt af born in Danmark.

Børns Vilkår（2022a）Analyse fra Børns Vilkår・Februar 2022 To år med en pandemi: Samtaler om corona på BørneTelefonen.

Børns Vilkår（2022b）Status 2022 Svigt af børn i Danmark.

Børns Vilkår（2022c）To års pandemi har sat sine spor i samtalerne med børn og unge på Børnetelefonen.

Brackel, C.L.H., Lap, C.R., Buddingh, E.P., et al.（2021）Pediatric long-COVID: An overlooked phenomenon? Pediatric pulmonology. 56（8）: 2495-2502.

Branley-Bell, D., Talbot, C.V.（2020）Exploring the impact of the COVID-19 pandemic and UK lockdown on individuals with experience of eating disorders. Journal of eating disorders. 8: 44.

BRIS（2021）BRIS RAPPORT 2021: 1 ÅRSRAPPORT 2020.

BRIS（2023a）osäkra tider Barnets rättigheter i en föränderlig värld.

BRIS（2023b）BRIS RAPPORT 2023: 1 ÅRSRAPPORT 2022.

BRIS（2024）BARNRAPPORTEN 2024.

Bruni, O., Malorgio, E., Doria, M., et al.（2021）Changes in sleep patterns and disturbances in children and adolescents in Italy during the Covid-19 outbreak. Sleep Medicine. 91: 166-174.

Bubb, S. & Jones, M.-A.（2020a）Home-school experience in Tysvær municipality during the coronavirus crisis: What can be learned?

Bubb, S. & Jones, M.-A.（2020b）Learning from the COVID-19 home-schooling experience: Listening to pupils, parents/carers and teachers. Improving Schools. 23（3）: 209-222.

Buonsenso, D., Munblit, D., De Rose, C., et al.（2021）Preliminary evidence on long COVID in children. Acta Paediatrica. 110（7）: 2208-2211.

BUP Stockholm（2022）Så mår BUP - Årsberättelse 2022.

Business Insider（2020）「何年もかけて備えてきた」アイスランドでは誰でも新型コロナウイルスの検査が受けられる。

Cacioppo, M., Bouvier, S., Bailly, R., et al.（2021）Emerging health challenges for children with physical disabilities and their parents during the COVID-19 pandemic: The ECHO French survey. Annals of physical and rehabilitation medicine. 64(3): 101429.

Cankurtaran, D., Tezel, N., Yildiz, S.Y., et al. (2021) Evaluation of the effects of the COVID-19 pandemic on children with cerebral palsy, caregivers' quality of life, and caregivers' fear of COVID-19 with telemedicine. Irish journal of medical science. 190: 1473-1480.

Care Net (2022) 多くのコロナ後遺症患者が慢性疲労症候群と呼吸器障害を経験，2022年1月4日。

Carison, A., Babl, F.E., O'Donnell, S.M. (2022) Increased paediatric emergency mental health and suicidality presentations during COVID-19 stay at home restrictions. Emergency medicine Australasia: EMA. 34(1): 85-91.

CBC (2020) No masks, no distancing: Schools in Denmark defy COVID-19 — with success so far.

Chaabane, S., Doraiswamy, S., Chaabna, K., et al. (2021) The Impact of COVID-19 School Closure on Child and Adolescent Health: A Rapid Systematic Review. Children. 8(5): 415.

千葉市（2022）千葉市ヤングケアラーに関する実態調査報告書。

調布市教育委員会指導室（2022）令和3年度スクールカウンセラーの利用状況報告について。

chronicconnections: https://www.instagram.com/chronic.connections.lp/

中央教育審議会（2021）「令和の日本型学校教育」の構築を目指して～全ての子供たちの可能性を引き出す，個別最適な学びと，協働的な学びの実現～（答申）。

Cohen, J.F.W., Polacsek, M., Hecht, C.E., et al. (2022) Implementation of Universal School Meals during COVID-19 and beyoud: challenges and Benefits for School Meals Programs in Maine, Nutrients. 14(19): 4031.

Committee on the Rights of the Child (2009) Consideration of Reports Submitted by States Parties Under Article 44 of the Convention.

Cost, K.T., Crosbie, J., Anagnostou, E., et al. (2022) Mostly worse, occasionally better: impact of COVID-19 pandemic on the mental health of Canadian children and adolescents. European child & adolescent psychiatry. 31(4): 671-684.

CPMS第2版翻訳プロジェクト事務局（2021）人道行動における子どもの保護の最低基準（第2版）。

クロスビー，W・アルフレッド著（西村秀一訳，2004）『史上最悪のインフルエンザ

忘れられたパンデミック』みすず書房。

Cyril Kurupp, A.R., Raju, A., Luthra, G., et al. (2022) The Impact of the COVID-19 Pandemic on Myopia Progression in Children: A Systematic Review. Curēus. 14 (8): e28444.

Daily Wire (2022) Students Are Still Struggling Post-Pandemic.

Dansk Covidforening: Foreningen.

Dansk Covidforening: SSI-seminar marts 2023.

Danske Handicaporganisationer (2021) Danskerne om vaccineplan: Sårbare skal forrest i køen.

Docimo, R., Costacurta, M., Gualtieri, P., et al. (2021) Cariogenic Risk and COVID-19 Lockdown in a Paediatric Population. International journal of environmental research and public health. 18(14): 7558.

Dondi, A., Fetta, A., Lenzi, J., et al. (2021) Sleep disorders reveal distress among children and adolescents during the Covid-19 first wave: results of a large web-based Italian survey. Italian journal of pediatrics. 47(1): 130.

DR (2020) Mette Frederiksen holdt også pressemøde for børnene: Se det her.

Education Week (2022) Thousands of Students Will Face Long COVID. Schools Need to Plan Now.

EDUFI (2020) Perusopetuksen oppimisen tuen järjestäminen poikkeusoloissa 14.4.2020 alkaen.

EduRESCUE: Työpaketti 2: Oppijoiden hyvinvointi ja oppiminen koti- ja koulukonteksteissa.

遠藤薫・山田真茂留・有田伸・筒井淳也編 (2023)『災禍の時代の社会学：コロナ・パンデミックと民主主義』，東京大学出版会。

遠藤伸太郎・矢野康介・大石和男 (2022) COVID-19 蔓延下における小学生の自然体験活動がメンタルヘルスに及ぼす影響：日常生活における運動時間を考慮した検討，『体育学研究』67，657-672。

Erol, N., Alpinar, A., Erol, C., et al. (2022) Intriguing new faces of COVID-19: persisting clinical symptoms and cardiac effects in children. Cardiology in the young. 32(7): 1085-1091.

EXPRESSEN (2020) Siffrorna visar: FHM har fel om smittan i skolan, 23 dec 2020.

Fäldt, A.E., Klint, F., Warner, G., et al. (2022) Experiences of children with disabilities during the COVID-19 pandemic in Sweden: a qualitative interview study.

BMJ paediatrics open. 6(1): e001398.

Finnish Government (2020) Government, in cooperation with the President of the Republic, declares a state of emergency in Finland over coronavirus outbreak.

Finnish Institute for Health and Welfare (THL) (2021) Coronavirus infections in schools.

Finnish National Agency for Education (2020) Distance education in Finland during the COVID-19 crisis Initial observations.

Fjarðarfréttir (2022) Eftirköst Covid leynast víða.

Folkbildningsrådet (2022) Folkhögskolans deltagare med intellektuell funktionsnedsättning—Rapport till regeringen 2022.

Folkhälsomyndigheten (2020) COVID-19 in children and adolescents (version 2).

Folkhälsomyndigheten (2022a) Statistik psykisk hälsa: yngre vuxna 16–29 år.

Folkhälsomyndigheten (2022b) Statistik om suicid.

Folkhälsomyndigheten (2023a) Statistik psykisk hälsa: barn under 18 år.

Folkhälsomyndigheten (2023b) Psykisk hälsa och suicid i Sverige - Statistik om nuläge och utveckling fram till 2022.

Föräldranätverket Rätten till Utbildning (2023) Antalet hemmasittare har ökat lavinartat från 8500 elever till 17000 elever på fyra år.

Forbes JAPAN (2022) 世界の子ども520万人超, コロナ禍で保護者失う 大半は父親が死亡, 2022年3月3日。

Föreningen Covid19, Skola & Barn (2022) Covid-19 utbrott i svenska skolor.

Föreningen Covid19, Skola & Barn (2024) Statistik kring Covid-19 & barn.

Fox, M.K., Gearan, E., Cabili, C., et al. (2019) School Nutrition and Meal Cost Study Final Report Volume 4: Student Participation, Satisfaction, Plate Waste, and Dietary Intakes. Mathematica Policy Research.

Frisk & Fri (2021) Effektrapport 2021.

Frisk & Fri (2022) Effektrapport 2022.

FUB (2019) Riksförbundet FUB:s policy för skola och utbildning (februari 2019).

FUB (2020a) Om coronaviruset på lättläst och med bildstöd.

FUB (2020b) FUB:s värdegrund och mål.

FUB (2020c) Riksförbundet FUB:s verksamhetsberättelse 2020.

FUB (2021a) Effektrapport 2021.

FUB (2021b) Efter pandemin vill jag leva som vanligt.

FUB: Historik.

FUB: Organisation.

藤森立男・矢守克也編（2012）『復興と支援の災害心理学 大震災から「なに」を学ぶか』福村出版。

藤田純一（2023）コロナ禍の子どもと母親のメンタルヘルス，『女性心身医学』27(3)，270-272。

フジテレビ「めざましテレビ」：「授業の進み方早い」約4割・高校生・オンラインに"悩み"，フジテレビ，2021年9月17日。

藤原辰史（2020a）【視点・論点】新型コロナウイルス スペインかぜからの教訓，NHK「解説委員室」HP記事，2020年5月26日。

藤原辰史（2020b）【緊急特集】パンデミック「スペインかぜ」から100年「歴史から何を教訓にし，何に対峙すべきか」，大阪府保険医協会HP記事，2020年7月25日。

藤原辰史（2021）パンデミックが歴史学の課題であるとはどういうことか，『学術の動向』26(12)，28-31。

深沢早苗・鈴木道子（2013）高校生の朝食摂取状況と生活習慣および食意識・食行動との関連について，『山梨学院短期大学研究紀要』33，12-22。

福士審（2013）脳腸相関とストレス，『ストレス科学研究』28，16-19。

福祉新聞（2020）コロナ禍の重症心身障害児 島田療育センターが向き合う正解なき問い，2020年5月15日。

学校に行きづらい子どもたちの支援に係る合同研究チーム（2020）新型コロナウィルス感染症影響下における児童生徒の状況調査報告書。

学校における新型コロナウイルス感染症の対策に関する懇談会（2020）新型コロナウイルス感染症対策の現状を踏まえた学校教育活動に関する提言（令和2年5月1日）。

『学術の動向』編集委員会（2021）『学術の動向』26(12)。

Gilsbach, S., Plana, M.T., Castro-Fornieles, J., et al. (2022) Increase in admission rates and symptom severity of childhood and adolescent anorexia nervosa in Europe during the COVID-19 pandemic: data from specialized eating disorder units in different European countries. Child and adolescent psychiatry and mental health. 16(1): 46.

Goldberg, L., Ziv, A., Vardi, Y., et al. (2022) The effect of COVID-19 pandemic on hospitalizations and disease characteristics of adolescents with anorexia nervosa. European journal of pediatrics. 181(4): 1767-1771.

後藤美由紀・中條和光・森田愛子（2022）感染症予防行動が中学生のコミュニケーションの困難感に与える影響―対人スキルの観点から見たコロナ禍における自他の心と体を守る力の育成―，広島大学附属東雲中学校研究紀要『中学教育』51, 68-81。

Graell, M., Morón-Nozaleda, M.G., Camarneiro, R., et al. (2020) Children and adolescents with eating disorders during COVID-19 confinement: Difficulties and future challenges. European eating disorders review : the journal of the Eating Disorders Association. 28(6): 864-870.

Gurdasani, D., Akrami, A., Bradley, V.C., et al. (2022) Long COVID in children. The Lancet. Child & adolescent health. 6(1): e2.

Gustafsson, J., Lyyra, N., Jasinskaja-Lahti, I. et al. (2023) Mental health profiles of Finnish adolescents before and after the peak of the COVID-19 pandemic. Child and adolescent psychiatry and mental health. 17(1): 54.

Haddad, N.R. & van Schalkwyk, G.I. (2021) Anxiety-Related School Refusal and the COVID-19 Pandemic: Biopsychosocial Considerations. JAACAP Connect. 8(2): 17-20.

Haikkola, L. & Kauppinen, E. (2020) Nuorten korona-ajan yksinäisyys ja näkemykset koronan vaikutuksista tulevaisuuteen. Nuorisotutkimusseura.

Hakulinen, T., Hietanen-Peltola, M., Hastrup, A., et al. (2020) "Pahin syksy ikinä": Lasten, nuorten ja perheiden peruspalvelut koronasyksynä 2020.

Hall, C., Hardoy, I., Lundin, M. (2022) Schooling in the Nordic countries during the COVID-19 pandemic (WORKING PAPER 2022: 13). The Institute for Evaluation of Labour Market and Education Policy (IFAU).

Halldorsdottir, T., Thorisdottir, I.E., Meyers, C.C.A., et al. (2021) Adolescent well-being amid the COVID-19 pandemic: Are girls struggling more than boys? Journal of child psychology and psychiatry advances. 1(2): e12027.

Hallin, A.E., Danielsson, H., Nordström, T., et al. (2022) No learning loss in Sweden during the pandemic evidence from primary school reading assessments. International journal of educational research. 114: 102011.

Hamilton, J.L., Hutchinson, E., Evankovich, M.R., et al. (2023) Daily and average associations of physical activity, social media use, and sleep among adolescent girls during the COVID-19 pandemic. Journal of sleep research. 32(1): e13611.

Handberg, C., Werlauff, U., Højberg, A-L., et al. (2021) Impact of the COVID-19 pandemic on biopsychosocial health and quality of life among Danish children and adults with neuromuscular diseases (NMD)－Patient reported outcomes from a national survey. Public Library of Science one. 16(6): e0253715.

Handikapnytt (2021) Foreldreundersøkelse: Skoletilbudet svikter for åtte av ti barn.

半谷まゆみ (2021) コロナ禍における子どもたちの生活と健康－『コロナ×こどもアンケート』調査結果より－，『小児保健研究』80(1)，9-14。

阪神・淡路大震災調査特別委員会 (1997) 阪神・淡路大震災調査特別委員会報告。

Haripersad, Y.V., Kannegiesser-Bailey, M., Morton, K., et al. (2021) Outbreak of anorexia nervosa admissions during the COVID-19 pandemic. Archives of disease in childhood. 106(3): e15.

長谷川千恵美 (1995) 明治～大正中期における児童の疾病・健康問題－身体虚弱児教育形成前史の一考察－，『教育學雑誌』29，80-92，日本大学教育学会。

秦俊貴・杉本真悠・渡辺愛梨沙・三浦里佳子・柳瀬彰良・多田由紀・日田安寿美・佐藤恭子・川野因 (2020) 女子高校生における便秘発現状況と生活習慣要因との関連，『日本食育学会誌』14(2)，89-99。

発達障害情報・支援センター (2021) 新型コロナウイルス感染症拡大に伴う発達障害児者および家族への影響－当事者・家族向けアンケート調査結果より－。

Havik, T. & Ingul, J.M. (2021) Does Homeschooling Fit Students With School Attendance Problems? Exploring Teachers' Experiences During COVID-19. Frontiers in Education. 26 October 2021 Sec. Educational Psychology 6.

Havik, T. & Ingul, J.M. (2022) Remote Education/Homeschooling During the COVID-19 Pandemic, School Attendance Problems, and School Return-Teachers' Experiences and Reflections. Frontiers in Education. 09 June 2022 Sec. Educational Psychology 7.

速水融 (2006) 『日本を襲ったスペイン・インフルエンザ－人類とウイルスの第一次世界戦争－』藤原書店。

Hecht, A.A., Dunn, C.G., Kinsey, E.W., et al. (2022) Estimates of the Nutritional Impact of Non-Participation in the National School Lunch Program during COVID-19 School Closures. Nutrients. 14(7): 1387.

Helsedirektoratet: COVID-19 (koronavirus).

Helsingin Sanomat (2020a) Koronavirus on levinnyt Suomeen pienimpiäkin kuntia myöten - Suomessa on yksi suuralue, jossa tartuntoja on selvästi muuta maata vähemmän.

Helsingin Sanomat（2020b）Koulut pysyvät kiinni ja muita rajoitustoimia jatketaan ainakin 13. toukokuuta asti, länsi- ja pohjoisrajalla rajoitetaan liikennettä.

Helsinki Times（2023）Service interruptions overwhelm MIELI ry crisis helpline due to mental health service gaps.

Hietanen-Peltola, M., Jahnukainen, J., Laitinen, K., et al.（2022）: Oppilaiden ja opiskelijoiden kasvavat ongelmatja koronan heikentämät palvelut edelleen arkea opiskeluhuoltopalveluissa -OPA 2022 -seurannan tuloksia.

Higuchi, S., Mihara, S., Kitayuguchi, T., et al.（2020）Prolonged use of Internet and gaming among treatment seekers arising out of social restrictions related to COVID-19 pandemic. Psychiatry and clinical neurosciences. 74(11): 607-608.

北海道教育大学釧路校・特別支援教育研究室（2020）新型コロナウイルス感染症に関わる休校・生活制限等による障害児とその家族の生活困難・ニーズ調査結果報告。

本田恵子（2022）遊べない子どもたち，『チャイルドヘルス』25(2)，91-94。

Höög, J.（2022）Children at the front line of the Covid-19 pandemic, Sweden's Pandemic Experiment, Lund University, 212-234.

堀場純矢（2022）ポストコロナ時代における児童養護施設の課題，『労働の科学』77(1)，4-8。

宝上真弓・水野治久（2020）新型コロナウイルスによる休校期間および学校再開後におけるスクールカウンセラーの実践―小学校を対象とした取り組み―，『学校心理学研究』20(1)，13-19。

HUS: Outpatient Clinic for Long-Term Effects of COVID-19, Paciuksenkatu.

兵庫県教育委員会（2022）令和3年度新型コロナウイルス感染症の影響に関する心のケアアンケート第3回調査結果。

飯島渉（2024）『感染症の歴史学（岩波新書）』岩波書店。

飯島有哉・松本茂美・桂川泰典（2022）感染症拡大下における臨時休校が中学生のストレスにおよぼす影響性とストレス反応表出プロセスに関する記述的検討，『学校メンタルヘルス』25(2)，180-190。

『医海時報』1920（大正9）年2月7日。

猪狩恵美子（2016）『通常学級在籍の病気の子どもと特別な教育的配慮の研究』風間書房。

Ilita Sanomat（2023）Mieli ry: Kriisipalveluihin yhteyttä ottavien tilanteet aiempaa

文　献　417

vakavampia.

Imperial College London（2022）COVID-19 Orphanhood, Japan, 2022-11-30.

稲垣正俊・錦織光（2021）感染症と自殺－COVID-19 の影響を受ける社会への対応－，『精神医学』63（7），1109-1116。

Inclusion Europe（2020）Neglect and discrimination. Multiplied-How Covid-19 affected the rights of people with intellectual disabilities and their families.

Inre Ringen: Om Inre Ringen.

Inre Ringen（2022）Regeringen - förbättra livet för personer med IF!

井澤信三・田中恭子・田部絢子・西牧謙吾・野呂文行・髙橋智（2024）学会企画シンポジウムⅢ「コロナ禍と特別支援教育－これまでとこれから－」，『「とっきょう」ニューズレター』5，9-11，一般社団法人日本特殊教育学会。

石井英真（2020）『未来の学校－ポスト・コロナの公教育のリデザイン－』日本標準。

石井正己（2023）『震災を語り継ぐ－関東大震災の記録と東日本大震災の記憶－』三弥井書店。

石井智也・石川衣紀・髙橋智（2014）関東大震災後の東京市の教育復興計画と多様な教育困難を有する子どもの特別学級編制，『日本教育史学会紀要』4，68-87。

石井智也・能田昂・田部絢子・髙橋智（2022）デンマークにおけるコロナ禍と子どもの「いのち・生活・発達の危機」に関する動向，『東海学院大学研究年報』7，101-109。

石井智也・能田昂・内藤千尋・田部絢子・石川衣紀・池田敦子・髙橋智（2024）コロナ禍 5 年目のフィンランドにおける子どものメンタルヘルス問題の動向－「フィンランド精神保健協会（MEILI）」の訪問調査（2024年 3 月）から－，『兵庫教育大学研究紀要』65。

石川衣紀・田部絢子・内藤千尋・池田敦子・石井智也・柴田真緒・能田昂・田中裕己・髙橋智（2021）スウェーデンの特別教育における専門行政機関の役割－「特別ニーズ教育庁」の訪問調査から－，『長崎大学教育学部紀要』7，85-93。

石川衣紀・池田敦子・田部絢子・石井智也・内藤千尋・能田昂・柴田真緒・髙橋智（2023a）コロナ禍と障害を有する子どもの「いのち・生活・発達」の困難・リスクに関する動向－肢体不自由・重症心身障害・病弱を中心に－，『長崎大学教育学部紀要』9，79-96。

石川衣紀・田部絢子・能田昂・石井智也・内藤千尋・池田敦子・髙橋智（2023）コロナ禍のスウェーデンにおける子どものメンタルヘルス問題の動向と発達支援の課題－児童思春期精神障害中間ケア施設「BUP Mellanvard NV」の訪問調査を通

して一, 『SNE ジャーナル』29(1), 113-125, 日本特別ニーズ教育学会。

磯田道史 (2014)『天災から日本史を読みなおす (中公新書)』中央公論新社。

磯田道史・高島礼子 (2021) スペイン風邪に学ぶ教訓, 『潮』744, 200-207。

Isumi, A., Doi, S, Yamaoka, Y., et al. (2020) Do suicide rates in children and adolescents change during school closure in Japan? The acute effect of the first wave of COVID-19 pandemic on child and adolescent mental health. Child abuse & neglect. 110(Pt 2): 104680.

板橋区教育委員会 (2022) いたばし子どもアンケート調査報告書。

伊藤秀樹・酒井朗・林明子・谷川夏実 (2021) コロナ禍における学校休業中の小学校2・3年生と保護者の生活―Web 調査の結果をもとに―, 『人間生活文化研究』31, 176-185。

岩井由里・池添志乃 (2019) 不定愁訴を持つ高校生に対する養護教諭の行う健康相談：見立てる局面において養護教諭が用いる技の分析, 『高知女子大学看護学会誌』44(2), 67-75。

岩崎和子 (2021) 新型コロナウイルス感染症から問い直すこれからの学校教育と健康相談のあり方―児童に行ったアンケート調査の結果からみえたこれからの学校教育と健康相談―, 『日本健康相談活動学会誌』16(1), 8-12。

ジェトロ (2022) 政府が新型コロナ制限措置解除を発表 (スウェーデン)。

『時事新報』1918 (大正 7) 年10月24日。

『時事新報』1918 (大正 7) 年10月25日。

『時事新報』1918 (大正 7) 年10月29日。

Jörgensen, E., Koller, D., Raman, S., et al. (2022) The voices of children and young people during COVID-19: A critical review of methods. Acta paediatrica. 111 (9): 1670-1681.

Jovanović, G.K., Zubalj, N.D., Majanović, S.K., et al. (2021) The Outcome of COVID-19 Lockdown on Changes in Body Mass Index and Lifestyle among Croatian Schoolchildren: A Cross-Sectional Study. Nutrients. 13(11): 3788.

『河北新報』1918 (大正 7) 年10月30日。

『河北新報』1918 (大正 7) 年11月15日。

Källmen, H. & Hallgren, M. (2024) Mental health problems among adolescents during the COVID-19 pandemic: a repeated cross-sectional study from Sweden. Scandinavian journal of public health. 52(3): 329-335.

『官報』第2121号, 1919 (大正 8) 年 8 月29日。

文　　献　　419

Karkkola, M.（2020）Nyt tuli hallituksen päätös: Koulut avataan - näin se tapahtuu.

Karolinska Institutets folkhälsoakademi（2009）Utvärdering av Barn- och ungdom-spsykiatrin（BUP）i Stockholms län.

河東田博（1992）『スウェーデンの知的しょうがい者とノーマライゼーション―当事者参加・参画の論理―』現代書館。

加藤茂孝（2013）『人類と感染症の歴史―未知なる恐怖を越えて―』丸善出版。

Kauppinen, E., Lahtinen, J., Haikkola, L.（2021）Nuorten yksinäisyyden kokemukset lisääntyivät korona-aikana. Nuorisotutkimusseura.

川西市教育委員会（2022）新型コロナウイルス感染症の影響のある中での学校生活に関する意識調査結果。

川嶋愛・中西明美・鈴木隆司（2021）コロナ禍における小学校給食の栄養提供量および摂取率の検討，『千葉大学教育学部研究紀要』69，223-229。

上河津尋常高等小学校（1918）『校務日誌』。

木村重美・山下裕史朗（2022）新型コロナウイルス感染症をどのように乗り切ろうとしているのか，『脳と発達』54(2)，116-118，日本小児神経学会。

Kinsey, E.W., Hecht, A.A., Dunn, C.G., et al.（2020）School Closures During COVID-19: Opportunities for Innovation in Meal Service. American journal of public health. 110(11): 1635-1643.

近視予防フォーラム（2020）「新型コロナウイルスによって変化した子どもの生活実態」に関する調査。

金泰子（2022）新型コロナ感染症と発達障害・不登校，『子どもの心とからだ』30(4)，519-521，日本小児心身医学会。

北原糸子（2006）『日本災害史』吉川弘文館。

北原糸子（2021）『震災と死者―東日本大震災・関東大震災・濃尾地震―』筑摩書房。

清原舞（2020）『スウェーデンにおける障害者の生活保障―政策・運動・実践―』生活書院。

knowable MAGAZINE（2022）Long Covid: A parallel pandemic.

Knowland, V.C.P., Rijn, E., Gaskell, M.G., et al.（2022）UK children's sleep and anxiety during the COVID-19 pandemic. BMC psychology. 10(1): 76.

小林美津江（2020）学びの保障と教育格差―新型コロナウイルス感染症をめぐる取組―，『立法と調査』428，3-15。

子どものからだと心・連絡会議（2021）『子どものからだと心白書2021』。

小島唯・村山伸子・堀川千嘉・田中久子・森崎菜穂（2022）新型コロナウイルス感染

症流行による緊急事態宣言の学校給食への影響—全国の給食の実施状況調査結果—, 『栄養学雑誌』80(2), 116-125, 日本栄養改善学会。

国立成育医療研究センター（2023）新型コロナウイルス感染症流行による親子の生活と健康への影響に関する実態調査報告書（2020年-2022年）。

国立成育医療研究センター（2020a）コロナ×こどもアンケート第1回調査報告書。

国立成育医療研究センター（2020b）コロナ×こどもアンケート第2回調査報告書。

国立成育医療研究センター（2020c）コロナ×こどもアンケート第3回調査報告書。

国立成育医療研究センター（2020d）コロナ×こどもアンケート第3回調査報告書ダイジェスト版。

国立成育医療研究センター（2021a）コロナ×こどもアンケート第4回調査報告書。

国立成育医療研究センター（2021b）コロナ×こどもアンケート第4回調査報告書ダイジェスト版。

国立成育医療研究センター（2021c）コロナ×こどもアンケート第5回調査報告書。

国立成育医療研究センター（2021d）コロナ×こどもアンケート第6回調査報告書。

国立成育医療研究センター（2021e）コロナ禍の子どもの心の実態調査：摂食障害の「神経性やせ症」が1.6倍に。

国立精神・神経医療研究センター（2021）新型コロナウイルス感染症緊急事態宣言下における発達障害のある子どもと親の生活の質に関する調査研究。

Koletzko, B., Holzapfel, C., Schneider, U., et al. (2021) Lifestyle and Body Weight Consequences of the COVID-19 Pandemic in Children: Increasing Disparity. Annals of nutrition & metabolism. 77(1): 1-3.

Koronakommisjonen (2022) Myndighetenes håndtering av koronapandemien - del 2.

神戸新聞（2020）12歳少女がつづる1世紀前のスペイン風邪日記, 『神戸新聞』2020年5月24日。

公益財団法人セーブ・ザ・チルドレン・ジャパン（2020）「子どもの声・気持ちをきかせてください！」2020年春・緊急子どもアンケート結果（全体版報告書）。

髙坂康雅（2021）親の認知した臨時休業中の小学生の生活習慣の変化とストレス反応との関連, 『心理学研究』92(5), 408-409。

厚生労働省（2020）新型コロナウイルス感染症防止のための学校の臨時休業に関連しての児童養護施設等の対応について（令和2年2月28日）。

厚生労働省（2022a）新型コロナウイルス感染症（COVID-19）診療の手引き別冊 罹患後症状のマネジメント（第1.1版）。

厚生労働省（2022b）新型コロナウイルス感染症 COVID-19 診療の手引き別冊 罹患後

症状のマネジメント（第2.0版）。

厚生労働省（2022c）令和4年版自殺対策白書。

厚生労働省：DMAT とは。http://www.dmat.jp/dmat/dmat.html

小山卓美・佐藤国雄（2009）1918年パンデミック（スペイン風邪）の原因ウイルスの
　もつ異常な増殖力と病原性は，主にウイルス遺伝子の RNA ポリメラーゼ複合体
　に起因する，『日本家禽学会誌』46(J1)，J39-J40。

KritFunk-Critical Disability Studies Network Sweden（2020）The impact of
　COVID-19 on disabled citizens in Sweden.

國井泰人（2021）コロナ禍におけるメンタルヘルスの実態と科学的根拠に基づく対策
　の必要性，『学術の動向』26(11)，40-46。

栗三直隆（2020）『スペイン風邪の記憶－大流行の富山県－』桂書房。

黒川真理子・黒川遼・森谷聡男（2022）COVID-19 の後遺症 Brain Fog とは：神経系
　の後遺症，『臨床画像』38(3)，368-374。

靴家さちこ（2020）森と湖の国・フィンランド：コロナ対策から見えてくる，その特
　色とは。

共同通信（2022）摂食障害の小中高生急増 最大2倍超，学会調査，2022年10月14日。

『教育時論』1208号，1918（大正7）年11月5日。

『教育時論』1219号，1919（大正8）年2月25日。

京都新聞（2020）少女の日記に100年前のスペイン風邪「少しこはくなる」不安な胸
　の内，京都で発見，『京都新聞』2020年5月24日。

『九恵：東京市養育院月報』第217号，1919（大正8）年3月25日。

Läkartidningen（2022）Efter pandemin - kraftig ökning av patienter med
　ätstörningar.

Landsforeningen Autisme.

LandssamtökinÞroskahjálp（2021）Hvernig COVID hafði andleg áhrif á mig.

Läraren（2021）Specialpedagoger i pandemins frontlinje.

Lasten ja nuorten säätiön（2020）Nuorten ääni: 10 kysymystä koronatilanteesta -sel-
　vitys.

Lev（2020）Corona-nedlukningen viser: Det gør ondt at være afskåret fra sit dagtil-
　bud.

Levine, R.L.（2022）Addressing the Long-term Effects of COVID-19. Journal of the
　American Medical Association. 328(9): 823-824.

Li, W., Wang, Z., Wang, G., et al.（2021）Socioeconomic inequality in child mental health during the COVID-19 pandemic: First evidence from China. Journal of affective disorders. 287: 8-14.

LITALICO: 新型コロナウイルスによる休校措置についてのアンケート，2020年3月11日。

Loades, M.E., Chatburn, E., Higson-Sweeney, N., et al. (2020) Rapid Systematic Review: The Impact of Social Isolation and Loneliness on the Mental Health of Children and Adolescents in the Context of COVID-19. Journal of the American Academy of Child and Adolescent Psychiatry. 59(11): 1218-1239. e3.

López-Bueno, R., López-Sánchez, G.F., Casajús, J.A., et al. (2020) Health-Related Behaviors Among School-Aged Children and Adolescents During the Spanish Covid-19 Confinement. Frontiers in pediatrics. 8: 573.

López-Bueno, R., López-Sánchez, G.F., Casajús, J.A., et al. (2021) Potential health-related behaviors for pre-school and school-aged children during COVID-19 lockdown: A narrative review. Preventive medicine. 143: 106349.

Lopez-León, S., Wegman-Ostrosky, T., Ayuzo Del Valle, N.C., et al. (2022) Long COVID in Children and Adolescents: A Systematic Review and Meta-analyses. Scientific reports. 12(1): 9950.

Love, T.J., Wessman, I., Gislason, G.K., et al. (2022) The first wave of COVID-19 and concurrent social restrictions were not associated with a negative impact on mental health and psychiatric well-being. Journal of internal medicine. 291(6): 837-848.

Lu, C., Chi, X., Liang, K., et al. (2020) Moving more and sitting less as healthy lifestyle behaviors are protective factors for insomnia, depression, and anxiety among adolescents during the COVID-19 pandemic. Psychology research and behavior management. 13: 1223-1233.

Ludvigsson, J.F. (2021) Case report and systematic review suggest that children may experience similar long-term effects to adults after clinical COVID-19. Acta paediatrica. 110(3): 914-921.

Lundtofte, T.E. (2021) The school year 2020-2021 in Denmark during the pandemic. Publications Office of the European Union.

前川喜平 (2022)『コロナ期の学校と教育政策』論創社。

Magklara, K., Lazaratou, H., Barbouni, A., et al. (2022) The impact of COVID-19 lockdown on children's and adolescents' mental health in Greece. Children &

society. 10: 1111/chso.12605.

毎日新聞（2020）感染で重症化も…医療的ケア児にコロナの影 療育施設行けず「発達への影響心配」，2020年9月5日。

毎日新聞（2021）選ばざるを得なかった「自主休校」基礎疾患や障害壁に悩む保護者，2021年5月25日。

Mancini, D.M., Brunjes, D.L., Lala, A., et al. (2021) Use of Cardiopulmonary Stress Testing for Patients With Unexplained Dyspnea Post-Coronavirus Disease. JACC. Heart failure. 9(12): 927-937.

Mannerheimin Lastensuojeluliitto (2020) Lasten ja nuorten puhelimen ja chatin vuosiraportti 2020.

Mannerheimin Lastensuojeluliitto (2022a) Koronapandemian vaikutukset ovat jäävuorenhuippu.

Mannerheimin Lastensuojeluliitto (2022b) Lasten ja nuorten puhelimen ja chatin vuosiraportti 2022.

丸山郁美・斎藤ふくみ（2018）心身症をもつ高校生の保健室利用の実態，『茨城大学教育学部紀要（教育科学）』67，471-479。

丸山啓史（2021）新型コロナウイルス感染症と障害のある子ども：休校期間における子どもと家族の生活の実態を中心に，『京都教育大学紀要』138，129-144。

松村剛・岸田未来・森雅秀・玉垣健児・吉田義明・齊藤利雄（2021）筋ジストロフィー医療における COVID-19の感染対策と影響，『医療：国立医療学会誌』75(5)，452-456。

松島礼子・田中英高（2012）起立性調節障害，『小児科臨床』65(4)，909-915。

松浦直己・石谷禎孝（2022）ポストコロナの学校教育，『日本社会精神医学会雑誌』31(2)，163-169。

MBSニュース（2022）「一度寝ると17時間は起きられない」急増する『オミクロン株の後遺症患者たち』訴えるのは強い"だるさ"症状だけでなく"周囲の理解"得られず「二重の苦しみ」，2022年5月24日。

McFarland, S., Citrenbaum, S., Sherwood, O., et al. (2022) Long COVID in children. The Lancet. Child & adolescent health. 6(1): e1.

McFayden, T. C., Breaux, R., Bertollo, J. R., et al. (2021) COVID-19 remote learning experiences of youth with neurodevelopmental disorders in rural Appalachia. Journal of Rural Mental Health. 45(2). 72-85.

Medical DOC（2022）新型コロナウイルス感染から2〜6週間で子どもの心臓機能が

悪化「後遺症を防ぐにはワクチンが有効」, 2022年11月30日。

Mennta-ogmenningarmálaráðuneytið & Sambandíslenskraframhaldsskólanema (2021) Nám og líðan framhaldsskólanema á tímum COVID-19.

Midttun, E. (2000) Education in Emergencies and transition phrases: still a right and more of a need. Oslo: Norwegian Refugee Council.

MIELI Suomen Mielenterveys ry (2022) Korona kuritti nuoria.

MIELI Suomen Mielenterveys ry (2023a) Historia.

MIELI Suomen Mielenterveys ry (2023b) Kriisipuhelin-soitot 2019-22.

MIELI Suomen Mielenterveys ry (2024) Mitä MIELI ry tekee?

南日本新聞 (2021) 子どものコロナ後遺症まれ 英調査, 症状は平均6日間, 2021年8月4日。

Mineur, T. (2015) Swedish education in upper secondary schools for students with intellectual disabilities: from a student perspective. Research and Practice in Intellectual and Developmental Disabilities. 2(2): 165-179.

MIT Technology Review (2022) 子どもを襲う「ロング・コビッド」今取り組むべきことは?。

水野行範 (2020) コロナ禍での不登校・発達障害のある子どもたち, 『月刊学校教育相談』34(14), 37-39。

持田訓子 (2020) 安心できる関係の中で子どもと共につくる支援, 『月刊学校教育相談』34(14), 26-29。

Molteni, E., Sudre, C.H., Canas, L.S., et al. (2021) Illness duration and symptom profile in symptomatic UK school-aged children tested for SARS-CoV-2. The Lancet. Child & adolescent health. 5(10): 708-718.

文部科学省 (2011) 教職員のための子どもの健康相談及び保健指導の手引。

文部科学省 (2015) 平成26年度「家庭教育の総合的推進に関する調査研究」―睡眠を中心とした生活習慣と子供の自立等との関係性に関する調査。

文部科学省 (2020a) 令和2年度における小学校, 中学校, 高等学校及び特別支援学校等における教育活動の再開等について (通知) (令和2年3月24日)。

文部科学省 (2020b)「Ⅱ. 新型コロナウイルス感染症に対応した臨時休業の実施に関するガイドライン」の改訂について (通知) (令和2年4月1日)。

文部科学省 (2020c) 新型コロナウイルス感染症対策のための小学校, 中学校, 高等学校及び特別支援学校等における一斉臨時休業について (通知)。

文部科学省 (2020d) 特別支援学校等における新型コロナウイルス感染症対策に関す

る考え方と取組について（通知）。

文部科学省（2020e）新型コロナウイルス感染症に対応した臨時休業中における障害のある児童生徒の家庭学習支援に関する留意事項について。

文部科学省（2021a）令和3年度児童生徒の自殺予防に関する調査研究協力者会議審議のまとめ。

文部科学省（2021b）感染症や災害等の非常時にやむを得ず学校に登校できない児童生徒に対する学習指導について（通知）。

文部科学省（2022a）不登校に関する調査研究協力者会議（令和3年度）通知・報告書（令和4年6月）。

文部科学省（2022b）学校における新型コロナウイルス感染症に関する衛生管理マニュアル〜「学校の新しい生活様式」〜（2022.4.1 Ver.8）。

文部科学省（2022c）令和3年度学校における医療的ケアに関する実態調査結果（概要）。

文部科学省初等中等教育局（2020a）新型コロナウイルス感染症対策のための臨時休業等に伴い学校に登校できない児童生徒の学習指導について（通知）（令和2年4月10日）。

文部科学省初等中等教育局（2020b）新型コロナウイルス感染症の影響を踏まえた学校教育活動等の実施における「学びの保障」の方向性等について（通知）（令和2年5月15日）。

文部科学省初等中等教育局（2022）新型コロナウイルス感染症の影響によりやむを得ず学校に登校できない児童生徒の学習保障についての取組事例。

文部科学省初等中等教育局児童生徒課（2021）令和2年度児童生徒の問題行動・不登校等生徒指導上の諸課題に関する調査結果について（令和3年10月13日）。

文部科学省初等中等教育局児童生徒課（2022）令和3年度児童生徒の問題行動・不登校等生徒指導上の諸課題に関する調査結果について（令和4年10月27日）。

文部科学省初等中等教育局児童生徒課（2023）児童生徒の自殺予防に係る取組について（通知）。

文部科学省初等中等教育局健康教育・食育課（2020）学校における新型コロナウイルス感染症に関する衛生管理マニュアル〜「学校の新しい生活様式」〜（令和2年5月22日）。

文部省監修・日本学校保健会編（1973）『学校保健百年史』第一法規。

森茂起・港道隆編（2012）『〈戦争の子ども〉を考える―体験の記録と理解の試み―』平凡社。

森内浩幸（2021）子どもにとってのコロナウイルス感染症2019（COVID-19）：日本小児感染症学会推薦総説，『日本小児科学会雑誌』125(3)，409-421。

向井嘉之・金澤敏子・鷹島荘一郎（2020）『悪疫と飢餓―「スペイン風邪」富山の記録―』能登印刷出版部。

Munblit, D., Sigfrid, L., Warner, J.O. (2021) Setting Priorities to Address Research Gaps in Long-term COVID-19 Outcomes in Children. JAMA pediatrics. 175(11): 1095-1096.

Munblit, D., Simpson, F., Mabbitt, J., et al. (2022) Legacy of COVID-19 infection in children: long-COVID will have a lifelong health/economic impact. Archives of disease in childhood. 107(3): e2.

Muskelsvindfonden (2020) Corona: Dilemmaer og løsninger for en børnefamilie i isolation.

Myndigheten för delaktighet (2021) Barn och unga mitt i en pandemi: Konsekvenser av coronapandemin för barn och unga med funktionsnedsättning.

永光信一郎（2015）小児摂食障害におけるアウトカム尺度の開発に関する研究：学校保健における思春期やせの早期発見システムの構築，および発症要因と予後因子の抽出にむけて，厚生労働科学研究費補助金健やか次世代育成総合研究事業平成26年度総括・分担研究報告書，10-19。

永光信一郎（2016）小児摂食障害におけるアウトカム尺度の開発に関する研究―学校保健における思春期やせの早期発見システムの構築，および発症要因と予後因子の抽出にむけて，『厚生労働科学研究費補助金健やか次世代育成総合研究事業平成27年度総括・分担研究報告書』，21-27。

長野康平・菊池信太郎・中村和彦（2021）新型コロナウイルス感染症の流行前後における小学生の体力・運動能力の比較，『日本体育・スポーツ・健康学会予稿集』71，117。

長崎大学アフターコロナ・ワーキング・グループ（教育系）（2020）新型コロナウイルス流行による学校教育への影響に関する調査報告書―長崎県学校教職員へのアンケート調査分析―。

Nagata, J.M., Cortez, C.A., Cattle, C.J., et al. (2022) Screen Time Use Among US Adolescents During the COVID-19 Pandemic Findings From the Adolescent Brain Cognitive Development (ABCD) Study. JAMA Pediatrics. 176(1): 94-96.

内閣府（2022）令和3年度青少年のインターネット利用環境実態調査。

内閣府男女共同参画局（2020）DVへの対応について。

内務省衛生局編（2008）『流行性感冒』東洋文庫778，平凡社。

内藤千尋・田部絢子・石川衣紀・石井智也・能田昴・柴田真緒・神長涼・髙松健太・髙橋智（2019）北欧における子どもの虐待・家庭内暴力の問題と「子どもの権利擁護センター」の取り組み：スウェーデン・アイスランド・ノルウェーへの訪問調査から，『東京学芸大学紀要総合教育科学系Ⅰ』70，265-279。

内藤千尋・田部絢子・石井智也・能田昴・石川衣紀・髙橋智（2022）スウェーデンにおける多様な発達困難を有する子ども・若者の発達支援－「BRIS（社会における子どもの権利）」の訪問調査から－，『山梨大学教育学部紀要』32，51-61。

中村美詠子・近藤今子・久保田晃生・古川五百子・鈴木輝康・中村晴信・早川徳香・尾島俊之・青木伸雄（2010）不登校傾向と自覚症状，生活習慣関連要因との関連－静岡県子どもの生活実態調査データを用いた検討，『日本公衆衛生雑誌』57（10），881-890，日本公衆衛生学会。

Nakanishi, M., Richards, M., Stanyon, D., et al. (2022) Adolescent Carers' Psychological Symptoms and Mental Well-being During the COVID-19 Pandemic: Longitudinal Study Using Data From the UK Millennium Cohort Study. The Journal of adolescent health. 70(6): 877-884.

中野早苗（2020）コロナ禍の子どもたち，『子どもと健康』112，36-42。

中山文子・藤岡由美子（2011）大学生の食事を主とした生活習慣と精神的健康に関する研究：高校生との比較を通して，『松本大学研究紀要』9，139-153。

成田龍一（2021）『危機の時代の歴史学のために－歴史論集3』岩波書店。

National Geographic（2021）実は子どもにも多い新型コロナ後遺症，今わかっていることは　日常生活に深刻な影響が出る例も，英国は対策を本格化，2021年7月2日。

Neville, R.D., Lakes, K.D., Hopkins, W.G., et al. (2022) Global Changes in Child and Adolescent Physical Activity During the COVID-19 Pandemic: A Systematic Review and Meta-analysis. JAMA Pediatrics. 176(9): 886-894.

Newsweek（2022）「怒りが込み上げてくる」，コロナ後遺症が1年以上も続く11歳少女の苦しみ Girl, 11, Struggles to Walk, Needs Feeding Tube One Year After Catching COVID，2022年2月4日。

Ng, K., Cooper, J., McHale, F., et al. (2020) Barriers and facilitators to changes in adolescent physical activity during COVID-19. BMJ open sport & exercise medicine. 6(1): e000919.

NHK（2020a）「放課後等デイサービス」経営悪化の事業所相次ぐ，2020年5月25日。

NHK（2020b）コロナの向こう側で（1）"全員が障害者"で見えたもの熊谷晋一郎さん。

NHK（2021a）"超近視"時代 コロナ禍でさらに：目の長さが延びている？「目にとってかつてない危険な時代に」，2021年2月2日。

NHK（2021b）密着悩み続けた教師コロナ禍1年の記録，NHKニュースおはよう日本，2021年3月27日放送。

NHK（2021c）子どもも注意：新型コロナ"後遺症"，2021年9月30日。

NHK（2022）コロナ感染後の子ども心臓の働きなど悪くなる症状 全国調査へ，2022年7月13日。

NHK（2024）震災を直接知らない子どもの心にも影響が…，盛岡放送局岩手取材ノート，2024年4月5日。

NHKクローズアップ現代（2022）コロナ後遺症 ある17歳の記録"あきらめた夢と新たな目標"，2022年6月7日。

NHKクローズアップ現代（2021）"失われた学び"：コロナと"自主休校"の子どもたち，2021年4月7日放送。

『日本学校衛生』第8巻第3号，1920（大正9）年3月15日。

日本学校保健会（2012）平成22年度児童生徒の健康状態サーベイランス事業報告書。

日本学校保健会（2018a）平成28〜29年度児童生徒の健康状態サーベイランス事業報告書。

日本学校保健会（2018b）保健室利用状況に関する調査報告書平成28年度調査結果。

日本学校保健会（2020）平成30年度・令和元年度児童生徒の健康状態サーベイランス事業報告書。

日本学術会議ウェブサイトa：東日本大震災への対応。

日本学術会議ウェブサイトb：日本学術会議の新型コロナウイルス感染症に対する取組。

日本学術会議ウェブサイトc：新型コロナウィルス感染症に関する公開講演会（一覧）。

日本学術会議（2009）公開シンポジウム「新型インフルエンザに関しての緊急公開シンポジウム」。

日本学術会議（2011a）日本学術会議 東日本大震災対策委員会 被災地域の復興グランド・デザイン分科会提言『東日本大震災被災地域の復興に向けて―復興の目標と7つの原則―』。

日本学術会議（2011b）日本学術会議 東日本大震災対策委員会 被災地域の復興グラ

ンド・デザイン分科会提言『東日本大震災被災地域の復興に向けて―復興の目標
と７つの原則（第二次提言）―』。

日本学術会議（2011c）日本学術会議 東日本大震災対策委員会 臨床医学委員会出
生・発達分科会提言『東日本大震災とその後の原発事故の影響から子どもを守る
ために』。

日本学術会議（2014）日本学術会議 東日本大震災対策委員会災害に対するレジリエ
ンスの構築分科会提言『災害に対するレジリエンスの向上に向けて』。

日本学術会議（2021）SSH20 共同声明『危機：経済，社会，法及び文化 より脆弱で
ない人類をめざして（仮訳)』。

日本学術会議（2023a）日本学術会議 社会学委員会社会福祉分科会見解『コロナ禍で
顕在化した危機・リスクと社会保障・社会福祉～誰一人取り残さない制度・支援
への変革～』。

日本学術会議（2023b）日本学術会議 日本学術会議パンデミックと社会に関する連
絡会議『「パンデミックと社会に関する連絡会議」の25期の活動総括と課題につ
いて』。

日本発達障害連盟編（2021）コロナ禍における教育と社会，『発達障害白書2022年版』，
3-14。

日本医療・健康情報研究所（2022）【新型コロナ】小・中学生の体力が低下―運動時
間が減少し，肥満は増加―スポーツ庁「全国体力・運動能力調査」。

日本自閉症協会（2021）自閉症児者の家族を対象としたアンケート実施について。

日本経済新聞（2023）「病気療養児」コロナで増加　昨年度6544人　中高生「心の病
気」半数，『日本経済新聞』夕刊，2023年11月24日。

日本教育学会（2012）『教育学研究―特集 災害と教育／教育学―』79(4)。

日本教育学会・国際交流委員会（2022）『ウクライナ危機から考える「戦争」と「教
育」』教育開発研究所。

日本摂食障害協会（2021a）調査報告書：新型コロナウィルス感染症が摂食障害に及
ぼす影響。

日本摂食障害協会（2021b）「日本財団2019年度支援事業調査報告書：新型コロナウ
イルス感染症が摂食障害に及ぼす影響」。

日本史研究会（1996）『日本史研究：特集日本史における災害』412。

日本総合研究所（2022）ヤングケアラーの実態に関する調査研究報告書（令和３年度
子ども・子育て支援推進調査研究事業）。

日本障害者協議会（2018）スウェーデン第２・３回審査事前質問事項前のパラレルレ

ポート2018年7月。

日本小児科学会（2016）小児期発症慢性疾患を有する患者の成人期移行に関する調査報告書。

日本小児科学会予防接種・感染症対策委員会（2020）小児の新型コロナウイルス感染症に関する医学的知見の現状。

日本テレビ「ZIP！」：〈？よみとく！〉コロナ禍の授業『難しすぎる』が5割，日本テレビ，2021年9月14日。

新沼正子・田村理恵（2012）中学生・高校生の生活状況と健康教育・健康管理上の問題点：日本語版便秘評価尺度を使用して，『中国学園紀要』(11), 141-147。

認定NPO法人フローレンス（2020a）「医療的ケア児一斉休校に関する緊急全国アンケート」調査結果からわかった特有のニーズと必要なサポート。

認定NPO法人フローレンス（2020b）全都道府県約1万人の親が回答！子ども達への多大な負担が明らかに～「一斉休校に関する緊急全国アンケート」調査結果公開～。

西原希里子・嶋田洋徳（2022）コロナ禍における子どもの心理的ストレスと学校適応感に関する記述的検討，『ストレス科学』36(3), 211-215，日本ストレス学会。

野口晃菜（2021）発達障害のある子どもにとっての学校行事，『指導と評価』67(10), 27-29。

能田昂・髙橋智（2017）1891年濃尾震災における石井亮一と孤女学院の孤児救済経緯に関する研究，『SNEジャーナル』23(1), 134-147，日本特別ニーズ教育学会。

能田昂・髙橋智（2018）近代日本における災害救済と障害・疾病等を有する子どもの特別教育史 研究―濃尾震災と社会的弱者救済の諸相―，『東京学芸大学紀要総合教育科学系Ⅱ』69, 123-138。

能田昂・髙橋智（2018）1891（明治24）年の濃尾震災による岐阜県下の子ども・学校の被害実態 と教育復興の取り組み，『チャイルド・サイエンス』15, 33-38，日本子ども学会。

能田昂・髙橋智（2019）1891（明治24）年濃尾震災における罹災盲人救済活動と岐阜聖公会訓盲院の設立―森巻耳とA.F.チャペルの取り組みを中心に―，『社会事業史研究』55, 23-37，社会事業史学会。

能田昂・髙橋智（2019）1891（明治24）年濃尾震災と石井十次の震災孤児院・岡山孤児院における孤児救済・教育保護の実態，『SNEジャーナル』25(1), 102-123，日本特別ニーズ教育学会。

能田昂・髙橋智（2020）長崎における濃尾震災（1891年）の救恤義援活動と長崎盲唖

院の設立―長崎慈善会・安中半三郎と野村惣四郎の取り組みを中心に―，『東京学芸大学紀要総合教育科学系』71，233-250。

能田昴・髙橋智（2020）濃尾震災（1891年）による愛知県下の子ども・学校の被災実態と教育復興―災害時に露呈する子どもの生命の位置づけを中心に―，『SNE ジャーナル』26(1)，84-102，日本特別ニーズ教育学会。

能田昴・石川衣紀・田部絢子・髙橋智（2021）スウェーデンにおけるコロナ禍と子どもの発達危機に関する動向，『SNE ジャーナル』27(1)，158-168，日本特別ニーズ教育学会。

能田昴（2022）『濃尾震災（1891年）における子ども救済と特別教育史研究』風間書房。

能田昴・髙橋智（2022）スペイン風邪パンデミック（1918-1920）における日本の子どもと学校教育，『SNE ジャーナル』28(1)，123-135，日本特別ニーズ教育学会。

能田昴・田部絢子・石井智也・石川衣紀・内藤千尋・池田敦子・柴田真緒・髙橋智（2022a）新型コロナ後遺症（Long COVID）と子どもの発達困難・リスクに関する研究動向，『尚絅学院大学紀要』84，51-66。

能田昴・田部絢子・髙橋智（2023）アイスランドにおけるコロナ禍に伴う子どもの発達リスクと学校教育の動向，『チャイルド・サイエンス』25，35-39。

能田昴（2023）【特別報告総括】北欧五か国のコロナ禍における子どもの「いのち・生活・学び・発達」の危機と発達支援の動向，『チャイルド・サイエンス』25，25，日本子ども学会。

能田昴・田部絢子・内藤千尋・石川衣紀・石井智也・池田敦子・髙橋智（2024）子どものコロナ後遺症に伴う発達の困難・リスクの実相と発達支援に関する実証的研究（中間報告），『発達研究』38，公益財団法人発達科学研究教育センター。

野井真吾（2020）コロナ禍の子どもたちが教えてくれたこと，『食べもの文化』558，6-19。

野井真吾（2021）コロナ緊急調査で考える with/post コロナ時代の子どもの「育ち」と「学び」，『子どものしあわせ』841，2-15。

Nøkleby, H., Borge, T.C., Lidal, I.B., et al. (2023) Konsekvenser av covid-19-pandemien for barn og unges liv og psykiske helse: andre oppdatering av en hurtigoversikt.

Nord Forsk (2022) Welfare among Children and Young People in the Post-Pandemic Nordics.

Nordahl, T. (2020) Skole er best på skolen. Høgskolen i Innlandet.

Nordic Welfare Center (2023) Child and youth participation during crisis - Recommendations for decision makers in the Nordic region.

Norges Handikapforbund: Koronarestriksjonene rammet funksjonshemmede hardt.

Norges Handikapforbund: Risikoutsatte funksjonshemmede havner langt bak i vaksinekøen.

Norsk Covidforening: Om foreningen.

小田泰子 (2015)『スペイン風邪流行とその時代－東北地方と第二師団での流行を中心に－』文芸社。

OECD (2020a) Combatting COVID-19's effect on children.

OECD (2020b) The impact of COVID-19 on student equity and inclusion: Supporting vulnerable students during school closures and school re-openings.

OECD (2022) Education at a Glance 2022.

OECD (2023) The Pandemic Has Waned, but a Global Youth Mental Health Crisis Persists.

『大阪朝日新聞』1918年（大正7）年11月5日。

大谷伸治 (2021)「矢部貞治日誌」にみる災害と感染症－大正七年鳥取大洪水とスペイン風邪－,『北大史学』61, 48-68。

Oikeuskanslerinvirasto (2023) Lasten ja nuorten mielenterveys- ja psykiatriset palvelut.

岡部信彦・和田耕治 (2020)『新型インフルエンザパンデミックに日本はいかに立ち向かってきたか－1918スペインインフルエンザから現在までの歩み－』南山堂。

岡田あゆみ (2021) COVID-19が及ぼす子どものこころへの影響－心身症, 不登校診療を通して考える－,『Progress in Medicine』41(10), 925-932。

岡崎市教育委員会 (2021) 令和2年度新型コロナウイルス感染症による「子供への影響実態調査」報告書, 令和3年4月。

沖縄タイムス (2023) 子どもの体調不良の相談増－コロナ後遺症－対応に苦慮する教諭「つなげる先ない」, 2023年3月6日。

奥山真紀子 (2021) COVID-19と子ども虐待,『小児科』62(7), 711-718。

Ólafsdóttir, S.M., Karlsdóttir, K., Sigurjónsdóttir, D.L. (2020) Sýn barna á kórónuveiruna og áhrif hennar á daglegt starf í Leikskóla. Netla - Veftímarit um uppeldi og menntun: Sérrit 2020 - Menntakerfi og heimili á tímum COVID-19.

大川優子・安部義一・鈴木正義 (2022) COVID-19感染流行下における起立性調節障害患者の問題点と当院での取り組み,『日本農村医学会雑誌』71(1), 22-30。

大牧愛由美・佐野崇幸・藤本寿雄・水野直樹・山本泰博（2021）新型コロナウイルス感染症対応にみる管理職のリーダーシップについて－小学校・中学校・特別支援学校の事例を通して－，『現代学校経営研究』27，13-21。

大西良（2022a）コロナ禍における子どものQOL－実態調査の結果を中心に－，『筑紫女学園大学研究紀要』17，87-96。

大西良（2022b）コロナ禍での子どもの睡眠とメンタルヘルス不調の関係，『精神保健福祉』53(1)，64。

大阪府立大学山野則子研究室（2021）厚生労働科学特別研究事業「コロナ禍における子どもへの影響と支援方策のための横断的研究」。

大曽根孝子・新海シズ・大泉伊奈美（2007）食事中の健康に関する会話と家族の対応－女子短期大学生を対象とした調査から－，『飯田女子短期大学紀要』24，17-27。

大谷良子（2021）小児科診療における思春期摂食障害の課題と対応，『子どもの心とからだ』29(4)，394-396，日本小児心身医学会。

大坪健太・難波宏明・新田倖亮・杉山莉聖・高松海斗・春日晃章（2021）新型コロナウイルス流行下における小学生の運動意識に関する実態調査－活動制限によって子どもの運動意識はどう変化したのか？－，『教育医学』67(2)，143-150。

大塚斉（2021）べろべろばぁはもう見えない－コロナ禍の児童養護施設－，『世界の児童と母性』89，40-44。

大津市障害者自立支援協議会（2020）学齢期放課後支援アンケート報告書。

Osmanov, I.M., Spiridonova, E., Bobkova, P., et al. (2022) Risk factors for post-COVID-19 condition in previously hospitalised children using the ISARIC Global follow-up protocol: a prospective cohort study. The European respiratory journal. 59(2): 2101341.

太田容次・大森直也・中村健介（2021）新型コロナウイルス感染症対策下の特別支援教育の教育実践に関する研究－ICTを活用した都道府県の取り組み状況とA特別支援学校の取り組みからの考察－，『こども教育研究』7，17-31。

Parents (2022) How COVID-19 Can Affect Your Child's Brain.

Pelastakaa Lapset (2020) Stressi, huoli ja yksinäisyys－koronpandemian vaikutukset lasten ja nuorten elämään.

Pellegrini, M., Bernabei, F., Scorcia, V., et al. (2020) May home confinement during the COVID-19 outbreak worsen the global burden of myopia? Graefe's archive for clinical and experimental ophthalmology. 258(9): 2069-2070.

Pétursson, V.Ö. & Sigurðardóttir, E.I. (2022) Margir foreldrar uggandi vegna fyrirhugaðs skólahalds, janúar.

Philippe, K., Chabanet, C., Issanchou, S., et al. (2021) Child eating behaviors, parental feeding practices and food shopping motivations during the COVID-19 lockdown in France: (How) did they change? Appetite. 161: 105132.

Pietrobelli, A., Pecoraro, L., Ferruzzi, A., et al. (2020) Effects of COVID-19 Lockdown on Lifestyle Behaviors in Children with Obesity Living in Verona, Italy: A Longitudinal Study. Obesity. 28(8): 1382-1385.

Promise Barnahus Network (2020) Barnahus & online sexual violence Survey results 2020.

Pujia, R., Ferro, Y., Maurotti, S., et al. (2021) The Effects of COVID-19 on the Eating Habits of Children and Adolescents in Italy: A Pilot Survey Study. Nutrients. 13(8): 2641.

Reed, J., Ort, K. (2022) The Rise of Eating Disorders During COVID-19 and the Impact on Treatment. Journal of the American Academy of Child & Adolescent Psychiatry. 61(3): 349-350.

Regeringen. se (2021) Uppdrag att löpande utvärdera och sprida kunskap om det vetenskapliga stödet avseende långvariga effekter av sjukdomen covid-19.

Regeringskansliet (2021) Bättre möjligheter för elever att nå kunskapskraven - aktivt stöd- och elevhälsoarbete samt stärkt utbildning för elever med intellektuell funktionsnedsättning.

歴史学研究会編（2012）『震災・核災害の時代と歴史学』青木書店。

歴史学研究会（2013）『歴史学研究』2013年3月号。

歴史学研究会編（2019）『歴史を未来につなぐ「3.11からの歴史学」の射程』東京大学出版会。

歴史学研究会編／中澤達哉・三枝暁子監修（2020）『コロナの時代の歴史学』績文堂出版。

Reykjavík (2021) Aukið fjármagn sett í sálfræðiþjónustu fyrir born.

Rimpelä, A., Kesanto-Jokipolvi, H., Myöhänen, A., et al. (2023) School and class closures and adolescent mental health during the second and later waves of the COVID-19 pandemic in Finland: a repeated cross-sectional study. BMC public health. 23(1): 2434.

Rosenthal, E., Franklin-Gillette, S., Jung, H.J., et al. (2021) Impact of COVID-19 on Youth With ADHD: Predictors and Moderators of Response to Pandemic Restrictions on Daily Life. Journal of attention disorders. 26(9). 1223-1234.

RSMH (2022) Ensamhet - ett problem vi kan lösa tillsammans.

Ruiz-Roso, M.B., de Carvalho Padilha, P., Mantilla-Escalante, D.C., et al. (2020) Covid-19 Confinement and Changes of Adolescent's Dietary Trends in Italy, Spain, Chile, Colombia and Brazil. Nutrients. 12(6): 1807.

RÚV (2021) Lítið vitað um langtímaáhrif COVID-19 á börn.

琉球新報 (2022) 子どものコロナ後遺症，沖縄県内に70人 県教委が小中高生を調査 昨年度から今年7月，2022年11月10日。

相良誠司 (2022) コロナ禍での授業及び行事等の改善－公立中学校におけるICTを活用した取組例－，『学校改善研究紀要』4，112-121，日本学校改善学会。

斎藤雄弥・犬丸淑樹・中村春野・大森希望・徐アレキサンダー・林泰志・一瀬真美・本間丈博・赤星祥伍・仁科範子・大澤由記子・坂田篤・小保内俊雅 (2021) コロナウイルス感染症2019に伴う長期休校がもたらした中学生への影響，『日本小児科学会雑誌』125(6)，949-956。

坂口めぐみ・田部絢子・柴田真緒・髙橋智 (2021) 中学生における食・睡眠の困難と心身の不調－中学生調査から－，『SNEジャーナル』27(1)，118-132，日本特別ニーズ教育学会。

酒井朗・伊藤秀樹・谷川夏実・林明子 (2021) コロナ禍における小学校就学時の子どもと保護者の生活－Web調査の結果をもとに－，『上智大学教育学論集』55，59-76。

酒井朗・谷川夏実・林明子 (2022) コロナ禍における幼児教育から小学校教育への移行：Web調査の結果をもとに，『上智大学教育学論集』56，59-72。

坂本裕・松原宇蘭・出口和宏・松原勝己 (2022) 新型コロナウイルス感染症による臨時休業期間の特別支援学校におけるオンライン学習の実施状況，『岐阜大学教育学部研究報告教育実践研究・教師教育研究』24，151-160。

Sampson, T.R. & Mazmanian, S.K. (2015) Control of brain development, function, and behavior by the microbiome. Cell host & microbe. 17(5): 565-576.

佐野碧・岩佐一・中山千尋・森山信彰・勝山邦子・安村誠司 (2020) 中学生・高校生におけるメディア利用と生活習慣の関連，『日本公衆衛生雑誌』67(6)，380-389，日本公衆衛生学会。

Santesson, A. (2023) Suicidriskbedömning, barn och unga.

笹川スポーツ財団 (2022) 子ども・青少年のスポーツライフ・データ2021－コロナ禍での，幼児・小学生の運動・スポーツ，運動部活動，心の健康への影響など－。

Saunders, C., Sperling, S., Bendstrup, E. (2023) A new paradigm is needed to explain long COVID. The Lancet. Respiratory medicine. 11(2): e12-e13.

澤京子・栗本美百合・市来百合子（2022）不登校支援システムの開発及び教育臨床力向上を目的とした学生教育（続報）－附属学校園への支援を通して－，『次世代教員養成センター研究紀要』8，197-201。

Saxvig, I.W., Pallesen, S., Sivertsen, B., et al (2021) Sleep during COVID-19-related school lockdown, a longitudinal study among high school students. Journal of sleep research. 31(2): e13499.

Schlegl, S., Maier, J., Meule, A., et al. (2020) Eating disorders in times of the COVID-19 pandemic-Results from an online survey of patients with anorexia nervosa. The International journal of eating disorders. 53(11): 1791-1800.

Sciencenorway. no (2023) Long Covid: Here's what we know so far.

セーブ・ザ・チルドレン・ジャパン（2020）「子どもの声・気持ちをきかせてください！」2020年春・緊急子どもアンケート結果（全体版報告書）。

Segre, G., Campi, R., Scarpellini, F., et al. (2021) Interviewing children: the impact of the COVID-19 quarantine on children's perceived psychological distress and changes in routine. BMC pediatrics. 21(1): 231.

Selvakumar, J., Havdal, L.B., Drevvatne, M., et al. (2023) Prevalence and Characteristics Associated With Post-COVID-19 Condition Among Nonhospitalized Adolescents and Young Adults. JAMA network open. 6(3): e235763.

摂食障害情報 ポータルサイト（2016）子ども版 EAT26 日本語版。

摂食障害に関する学校と医療のより良い連携のための対応指針作成委員会（2017）摂食障害に関する学校と医療のより良い連携のための対応指針中学校版。

Sharma, M., Aggarwa, S., Madaan, P., et al. (2021) Impact of COVID-19 pandemic on sleep in children and adolescents: a systematic review and meta-analysis. Sleep medicine. 84: 259-267.

Sherby, M.R., Kalb, L.G., Coller, R.J., et al. (2022) Supporting COVID-19 School Safety for Children With Disabilities and Medical Complexity. Pediatrics. 149(12 Suppl 2): e2021054268H.

芝木美沙子・斉藤有希・高田尚美・瀧田愛・笹嶋由美（2004）中学生の疲労自覚症状と生活行動に関する研究，『北海道教育大学紀要 教育科学編』54(2)，129-144。

柴田真緒・髙橋智（2020）『発達障害当事者の睡眠困難と発達支援の研究』風間書房。

柴田真緒・平井優美・髙橋智（2020）発達障害を有する子ども・若者の SNS 使用の

現状と課題：当事者調査から，『SNE ジャーナル』26(1)，103-116，日本特別ニーズ教育学会。

柴田洋弥・尾添和子（1992）『知的障害をもつ人の自己決定を支える－スウェーデン・ノーマリゼーションのあゆみ－』大揚社。

清水睦美・妹尾渉・日下田岳史・堀健志・松田洋介・山本宏樹（2020）『震災と学校のエスノグラフィー－近代教育システムの慣性と摩擦－』勁草書房。

下畑享良編（2022）『COVID-19 神経ハンドブック』中外医学社。

しんぶん赤旗（2021）コロナ禍子どものニーズは？－懸命に生きる子どもの声のこしたい－直面する困難，柔軟な対応力も，『しんぶん赤旗』2021年11月23日。

Sinclair, M. (2002) Planning education in and after emergencies. Paris: UNESCO International Institute of Educational Planning.

Sjögren, A., Engdahl, M., Hall, C., et al. (2021) Swedish children and youth during the COVID-19 pandemic: Evidence from research on childhood environment, schooling, educational choice and labour market entry. Working Paper, No. 2021: 3, Institute for Evaluation of Labour Market and Education Policy (IFAU), Uppsala.

Sjögren, A. (2022) Ätstörningskön tredubblades under pandemin－Allt fler söker vård: Fruktansvärd situation. Aftonbladet, 2022-04-05.

Skolelederforeningen (2021) Claus Hjortdal: Specialskolerne fortjener ros.

Skolinspektionen (2020) Utbildning under påverkan av coronapandemin: Sammanställning av centrala iakttagelser från en förenklad granskning av 260 grundskolor och grundsärskolor.

Skolinspektionen (2021) Fjärr-och distansundervisning i grundskolan.

Skolverket (2022a) Covid-19-pandemins påverkan på elevhälsa och arbetsmiljö i grundskolan.

Skolverket (2022b) Covid-19-pandemins påverkan på elevhälsa och arbetsmiljö i gymnasieskolan.

Sleep Foundation (2021) Sleep Guidelines During the COVID-19 Pandemic.

Snæfríðar-Gunnarsdóttir, H., Ólafsdóttir, T., Björnsdóttir, K. (2023) Risky Obliviousness Within Fragmented Services: Experiences of Families With Disabled Children During the Covid-19 Pandemic. Social Inclusion. 11(1): 5-15.

social- og ældreministeriet (2021) Hjælpepakke skal hjælpe udsatte børn og voksne og mennesker med handicap under de forlængede restriktioner.

Socialstyrelsen (2021) Kartläggning av första linjens verksamhet för barn och unga med psykisk ohälsa.

Socialstyrelsen (2022) Ökning av nya fall av avsiktlig självdestruktiv handling bland flickor under pandemiåret 2021.

染谷かなえ・窪田彰・市川宏伸 (2020) 巣ごもりと発達障害児者, 『臨床精神医学』 49(9), 1563-1568。

園山大祐・辻野けんま編著 (2022)『コロナ禍に世界の学校はどう向き合ったのか—子ども・保護者・学校・教育行政に迫る—』東洋館出版社。

Sophie, H.L., Beames, J.R., Newby, J.M., et al. (2022) The impact of COVID-19 on the lives and mental health of Australian adolescents. European child & adolescent psychiatry. 31(9): 1465-1477.

Søraas, A., Bø, R., Kalleberg, K.T., et al. (2021) Self-reported Memory Problems 8 Months After COVID-19 Infection. JAMA network open. 4(7): e2118717.

Sosiaali- ja terveysministeriön asettama työryhmä (2020) Lasten ja nuorten hyvinvointi koronakriisin jälkihoidossa—Lapsistrategian koronatyöryhmän raportti lapsen oikeuksien toteutumisesta.

Sosiaali- ja terveysministeriö (2021a) Työryhmä: Pitkittyvä koronakriisi vaikuttaa syvästi lasten ja nuorten hyvinvointiin.

Sosiaali-ja terveysministeriö (2021b) Lapset, nuoret ja koronakriisi : Lapsistrategian koronatyöryhmän arvio ja esitykset lapsen oikeuksien toteuttamiseksi.

Specht, I.O., Rohde, J.F., Nielsen, A.K., et al. (2021) Changes in Emotional-Behavioral Functioning Among Pre-school Children Following the Initial Stage Danish COVID-19 Lockdown and Home Confinement. Frontiers in psychology. 12: 643057.

Special Rapporteur on the right to education (2020) Right to education: impact of the coronavirus disease crisis on the right to education—concerns, challenges and opportunities.

Specialpedagogiska skolmyndigheten (2021) Coronavirus och covid-19.

Spettigue, W., Obeid, N., Erbach, M., et al. (2021) The impact of COVID-19 on adolescents with eating disorders: a cohort study. Journal of eating disorders. 9(1): 65.

Statens Serum Institut (2023) Seminar om senfølger efter covid-19. Tirsdag den 14. marts 2023.

Statista（2022）Number of coronavirus（COVID-19）cases in Denmark, by age and gender（as of March 28, 2022）

Statistics Finland（2020）Joka viides peruskoululainen sai tehostettua tai erityistä tukea.

Stephenson, T., Shafran, R., De Stavola, B., et al.（2021）Long COVID and the mental and physical health of children and young people: national matched cohort study protocol（the CLoCk study）. BMJ open. 11(8): e052838.

Stjórnarráð íslands（2022a）VÖKTUN SKÓLA- OG FRÍSTUNDASTARFS OG, SÓTTVARNARÁÐSTAFANIR VEGNA COVID-19, VIKUSKÝRSLA 1.

Stjórnarráð íslands（2022b）VÖKTUN SKÓLA- OG FRÍSTUNDASTARFS OG, SÓTTVARNARÁÐSTAFANIR VEGNA COVID-19, VIKUSKÝRSLA 3.

Stjórnarráð íslands（2022c）VÖKTUN SKÓLA- OG FRÍSTUNDASTARFS OG, SÓTTVARNARÁÐSTAFANIR VEGNA COVID-19, VIKUSKÝRSLA 4.

Stjórnarráð íslands（2022d）VÖKTUN SKÓLA- OG FRÍSTUNDASTARFS OG, SÓTTVARNARÁÐSTAFANIR VEGNA COVID-19, VIKUSKÝRSLA 5.

Stjórnarráð íslands（2023）780 milljónir í sérstök framlög til geðheilbrigðisþjónustu í kjölfar Covid-19.

Stjórnarráðið（2020）Skólastarf í forgangi.

Storebæltskole: https://storebaeltskolen.slagelse.dk/om-skolen

菅井遥・能田昴・髙橋智（2019）東日本大震災が子どもに与えた心理的影響と発達支援の課題－震災6年後の岩手県沿岸部の高校生調査を通して－,『東京学芸大学紀要総合教育科学系Ⅰ』70, 281-310。

Sugimoto, M., Murakami, K., Sasaki, S.（2022）Temporal patterns of sleep and eating among children during school closure in Japan due to COVID-19 pandemic: Associations with lifestyle behaviours and dietary intake. Public Health Nutrition. 26(2): 393-407.

Sugimoto, M., Murakami, K., Sasaki, S.（2023）What happened among Japanese children from school closure due to COVID-19 after school re-opening? Changes in sleep habits and dietary intake. Journal of nutritional science. 12: e8.

Sundhedsstyrelsen（2021）Senfølger ved covid-19.

Suomen Akatemia（2021a）Kuinka suomalaiset tutkijat ovat reagoineet koronapandemiaan ja sen seurauksiin?

Suomen Akatemia（2021b）Resilientti koulu ja koulutus（EduRESCUE）Tilannekuvaraportti 2021.

Suomen Akatemia（2022a）Pohjoismaisella yhteistyöllä uutta tutkimusta pandemian vaikutuksista lasten ja nuorten hyvinvointiin.

Suomen Akatemia（2022b）Kokonaisvaltaisen hyvinvoinnin koulu（SCHOOL-WELL）.

Suomen Akatemia（2024）COVID-erityisrahoituksen tulokset: tutkittu tieto vahvistaa valmiuksiamme kohdata tulevia kriisejä.

Suomen Covid -yhdistys ry: Suomen Covid -yhdistys ry.

Suomen Lukiolaisten Liitto（2020）Koonti Koronatilanteen Vaikutuksesta Lukiolaisiin.

Suomen Mielenterveys ry（2022）Itsemurhasuunnitelmat lähes kolminkertaistuneet pandemian aikana Kriisipuhelin-keskusteluissa.

Suomen Mielenterveys ry（2023）Kriisipuhelin-soitot 2019-22.

Suomen Opiskelija-Alianssi - OSKU ry（2021）Toisen asteen opiskelijat: Nuorten mielenterveyskriisi on otettava tosissaan.

スポーツ庁（2021）令和3年度全国体力・運動能力，運動習慣等調査結果。

スポーツ庁（2022）令和4年度全国体力・運動能力，運動習慣等調査結果のポイント。

Surén, P., Skirbekk, A.B., Torgersen, L., et al.（2022）Eating Disorder Diagnoses in Children and Adolescents in Norway Before vs During the COVID-19 Pandemic, JAMA network open. 5(7): e2222079.

Sutter, E.N., Francis, L.S., Francis, S.M., et al.（2021）Disrupted Access to Therapies and Impact on Well-Being During the COVID-19 Pandemic for Children With Motor Impairment and Their Caregivers. American journal of physical medicine & rehabilitation / Association of Academic Physiatrists. 100(9): 821-830.

鈴木久米男・佐藤進・仁昌寺真一・川上圭一・東信之（2021）新型コロナウイルス感染症の影響下における小学校，中学校，高等学校及び特別支援学校の現状と課題，『岩手大学教育学部附属教育実践・学校安全学研究開発センター研究紀要』1，29-44。

鈴木由美・森野誠子・山本重則・石原あゆみ・眞山義民（2018）重症心身障害児（者）病棟での「院内感染防止対策上の指示内容確認票」の有用性，『日本重症心身障害学会誌』43(3)，543-550。

Svenska Covidföreningen（2023a）Enkätstudie om postcovid bland barn och ungdomar.

Svenska Covidföreningen（2023b）Behov av en nationell handlingsplan för post-covid.

Svenska Covidföreningen（2023c）Särskilda satsningar på barn.

Sveriges Elevkårer（2021）Framtidsoro & psykisk ohälsa－Så har Sveriges gymnasieelever påverkats av distansundervisningen.

Sveriges Kommuner och Regioner（2022a）Besöken till BUP har ökat under pandemin.

Sveriges Kommuner och Regioner（2022b）En inblick i BUP 2021.

Sveriges Radio（2021）Remisser till BUP har ökat rejält - pandemin pekas ut som orsak.

SVT Nyheter（2021）Coronapandemin: Ökande ohälsa bland barn och unga.

Syömishäiriöliitto（2023）Yksi kymmenestä -Syömishäiriöliiton hallitusohjelmat-avoitteet 2024-2027.

田部絢子・髙橋智（2019）『発達障害等の子どもの食の困難と発達支援』風間書房。

田部絢子・髙橋智（2020）スウェーデンにおける摂食障害と「子ども・家族包括型発達支援」の課題－摂食障害センターおよび摂食障害当事者組織の訪問調査から－,『東京学芸大学紀要総合教育科学系』71，161-175。

田部絢子・石井智也・石川衣紀・内藤千尋・能田昴・池田敦子・髙橋智（2021）スウェーデンにおけるインクルーシブ教育と知的障害特別高校の意義・役割：ストックホルムの聖エリク特別高校の訪問調査から,『尚絅学院大学紀要』82，97-109。

田部絢子・坂口めぐみ・柴田真緒・髙橋智（2022）高校生における食・睡眠の困難と心身の不調－高校生調査から－,『金沢大学人間社会研究域学校教育系紀要』14，73-85。

田部絢子・髙橋智（2022）コロナ禍における子どもの食の困難・リスクに関する動向,『SNE ジャーナル』28(1)，136-147，日本特別ニーズ教育学会。

田部絢子（2023）【基調講演総括】コロナ禍に伴う子どもの「いのち・生活・学び・発達」の危機の現状と発達支援の課題－小中高校生・保護者・教師の全国調査から－,『チャイルド・サイエンス』25，21，日本子ども学会。

田部絢子・石井智也・柴田真緒・内藤千尋・能田昴・石川衣紀・池田敦子・髙橋智（2023）コロナ禍と障害を有する子どもの「いのち・生活・発達」の困難・リスクに関する動向－知的障害・発達障害を中心に－,『金沢大学人間社会研究域学校教育系紀要』15，pp.39-55。

田部絢子・石川衣紀・能田昴・石井智也・内藤千尋・池田敦子・髙橋智（2024）コロ

ナ禍5年目のスウェーデンにおける子どものコロナ禍後遺症問題—BRIS（Barnens rätt i samhället）とストックホルム県立摂食障害センターの訪問調査（2024年3月）から—,『SNE ジャーナル』30(1), 日本特別ニーズ教育学会。

田平修・林寛平（2021）コロナ禍におけるスウェーデンの学校教育,『比較教育学研究』62, 41-58。

高橋恵子・奥瀬哲・八代信義（2000）高校生の心身症傾向に関する心理学的研究,『旭川医科大学研究フォーラム』1, 41-47。

高橋智・菅井遥・能田昂（2019）対人意識や進路選択に影響—東日本大震災の被災体験とその発達的影響①—,『内外教育』6720, 6-9, 時事通信社。

高橋智・菅井遥・能田昂（2019）高3の28.3%, 進路に影響—東日本大震災の被災体験とその発 達的影響②—,『内外教育』6722, 10-13, 時事通信社。

高橋智・菅井遥・能田昂（2019）長期間続く多様な不安・困難—東日本大震災の被災体験とその発達的影響③—,『内外教育』6725, 14-17, 時事通信社。

高橋智・菅井遥・能田昂（2019）信頼できる大人の対応が重要—東日本大震災の被災体験とその発達的影響④（完）—,『内外教育』6727, 10-13, 時事通信社。

高橋智（2021）発達障害当事者と SNS 使用,『チャイルド・サイエンス』22, 4-7, 日本子ども学会。

高橋智（2022）コロナ禍における子どもの「いのち・生活・発達」の危機と学校教育の意義・役割（日本教育学会第80回大会報告；公開シンポジウム・コロナが投影する学校教育の「本質」),『教育学研究』89(1), 87-89, 日本教育学会。

高橋智・池田敦子・田部絢子（2020）当事者のニーズから考える知的障害教育の機能・役割,『障害者問題研究』48(1), 34-39。

高橋智・柴田真緒（2020）コロナ禍と特別ニーズをもつ子どもの発達支援—保護者・教師調査から—,『教育』898, 23-30。

高橋智・田部絢子・石川衣紀・能田昂（2021）コロナ禍子どものニーズは？—懸命に生きる子どもの声のこしたい—直面する困難, 柔軟な対応力も,『しんぶん赤旗』2021年11月23日。

高橋智・能田昂・石川衣紀・石井智也・田部絢子（2022）北欧諸国のコロナ禍における子どもの発達危機と発達支援に関する動向—ノルウェー・フィンランドを中心に—,『日本大学文理学部人文科学研究所紀要』103, 135-147。

高橋智・能田昂・田部絢子・内藤千尋・石井智也・石川衣紀・池田敦子（2023a）北欧諸国における子どもの「コロナ後遺症」問題と発達の困難・リスクに関する議論の動向,『日本大学文理学部人文科学研究所紀要』106, 217-233。

髙橋智・田部絢子・能田昂・内藤千尋・石井智也・石川衣紀・池田敦子（2023b）子どもは現在もコロナ禍の最前線にいる―子どものコロナ禍後遺症と発達の困難・リスクの動向―，『チャイルド・サイエンス』26，11-15，日本子ども学会。

髙橋智・田部絢子・柴田真緒・石川衣紀・内藤千尋・能田昂（2023c）コロナ禍における子どもの「生活・学習・発達」の困難と支援ニーズ―全国の小中高校生調査から―，『日本大学文理学部人文科学研究所紀要』105，1-16。

髙橋智・田部絢子・内藤千尋・石川衣紀・能田昂・石井智也・池田敦子・柴田真緒（2023 d）コロナ禍における子どもの生活実態と支援ニーズ―全国の小中高校生調査から―，『Society5.0 に対応する学校教育に関する基礎的研究―日本大学文理学部人文科学研究所共同研究―』，49-57，日本大学文理学部教育学科。

髙橋智・田部絢子（2023e）【企画シンポジウム1総括】コロナ禍に伴う子どもの「いのち・生活・学び・発達」の危機の現状と発達支援の課題，『チャイルド・サイエンス』25，22，日本子ども学会。

髙橋智（2024）【ラウンドテーブル5総括】子どもは現在もコロナ禍の最前線にいる―コロナ禍後遺症と発達困難・リスクの動向―，『チャイルド・サイエンス』27，23，日本子ども学会。

髙橋智（2024）災害・感染症パンデミック等の災禍と特別支援教育，放送大学「特別支援教育基礎論」第15回講義教材。

髙橋智・能田昂・田部絢子（2024）「子ども被災・救済と特別ニーズ教育」創成の課題と方法，『日本大学文理学部人文科学研究所紀要』108。

髙橋哲（2022）アメリカ教員団体交渉を通じたコロナ対応―学校の感染症対策における当事者参加の重要性―，園山大祐・辻野けんま『コロナ禍に世界の学校はどう向き合ったのか―子ども・保護者・学校・教育行政に迫る―』東洋館出版社，70-76。

Takakura, S., Toda, K., Yamashita, M., et al.（2022）Potential impact of the COVID-19 pandemic on japanese patients with eating disorders -a cross-sectional study. BioPsychoSocial medicine. 16(1): 2.

武田鉄郎・竹澤大史・寺尾朗代・黒江純子・中谷愛・小畑伸五・畑香織（2021）コロナ禍，ポストコロナ社会における特別支援学校の対応及びコンサルテーションの実際，『和歌山大学教職大学院紀要学校教育実践研究』5，1-13。

竹内章郎（1993）『「弱者」の哲学』大月書店。

竹内章郎（2023）「With コロナ」をどうとらえるか？―コロナ禍における人間の営為の基本―，『チャイルド・サイエンス』26，32-36，日本子ども学会。

田村史江・榎本夏子・田中良・鹿野晶子・野井真吾（2021）コロナ休校中と休校明け
とにおける子どもの生活状況の実態，『日本体育・スポーツ・健康学会予稿集』
71，218。

田中英高（2010）起立性調節障害（OD）の子どもと学校教育，『教育と医学』58(12)，
1172-1181。

田中恭子・小川悠・平井ゆり・塙佳生・伊藤隆一・澤田雅子・林泉彦・松本勉・大戸
秀恭・鈴木育夫・作田亮一・永光信一郎（2022）コロナ禍を機に生物心理社会的
視点で考える子どもアドボカシーと心の診療連携，『小児保健研究』81(5)，447-
452。

田中真理・川住隆一・菅井裕行編（2016）『東日本大震災と特別支援教育：共生社会
にむけた防災教育を』慶應義塾大学出版会。

田中重好（2020）災害社会学の体系化に向けてのデザイン，『西日本社会学会年報』
18，21-37，西日本社会学会。

Tandon, P.S., Zhou, C., Johnson, A.M., et al（2021）Association of Children's Physical
Activity and Screen Time With Mental Health During the COVID-19 Pandem-
ic. JAMA network open. 4(10): e2127892.

TBS（2022）「全然理解されない」「なんで俺だけ」親も気づきにくい子どもの“コ
ロナ後遺症”，2022年8月14日。

『帝国教育』第441号，1919年4月。

Teixeira, M.T., Vitorino, R.S., da Silva, J.H., et al.（2021）Eating habits of children
and adolescents during the COVID-19 pandemic: The impact of social isolation.
Journal of human nutrition and dietetics : the official journal of the British Di-
etetic Association. 34(4): 670-678.

Termorshuizen, J.D., Watson, H.J., Thornton, L.M., et al.（2020）Early impact of
COVID-19 on individuals with self-reported eating disorders: A survey of
~1,000 individuals in the United States and the Netherlands. The International
journal of eating disorders. 53(11): 1780-1790.

Terveyden ja hyvinvoinnin laitos（2023）Lasten ja nuorten hyvinvointi - Kouluter-
veyskysely 2023: Tytöistä yli kolmannes ja pojista joka viides kokee terveyden-
tilansa keskinkertaiseksi tai huonoksi.

The BMJ Opinion（2020）Why we need to keep using the patient made term "Long
Covid".

The Local Denmark（2021）Covid-19: Infections at Danish schools reach record level.

The University of Sheffield (2020) A view from Iceland by Freyja Haraldsdóttir, activist and a PhD student.

The World Bank (2022) Children - The Hidden Pandemic 2021.

THL: Pitkittynyt koronatauti eli long covid.

Thorisdottir, I.E., Agustsson, G., Oskarsdottir, S.Y., et al. (2023) Effect of the COVID-19 pandemic on adolescent mental health and substance use up to March, 2022, in Iceland: a repeated, cross-sectional, population-based study. The Lancet. Child & adolescent health. 7(5): 347-357.

Thorisdottir, I.E., Asgeirsdottir, B.B., Kristjansson, A.L., et al. (2021) Depressive symptoms, mental wellbeing, and substance use among adolescents before and during the COVID-19 pandemic in Iceland: a longitudinal, population-based study. The lancet. Psychiatry. 8(8): 663-672.

Þróunarmiðstöð íslenskrar heilsugæslu: Skipulag vegna þjónustu við sjúklinga með langdregin einkenni eftir COVID-19 sýkingu (post-covid-19, PC19).

東洋経済オンライン (2021) 感染を恐れて「自主休校」する子の大きな不安：「学校に居場所がなくなるかも」という親の声も (2021年11月25日掲載)。

Toipuminen tauolla (2023) Opinions overtook science at HUS Long Covid symposium.

徳永恵美香 (2022) Covid-19 の教育に対する権利への影響，『未来共創』9，127-141。

徳島県教育委員会 (2022) コロナ禍における子どもと保護者を対象とした実態調査結果。

特定非営利活動法人凸凹ライフデザイン (2021) コロナ禍での変化・困りごと・思うこと，『コロナ禍で発達障害者が考えていること』，26-31。

東京学芸大学高橋智研究室東日本大震災被災地域調査班 (髙橋智・田部絢子・松本直巳・山下揺介・内藤千尋・石川衣紀・石井智也) (2013) 東日本大震災と特別支援教育の課題－被災地域の教育委員会・避難所調査から－，『特殊教育学研究』51(2)，171-176。

東京都肢体不自由児者父母の会連合会 (2020) 緊急事態宣言中の会員の状況について (アンケート調査報告)，『東肢連』81，16-18。

東京新聞 (2021) 倦怠感，息切れ…半年経っても消えない後遺症 16歳女子高校生「軽く見ないで」〈新型コロナ〉，2021年9月24日。

東京新聞 (2022a)「死」をつぶやく子ども急増「孤独対策，優先して」コロナ禍で児

童生徒の不登校・自殺が過去最多に，2022年7月1日。

東京新聞（2022b）〈新型コロナ〉「後遺症」で十数人－県立校を長期欠席－神奈川県教委5月時点（2022年9月3日）。

東京新聞ウェブ（2020）学校再開－各国が対応に苦慮－登校拒否の保護者も続出，2020年5月31日。

東京都医師会学校精神保健検討委員会（2023）COVID-19と子どもたち－わかってきたこと，考える未来－。

東京都立教育研究所（1996）『東京都教育史通史編三』。

Toulany, A., Kurdyak, P., Guttmann, A., et al.（2022）Acute Care Visits for Eating Disorders Among Children and Adolescents After the Onset of the COVID-19 Pandemic. The Journal of adolescent health. 70(1): 42-47.

登米尋常高等小学校（1918）『通達簿』，1918（大正7）年11月18日。

Tsenoli, M., Moverley Smith, J.E., Khan, M.A.（2021）A community perspective of COVID-19 and obesity in children: Causes and consequences. Obesity medicine. 22: 100327.

Tso, W.W.Y., Wong, R.S., Tung, K.T.S., et al.（2022）Vulnerability and resilience in children during the COVID-19 pandemic. European child & adolescent psychiatry. 31(1): 161-176.

土屋久美（2021）新型コロナウイルス感染症対策による小中学校臨時休業時における食生活に関するアンケート調査，『桜の聖母短期大学紀要』45, 121-131。

Tukiliitto（2020a）Yksin asuvat kehitysvammaiset ihmiset tuntevat turvattomuutta koronakriisissä.

Tukiliitto（2020b）Korona koettelee yksin asuvia kehitysvammaisia ja erityislasten perheitä.

内田勇人・松浦伸郎（2001）小学生時と中学生時における不定愁訴の背景，『行動医学研究』7(1), 47-54。

内山佳苗・斎藤ふくみ（2014）半健康状態と環境・性格の関係－中・高校生を対象として－，『茨城大学教育学部紀要（教育総合）』増刊号，345-359。

上野佳代・佐見由紀子（2022）コロナ禍における保健体育科授業の学び：中学生の視点からの考察，『東京学芸大学紀要総合教育科学系』73, 593-606。

UK Educational Resources for PANS and PANDAS: PANS and PANDAS Awareness Poster for Schools.

Umboðsmaður barna: Frásagnir barna - skólinn.

梅本正和・駒田幹彦・大橋浩・二井栄（2022）コロナによる中学生メンタルヘルスへの影響と予防のための提言－とくに女子生徒の情緒不安の悪化と希死念慮率の増加－，『第69回日本小児保健協会学術集会』，161。

梅野正信（2021）『學習院輔仁會雑誌』に記された「流行性感冒」（1918～1921），『学習院大学教育学・教育実践論叢』7，15-28。

UN Human Rights Office（2022）Experts of the Committee on the Rights of the Child Praise Iceland for Allowing Children to Challenge Custody Cases, Ask about Violence against Children and Waiting Lists for Mental Health Treatment.

UNESCO（2020a）COVID-19: 10 Recommendations to plan distance learning solutions.

UNESCO（2020b）UNESCO rallies international organizations, civil society and private sector partners in a broad Coalition to ensure #LearningNeverStops.

UNESCO（2020c）290 million students out of school due to COVID-19: UNESCO releases first global numbers and mobilizes response.

UNESCO and the Council of Europe（2021）The impact of the COVID-19 pandemic on student voice: Findings and recommendations.

UNICEF（2022）THE STATE OF THE GLOBAL EDUCATION CRISIS: A PATH TO RECOVERY.

UNIK: Tidningen UNIK.

United Nations（2014）Committee on the Rights of Persons with Disabilities：Concluding observations on the initial report of Sweden.

United Nations（2020a）Policy Brief: The Impact of COVID-19 on children 15 April 2020.

United Nations（2020b）Policy Brief: Education during COVID-19 and beyond August 2020.

University of Iceland（2022）Disabled people not included in emergency response plans.

Unwin, H.J.T., Hillis, S., Cluver, L., et al.（2022）Global, regional, and national minimum estimates of children affected by COVID-19-associated orphanhood and caregiver death, by age and family circumstance up to Oct 31, 2021: an updated modelling study. The Lancet. Child & adolescent health. 6(4): 249-259.

Uppdrag Psykisk Hälsa: Kartläggningen Psykiatrin i siffror.

Uppsala Universitet（2020）Barn och ungas röster om corona: En undersökning med barn och unga 4-18 år om coronapandemin våren 2020.

ウルサノ，J・ロバートほか編（重村淳訳，2022）『災害精神医学ハンドブック』誠信書房。

宇佐美政英（2020）新型コロナウイルス感染症（COVID-19）の感染拡大と子どものこころ，『トラウマティック・ストレス』18(2)，143-154，日本トラウマティック・ストレス学会。

Utdanningsdirektoratet: https://www.udir.no/

Utdanningsdirektoratet（2020a）Konsekvenser av smitteverntiltakene i grunnskoler, våren 2020.

Utdanningsdirektorate（2020b）Konsekvenser av smitteverntiltak i barnehager og skoler. Ekspertgruppe 11.11.2020. Oslo.

Utdanningsdirektoratet（2021a）Konsekvenser av smitteverntiltak i grunnskolen-våren 2021.

Utdanningsdirektoratet（2021b）Skolehverdagen for elevene berørt av smitteutbruddet i Nordre Follo.

Utdanningsforbundet（2020）Lærerrommet: Korona og de sårbare elevene.

Utdanningsforbundet（2021）Slik utfordrer pandemien PPT og støttetjenesten.

内海裕美（2020）コロナ感染症と子どもたち―小児科診療室から―多方面に及ぶコロナ関連被害，『子ども白書2020』かもがわ出版，11-15。

Väestöliitto（2023）Koronasta kuntoon - Löydä oma polkusi.

Vård- och omsorgsanalys（2022）Postcovid under utredning Delrapport om vården och omsorgen av personer med postcovid.

Vetenskapsrådet（2021）Projektbidrag för forskning om postcovid.

Vöktunarteymi（2022）Lokaskýrsla vöktunarteymis ásamt vikuskýrslum.

von Schulz, J., Serrano, V., Buchholz, M., et al.（2022）Increased behavioral health needs and continued psychosocial stress among children with medical complexity and their families during the COVID-19 pandemic. Infant mental health journal. 43(1): 111-126.

Vyver, E. & Katzman, D.K.（2021）Anorexia nervosa: A paediatric health crisis during the COVID-19 pandemic. Paediatrics & child health. 26(5): 317-318.

Wahlgren, C., Forsberg, G., Divanoglou, A., et al.（2023）Two-year follow-up of patients with post-COVID-19 condition in Sweden: a prospective cohort study.

The Lancet regional health. Europe. 28: 100595.

早稲田大学理工学術院柴田重信研究室・ベネッセ教育総合研究所（2022）子どもの生活リズムと健康・学習習慣に関する調査2021。

渡部千晶・戸部秀之（2021）新型コロナウイルス感染症に伴う臨時休校措置と中学生の生活習慣，『埼玉大学紀要教育学部』70(1)，101-111。

渡辺俊之（2021）小児・思春期の不安とうつの理解と対応―システム論的家族療法の観点から―，『Progress in Medicine』41(10)，997-1001。

渡邊直樹（2021）今こそ"医は仁術"忘れていませんか…？―スペイン風邪と新型コロナをめぐって―，東北歴史博物館令和2年度れきはく講座資料。

渡辺由美子（2022）コロナ禍と子どもの貧困，『公衆衛生』86(6)，518-526。

WHO（2021a）WHO/Europe: Keep schools open this winter - but with precautions in place.

WHO（2021b）WHO Coronavirus（COVID-19）Dashboard.

WHO（2023）A clinical case definition for post COVID-19 condition in children and adolescents by expert consensus, 16 February 2023.

ウイングス医療的ケア児などのがんばる子どもと家族を支える会（2021）2021年度新型コロナウイルス感染拡大に伴うハイリスク児・者家族（医療的ケア児・難病児・重症心身障害児等）の不安・困りごとアンケート最終集計結果。

Xiang, M., Zhang, Z., Kuwahara, K.（2020）Impact of COVID-19 pandemic on children and adolescents' lifestyle behavior larger than expected. Progress in cardiovascular diseases. 63(4): 531-532.

Xu, L., Ma, Y., Yuan, J., et al.（2021）COVID-19 quarantine reveals that behavioral changes have an effect on myopia progression. Ophthalmology. 128(11): 1652-1654.

八木淳子・桝屋二郎・福地成・吉岡靖史・松浦直己（2022）東日本大震災後に誕生した子どもとその家庭への縦断的支援研究―ベースライン調査，第1回・第2回追跡調査の結果から，『精神神経学雑誌』124(1)，36-46。

矢島悟（2021）いつもそばにいるよ：重度・重複障害のある子供たちの遠隔授業，『手足の不自由な子どもたち』251，24-29。

山田孝禎・青木宏樹・野口雄慶・杉浦宏季・近藤雄一郎・出村友寛・内田雄・山次俊介（2021）運動習慣の有無が新型コロナウイルス感染症拡大に伴う臨時休校前後の日常生活習慣に及ぼす影響，『日本体育・スポーツ・健康学会予稿集』71，367。

山田たけし（2021）障害者たちのステイホーム，『賃金と社会保障』1772，14-21。

山本佳恵（2022）新型コロナ感染症と思春期のメンタルヘルス，『子どもの心とからだ』30(4)，522-525，日本小児心身医学会。

山名淳・矢野智司編（2017）『災害と厄災の記憶を伝える―教育学は何ができるのか―』勁草書房。

山野則子（2021）コロナ禍における子どもへの影響と支援方策のための横断的研究（令和2年度厚生労働行政推進調査事業・厚生労働科学特別研究事業）。

矢野川祥典（2022）コロナ禍における知的障害児を対象とした就労支援の現状と課題―A特別支援学校の進路指導に着目して―，『福祉健康科学研究』17，143-150。

横山純一（2021）北欧フィンランドにおける新型コロナウイルス感染症対策の現状と課題―感染拡大を防ぐための国家規制，補正予算，スウェーデンとの政策比較を中心に―，『北海学園大学学園論集』184，1-27。

読売新聞オンライン（2022）若い人に多いコロナ後遺症，共通点は「ブレーンフォグ」…医師「改善まで数か月以上かかる印象」，2022年7月9日。

Yomoda, K. & Kurita, S. (2021) Influence of social distancing during the COVID-19 pandemic on physical activity in children: A scoping review of the literature. Journal of exercise science and fitness. 19(3): 195-203.

唯物論研究協会編（2021）「コロナが暴く支配と抑圧―生の蹂躙に抗う―」『唯物論研究年誌』26，大月書店。

全国LD親の会（2020）新型コロナウイルス対策による生活状況アンケート第2弾「自粛期間後の生活について」。

全国重症心身障害児者を守る会（2020a）コロナ禍を生きる～重症児者とともに～新型コロナウイルス感染症に関するアンケートI（施設編），『両親の集い』747，4-23。

全国重症心身障害児者を守る会（2020b）コロナ禍を生きる～重症児者とともに～新型コロナウイルス感染症に関するアンケートII（在宅編），『両親の集い』748，2-22。

全国社会福祉協議会・障害関係団体連絡協議会（2022）感染症拡大時における障害のある方の困りごと・解決方策の整理～地域での支え合いに関する研究～。

Zetterqvist, M., Jonsson, L.S., Landberg, Å., et al. (2021) A potential increase in adolescent nonsuicidal self-injury during covid-19: A comparison of data from three different time points during 2011-2021. Psychiatry research. 305: 114208.

Zhang, L., Zhang, D., Fang, J., et al. (2020) Assessment of Mental Health of Chinese Primary School Students Before and After School Closing and Opening During the COVID-19 Pandemic. JAMA network open. 3(9): e2021482.

Zimmermann, P., Pittet, L.F., Curtis, N. (2021) How Common is Long COVID in Children and Adolescents? The Pediatric infectious disease journal. 40(12): e482–e487.

あ と が き

　筆者らの研究チームは特別ニーズ教育・特別支援教育の研究者であり，COVID-19パンデミックや子どものコロナ禍後遺症問題の専門家では全くない。それではなぜ，非専門家が本書『コロナ禍と子どもの発達困難・リスクの研究―子どもは現在もコロナ禍の最前線にいる―』の刊行に取り組んだのか。

　2020年春，世界中が未曽有のCOVID-19パンデミックに直面し，国内でもパンデミック対応として実施された小中高校や特別支援学校等の一斉臨時休校や緊急事態宣言の発出により，パニックに陥っていた。筆者も定年後に異動した大学に足を踏み入れる間もなく，大学は臨時休校となり，未経験のオンライン講義準備や大学教員以上に混乱の極みにいた受講学生のケアにてんてこ舞いの有様であった。

　そうではあっても職業柄，子どもとくに障害・疾病等の特別ニーズを有する子どもがこのパンデミック下でいかなる不安・困難・リスク等を抱えながら生きているのか，それに対して私たちは何をなすべきかを即座に検討しなければならないと考えていた。

　その時に真っ先に脳裏に浮かんだのが，日本の教育科学・心理科学の創始者であり，戦前において教育科学研究会・保育問題研究会の組織者でもあった心理学者の城戸幡太郎（きどまんたろう，1893～1985年）が，1923（大正12）年の関東大震災でなくなった，東京市本所区の「特殊小学校」である「太平小学校補助学級」の子どもを追悼する次のような文章である（城戸：1926）。

　なお「特殊小学校」とは，明治後期・大正期において「貧困・児童労働・

不就学」等を抱える子どもの就学を促すために設けられた東京市直営の小学校であり，授業料の無償化に加えて，児童労働に配慮した二部教授編制・夜学部開設や学用品・生活品の給与，入浴，理髪，疾病の診察治療，小遣の貯金，家庭訪問など，子どもの健康や生活の改善につながる各種の「特別な教育的配慮・対応」を実施していた（石井：2022）。

　城戸は1920（大正9）年から2年以上にわたり，太平小学校補助学級の子どもを対象に「特殊なる智能の構造」の実験研究に取り組んだ。太平小学校補助学級は，東京市教育改善事業の一環で「就学児童の保護施設としての低能児教育」の実験学校として設置された。太平小学校に通ううちに補助学級の子どもと「すつかり仲善の御友達になつた」城戸は，「彼等と親しくなればなるだけ，世の人達からは極めて単純であると評価される彼等の精神生活には極めて複雑な條件と根強い原因が潜んでゐる」ことを発見し，「其等の條件と原因とを知つて彼等の社会生活の重荷を幾らかでも軽くしてやる方法を考へたいと思つた」（城戸：1926）。

　そのことを心底痛感したのは，関東大震災の際に太平小学校では通常の学級の子どものほとんどが生き残ったにもかかわらず，補助学級の子どもの大多数が「危険から彼等自身の生命さへ救ふ方法を見出すことができ」ずになくなってしまったことをドイツ留学からの帰国後に知ったからである。

　それゆえに城戸はその後，「知能というのは，ただテストなどによって評定される能力ではなくて，環境に適応して生命の危機から自分を安全にして行くことのできる能力であって，そのような能力は生活の必要から発達し，また学習されて行くもの」（城戸：1978）という発達観にもとづき，学習や知的発達に困難を有する子どもの教育権・学習権保障に向けて生活教育論や「精神薄弱」教育保護制度改革を構想し，教育・保育科学運動を組織していく（髙橋・清水：1998）。

城戸は，関東大震災でなくなった補助学級の「児童を低能と呼ぶことは余りに気毒である。自分は寧ろ平常メンタル・テストなどをやつて児童を低能呼ばりしてゐる学者達が斯る大震災といふ心理学者にとつては千歳一隅の機会に際し，人間の本能や智能が如何に働くかを研究して人類のために一つの記録を遺し得なかつた日本人の学問的能力に対して低能と叫んでやりたい気がする」（城戸：1926，傍線筆者）と結んでいる。ちなみにこの城戸の文章は，日本心理学会『心理学研究』の掲載論文の冒頭に書かれているものである。

　城戸は，COVID-19 パンデミックの渦中において私たちが何をなすべきかを明確に教示している。すなわち COVID-19 パンデミックにおいて，障害・疾病等の特別ニーズを有する子どもを含めて全ての子どもたちがいかなる不幸に遭遇したのか，そしてどのような不安・困難・リスク等を抱えながら生きているのかについて，子ども本人の実態と支援ニーズを十分に把握し，それに応じた教育・発達支援を権利として保障するとともに，そうした一連の取り組みを科学的に検討し，確実に記録に残して，将来の感染症パンデミックに備えるべきであると。

　私事となり恐縮であるが，筆者は修士論文・博士論文において城戸幡太郎研究に取り組んできたが，幸運にも40年以上前に，最晩年の城戸幡太郎先生にお会いし，ご自宅にて長時間のインタビューをさせていただく機会を得ることができた。長年，心から師事・敬愛してきた城戸先生といつか「再会」した際に，ごく僅かであったとしても，「人類のために一つの記録を遺」すことに努めてきたことを報告できるように，現在もコロナ禍の最前線にいる子どもが有する多様な子どもの発達困難・リスクの実態，それに対応する学校教育・発達支援の意義・役割・課題について，子ども当事者の声・支援ニーズを中心に検討し，記録として残すことに努めてきた次第である。

　さて，上記のような考えから，本書の執筆者に呼びかけて2020年４月に研

究チームを立ち上げた。最初に，知的障害特別支援学校の保護者・教師にご協力をいただき，長期間の特別支援学校の休校において重度知的障害を有する子どもたちがどのような発達困難・リスクに直面しているのかについての実態調査に取り組んだ（本書第10章）。その作業を通して研究の方向性について目途をつけ，その後，コロナ禍と子どもの発達困難・リスクに関する国内外の研究動向のレビューと，日本および北欧諸国において各種の実態調査（質問紙法調査，面接法調査）に取り組み，折々に学会発表・企画シンポジウム・論文投稿等を行いながら，約4年をかけてまとめたのが本書である。

　以下，本書の構成に即して，対応する初出の学会発表・企画シンポジウム・論文について記載する。それらは本書の掲載に際して，執筆者相互の集団的討議を通し，原形をとどめないほどに大幅な加除修正を行っている。

序章　本書の目的と方法
①髙橋智（2021）【公開シンポジウムⅠ コロナが投影する学校教育の「本質」コロナ禍における子どもの「生活と発達の危機」と学校教育の意義・役割—子どの「生活と発達の危機」に関するレビューと実態調査から考える—，日本教育学会第80回大会，筑波大学。
②髙橋智（2022）コロナ禍における子どもの「いのち・生活・発達」の危機と学校教育の意義・役割，『教育学研究』89(1)，日本教育学会。
③髙橋智・田部絢子・高橋亜美・内田良・竹内章郎（2022）企画シンポジウム・コロナ禍に伴う子どもの「いのち・生活・学び・発達」の危機の現状と発達支援の課題，日本子ども学会学術集会第18回こども学会議，東海学院大学。
④髙橋智・田部絢子（2023）シンポジウム1・コロナ禍に伴う子どもの「いのち・生活・学び・発達」の危機の現状と発達支援の課題，『チャイルド・サイエンス』25，日本子ども学会。
⑤髙橋智・田部絢子・能田昴・内藤千尋・石井智也・石川衣紀・池田敦子（2023）【ラウンドテーブル】コロナ禍と子どもの発達困難・リスクの教育学的検討，日本教育学会第82回大会，法政大学・東京都立大学。
⑥髙橋智・田部絢子・能田昴・内藤千尋・石井智也・石川衣紀・池田敦子（2023）子どもは現在もコロナ禍の最前線にいる—子どものコロナ禍後遺症と発達の困難・リ

スクの動向―,『チャイルド・サイエンス』26，日本子ども学会。
⑦高橋智（2024）放送大学「特別支援教育基礎論」第15回講義教材「災害・感染症パンデミック等の災禍と特別支援教育」。

第1部　コロナ禍と子どもの発達困難・リスクに関するレビュー

第1章　コロナ禍と子どもの発達困難・リスクの動向

①田部絢子・柴田真緒・髙橋智（2021）コロナ禍における子どもの「生活と発達」の危機と発達支援に関する国内外の動向（その1）―子どもの食の困難を中心に―，日本特殊教育学会第59回大会，筑波大学。

②柴田真緒・田部絢子・髙橋智（2021）コロナ禍における子どもの「生活と発達」の危機と発達支援に関する国内外の動向（その2）―子どもの睡眠・生活リズムの困難を中心に―，日本特殊教育学会第59回大会，筑波大学。

③田部絢子・内藤千尋・石井智也・柴田真緒・石川衣紀・能田昴・池田敦子・高橋智（2022）コロナ禍における障害・疾病等を有する子どもの発達リスクと発達支援に関する国内外の動向，日本教育学会第81回大会，広島大学。

④柴田真緒・田部絢子・髙橋智（2022）コロナ禍における子どもの不安・ストレスと睡眠困難・生活リズム困難に関する動向，日本特殊教育学会第60回大会，つくば国際会議場。

第2章　「新型コロナ後遺症（Long COVID）」と子どもの発達困難・リスクの動向

①能田昴・田部絢子・石井智也・髙橋智（2022）新型コロナ後遺症（Long COVID）と子どもの発達困難に関する議論の動向，日本教育学会第81回大会，広島大学。

②能田昴・田部絢子・石井智也・石川衣紀・内藤千尋・池田敦子・柴田真緒・髙橋智（2022）新型コロナ後遺症（Long COVID）と子どもの発達困難・リスクに関する研究動向，『尚絅学院大学紀要』84。

第3章　コロナ禍と知的障害・発達障害を有する子どもの発達困難・リスクの動向

①田部絢子・石井智也・柴田真緒・内藤千尋・能田昴・石川衣紀・池田敦子・高橋智（2023）コロナ禍と障害を有する子どもの「いのち・生活・発達」の困難・リスクに関する動向―知的障害・発達障害を中心に―，『金沢大学人間社会研究域学校教育系紀要』15。

第4章　コロナ禍と肢体不自由・重症心身障害等を有する子どもの発達困難・リスク

458

の動向

①石川衣紀・池田敦子・田部絢子・石井智也・内藤千尋・能田昂・柴田真緒・髙橋智（2023）コロナ禍と障害を有する子どもの「いのち・生活・発達」の困難・リスクに関する動向－肢体不自由・重症心身障害・病弱を中心に－，『長崎大学教育学部紀要』9。

第5章　100年前のスペイン風邪パンデミック（1918-1920）と子どもの発達困難・リスク

①能田昂・髙橋智（2021）「スペイン風邪」パンデミック（1918年～1920年）における日本の子どもと学校教育，日本特殊教育学会第59回大会，筑波大学。

②能田昂・髙橋智（2022）スペイン風邪パンデミック（1918-1920）における日本の子どもと学校教育，『SNE ジャーナル』28(1)，日本特別ニーズ教育学会。

③髙橋智（2024）放送大学「特別支援教育基礎論」第15回講義教材「災害・感染症パンデミック等の災禍と特別支援教育」。

第2部　日本におけるコロナ禍と子どもの発達困難・リスクの実態

第6章　コロナ禍における子どもの生活実態と支援ニーズの実態－全国の小中高校生・保護者・教師調査（2021年7月～8月）から－

①田部絢子・石川衣紀・柴田真緒・髙橋智（2021）コロナ禍における障害・疾病等を有する子どもの発達危機と発達支援に関する調査研究，日本教育学会第80回大会，筑波大学。

②柴田真緒・田部絢子・髙橋智（2021）コロナ禍における子どもの睡眠・生活リズムの困難の実態と支援ニーズ－全国の小中高校生・保護者調査から－，日本特別ニーズ教育学会第27回研究大会，日本福祉大学・東海学院大学。

③田部絢子・柴田真緒・石川衣紀・内藤千尋・髙橋智（2021）コロナ禍における子どもの「学習・生活・発達」の困難に関する調査研究－小中高校生・保護者・教師調査から－，日本発達神経科学会第10回学術集会，東京大学。

④髙橋智・田部絢子・内藤千尋・石川衣紀・能田昂・石井智也・池田敦子・柴田真緒（2023）コロナ禍における子どもの生活実態と支援ニーズ－全国の小中高校生調査から－，『Society5.0に対応する学校教育に関する基礎的研究－日本大学文理学部人文科学研究所共同研究－』，日本大学文理学部教育学科。

第7章　コロナ禍における子どもの発達困難・リスクと支援ニーズの実態－全国の小

中高校生・保護者・教師調査（2021年7月〜8月）から―

①田部絢子・石川衣紀・柴田真緒・髙橋智（2021）コロナ禍における障害・疾病等を有する子どもの発達危機と発達支援に関する調査研究，日本教育学会第80回大会，筑波大学。

②田部絢子・柴田真緒・石川衣紀・内藤千尋・髙橋智（2021）コロナ禍における子どもの「学習・生活・発達」の困難に関する調査研究―小中高校生・保護者・教師調査から―，日本発達神経科学会第10回学術集会，東京大学。

③髙橋智・田部絢子・柴田真緒・石川衣紀・内藤千尋・能田昴（2023）コロナ禍における子どもの「生活・学習・発達」の困難と支援ニーズ―全国の小中高校生調査から―，『日本大学文理学部人文科学研究所紀要』105。

第8章　コロナ禍における中学生の食・睡眠の困難と心身の不調の実態―中学生調査（2020年11月〜12月）から―

①坂口めぐみ・田部絢子・柴田真緒・髙橋智（2021）現代の中学生が抱える食・睡眠の困難と心身の不調の実態―中学生調査から―，日本特別ニーズ教育学会第27回研究大会，日本福祉大学・東海学院大学。

②坂口めぐみ・田部絢子・柴田真緒・髙橋智（2021）中学生における食・睡眠の困難と心身の不調―中学生調査から―，『SNE ジャーナル』27(1)，日本特別ニーズ教育学会。

③田部絢子・髙橋智（2022）コロナ禍における子どもの食の困難・リスクに関する動向，『SNE ジャーナル』28(1)，日本特別ニーズ教育学会。

第9章　コロナ禍における高校生の食・睡眠の困難と心身の不調の実態―高校生調査（2020年11月〜12月）から―

①田部絢子・坂口めぐみ・柴田真緒・髙橋智（2021）現代の高校生が抱える食・睡眠の困難と心身の不調の実態―高校生調査から―，日本特別ニーズ教育学会第27回研究大会，日本福祉大学・東海学院大学。

②田部絢子・坂口めぐみ・柴田真緒・髙橋智（2022）高校生における食・睡眠の困難と心身の不調―高校生調査から―，『金沢大学人間社会研究域学校教育系紀要』14。

③田部絢子・髙橋智（2022）コロナ禍における子どもの食の困難・リスクに関する動向，『SNE ジャーナル』28(1)，日本特別ニーズ教育学会。

第10章　コロナ禍に伴う学校休校と重度知的障害児の発達困難・リスクの実態―知的

障害特別支援学校の保護者・教師調査（2020年4月〜7月）から—

①高橋智・柴田真緒（2020）コロナ禍と特別ニーズをもつ子どもの発達支援—保護者・教師調査から—,『教育』898, 教育科学研究会（旬報社）。

　　第3部　北欧諸国の COVID-19 パンデミックと子どもの発達困難・リスクの動向

第11章　スウェーデンの COVID-19 パンデミックと子どもの発達困難・リスクの動向

①高橋智（2021）スウェーデンのコロナ禍における子どもの発達危機と教育・発達支援に関する動向, 日本大学教育学会春季学術研究発表会, 日本大学文理学部。

②能田昴・石川衣紀・田部絢子・高橋智（2021）北欧諸国におけるコロナ禍の子どもの発達危機と発達支援に関する動向, 日本教育学会第80回大会, 筑波大学。

③能田昴・石川衣紀・田部絢子・高橋智（2021）スウェーデンにおけるコロナ禍と子どもの発達危機に関する動向,『SNE ジャーナル』27(1), 日本特別ニーズ教育学会。

第12章　デンマークの COVID-19 パンデミックと子どもの発達困難・リスクの動向

①能田昴・田部絢子・石井智也・高橋智（2021）北欧諸国におけるコロナ禍と子どもの発達危機に関する動向—デンマーク・アイスランドを中心に—, 日本特別ニーズ教育学会第27回研究大会, 日本福祉大学・東海学院大学。

②石井智也・能田昴・田部絢子・高橋智（2022）デンマークにおけるコロナ禍と子どもの「いのち・生活・発達の危機」に関する動向,『東海学院大学研究年報』7。

第13章　ノルウェー・フィンランドの COVID-19 パンデミックと子どもの発達困難・リスクの動向

①石川衣紀・田部絢子・能田昴・高橋智（2021）フィンランドにおけるコロナ禍と子どもの発達危機に関する動向, 日本特殊教育学会第59回大会, 筑波大学。

②高橋智・能田昴・石川衣紀・石井智也・田部絢子（2022）北欧諸国のコロナ禍における子どもの発達危機と発達支援に関する動向—ノルウェー・フィンランドを中心に—,『日本大学文理学部人文科学研究所紀要』103。

第14章　アイスランドの COVID-19 パンデミックと子どもの発達困難・リスクの動向

①能田昴・田部絢子・石井智也・高橋智（2021）北欧諸国におけるコロナ禍と子どもの発達危機に関する動向—デンマーク・アイスランドを中心に—, 日本特別ニーズ教育学会第27回研究大会, 日本福祉大学・東海学院大学。

②能田昂・田部絢子・髙橋智（2023）アイスランドにおけるコロナ禍に伴う子どもの発達リスクと学校教育の動向，『チャイルド・サイエンス』25，日本子ども学会。

第15章　北欧諸国の子どもの「コロナ禍後遺症」問題と発達困難・リスクの動向
①能田昂・田部絢子・石井智也・石川衣紀・髙橋智（2021）北欧諸国におけるコロナ禍と子どもの発達危機に関する動向，日本発達神経科学会第10回学術集会，東京大学。
②柴田真緒・石井智也・田部絢子・能田昂・内藤千尋・石川衣紀・池田敦子・髙橋智（2022）北欧のコロナ禍における障害・疾病等を有する子どもの「生活・学習・発達」の困難・リスクと発達支援の動向－知的障害・発達障害を中心に－，日本子ども学会学術集会第18回こども学会議，東海学院大学。
③石川衣紀・池田敦子・能田昂・田部絢子・内藤千尋・石井智也・柴田真緒・髙橋智（2022）北欧のコロナ禍における障害・疾病等を有する子どもの「生活・学習・発達」の困難・リスクと発達支援の動向－肢体不自由・重度重複障害・疾病を中心に－，日本子ども学会学術集会第18回こども学会議，東海学院大学。
④能田昂・田部絢子・石井智也・内藤千尋・池田敦子・石川衣紀・髙橋智（2023）北欧諸国における子どものコロナ後遺症問題と発達困難・リスクの動向，日本特殊教育学会第61回大会，横浜国立大学。
⑤髙橋智・田部絢子・能田昂・内藤千尋・石井智也・石川衣紀・池田敦子（2023）北欧諸国における子どもの「コロナ後遺症」問題と発達困難・リスクに関する議論の動向，『日本大学文理学部人文科学研究所紀要』106。

第4部　北欧諸国の COVID-19 パンデミックと子どもの発達困難・リスクの実態
第16章　コロナ禍4年目のスウェーデンにおいて顕在化する子どものメンタルヘルス問題の実態－児童思春期精神障害中間ケア施設の訪問調査（2023年3月）から－
①石川衣紀・田部絢子・石井智也・能田昂・内藤千尋・池田敦子・髙橋智（2023）コロナ禍のスウェーデンにおける子どものメンタルヘルス問題の動向と発達支援の課題－児童思春期精神障害中間ケア施設「BUP Mellanvård NV」の訪問調査を通して－，日本特殊教育学会第61回大会，横浜国立大学。
②石川衣紀・田部絢子・能田昂・石井智也・内藤千尋・池田敦子・髙橋智（2023）コロナ禍のスウェーデンにおける子どものメンタルヘルス問題の動向と発達支援の課題－児童思春期精神障害中間ケア施設「BUP Mellanvård NV」の訪問調査を通して－，『SNE ジャーナル』29(1)，日本特別ニーズ教育学会。

第17章　コロナ禍4年目のスウェーデンにおいて露呈する知的障害者の「格差・差別」問題と発達困難・リスクの実態－知的障害当事者組織の訪問調査（2023年3月）から－

①能田昂・田部絢子・石井智也・内藤千尋・池田敦子・石川衣紀・髙橋智（2023）スウェーデンのインクルーシブ教育と知的障害教育問題の動向－スウェーデンの知的障害当事者組織「Riksförbundet FUB」への訪問調査から－，『尚絅学院大学紀要』85。

第18章　コロナ禍5年目のスウェーデンにおける子どものコロナ禍後遺症問題の実際－子どもの権利擁護組織 BRIS とストックホルム県立摂食障害センターの訪問調査（2024年3月）から－

①石川衣紀・田部絢子・石井智也・能田昂・内藤千尋・池田敦子・髙橋智（2024）コロナ禍5年目のスウェーデンにおける子ども・若者の摂食障害問題－ストックホルム県立摂食障害センターの訪問調査（2024年3月）から－，日本特殊教育学会第62回大会，福岡国際会議場。

②石川衣紀・田部絢子・能田昂・石井智也・内藤千尋・池田敦子・髙橋智（2024）コロナ禍5年目のスウェーデンにおける子どものコロナ禍後遺症問題－BRIS（Barnens rätt i samhället）とストックホルム県立摂食障害センターの訪問調査（2024年3月）から－，『長崎大学教育学部教育実践研究紀要』23。

第19章　コロナ禍5年目のフィンランドにおける子どものメンタルヘルス問題の実際－「フィンランド精神保健協会」の訪問調査（2024年3月）から－

①能田昂・田部絢子・石井智也・内藤千尋・石川衣紀・池田敦子・髙橋智（2024）コロナ禍5年目のフィンランドにおける子どものコロナ禍後遺症とメンタルヘルス問題の動向－「フィンランド精神保健協会」の訪問調査（2024年3月）から－，日本特殊教育学会第62回大会，福岡国際会議場。

②石井智也・能田昂・石川衣紀・田部絢子・内藤千尋・池田敦子・髙橋智（2024）コロナ禍5年目のフィンランドにおける子どものメンタルヘルス問題－フィンランド精神保健協会訪問調査（2024年3月）から－，『兵庫教育大学研究紀要』65。

終章　本書の到達点・課題と展望

①髙橋智（2022）コロナ禍における子どもの「いのち・生活・発達」の危機と学校教育の意義・役割，『教育学研究』89(1)，日本教育学会。

あとがき　463

②井澤信三・田中恭子・田部絢子・西牧謙吾・野呂文行・髙橋智（2023）【理事会企画シンポジウム】コロナ禍と特別支援教育―これまでとこれから―，日本特殊教育学会第61回大会，横浜国立大学。

③髙橋智・田部絢子・能田昴・内藤千尋・石井智也・石川衣紀・池田敦子（2023）【ラウンドテーブル】子どもは現在もコロナ禍の最前線にいる：コロナ禍後遺症と発達困難・リスクの動向，日本子ども学会学術集会第19回こども学会議，白百合女子大学。

④井澤信三・田中恭子・田部絢子・西牧謙吾・野呂文行・髙橋智（2024）学会企画シンポジウムⅢ・コロナ禍と特別支援教育―これまでとこれから―，『The Japanese Association of Special Education Newsletter「とっきょう」ニューズレター』5，一般社団法人日本特殊教育学会。

⑤髙橋智（2024）【ラウンドテーブル⑤総括】子どもは現在もコロナ禍の最前線にいる―コロナ禍後遺症と発達困難・リスクの動向―，『チャイルド・サイエンス』27，日本子ども学会。

⑥髙橋智（2024）放送大学「特別支援教育基礎論」第15回講義教材「災害・感染症パンデミック等の災禍と特別支援教育」。

⑦髙橋智・能田昴・田部絢子（2024）「子ども被災・救済の特別ニーズ教育」創成の課題と方法，『日本大学文理学部人文科学研究所紀要』108。

　上記の研究成果については，以下のように，各種のメディアによって報道・紹介された。

①「コロナ下の授業「難しすぎる」5割：小中高生調査」『朝日新聞』朝刊，2021年9月12日。https://digital.asahi.com/articles/ASP9B6R35P95UTIL011.html

②「〈？よみトく！〉コロナ禍の授業『難しすぎる』が5割」，日本テレビ「ZIP！」，2021年9月14日。

③「「授業の進み方早い」約4割・高校生・オンラインに"悩み"」，フジテレビ「めざましテレビ」，2021年9月17日。

④「コロナ禍子どものニーズは？―懸命に生きる子どもの声のこしたい―直面する困難，柔軟な対応力も」『しんぶん赤旗』，2021年11月23日。

⑤「「病気療養児」コロナで増加　昨年度6544人　中高生「心の病気」半数」，『日本経済新聞』夕刊，2023年11月24日。
https://www.nikkei.com/news/print-article/?R_FLG=0&bf=0&ng=DGXZQOUF2

40DT0U3A121C2000000

　さて，コロナ禍に伴う各種の制限のために，研究の遂行においては多くの困難に直面した。とくに，2023年3月と2024年3月に実施したスウェーデンとフィンランドにおける子どものコロナ禍後遺症問題に係る訪問調査研究は難航したが，その実現において多大な協力支援をいただいた現地のコーディネーター・通訳であり友人でもある佐々木ストックラッサ瑞子氏（スウェーデン・ストックホルム），八幡ラーション敬子氏（スウェーデン・レクサンド），佐藤トルングレン園子氏（スウェーデン・ヴェステロース）そして佐藤紀子氏（フィンランド・ヘルシンキ）の皆様に，記して厚く御礼申し上げる。皆様のご尽力がなければスウェーデンとフィンランドの訪問調査研究は実現しなかったといえる。

　また，研究動向のレビューおよび日本の実態調査においては，柴田真緒氏（埼玉県立所沢特別支援学校）と鳥毛（旧姓坂口）めぐみ氏（石川県七尾市能登島小学校）より多大な研究協力をいただいた。記して感謝申し上げる。

　そして，本書の出版にご尽力いただいた風間書房社長の風間敬子氏，および編集部の斉藤宗親氏に心より感謝申し上げる。学術書の刊行がきわめて困難な状況の中で，私たちの研究の意義を認めていただき，これまでに幾度も刊行していただいた。今回もまた研究成果を立派な本にしていただき，学術書出版の老舗である風間書房から社会に送り出せることは，研究者冥利に尽きる大きな喜びである。

　このあとがきを書いている2024年8月にはCOVID-19の感染が拡大して，第11波の流行の様相を呈しているが，メディアはほとんど報道しないし，社会においてもCOVID-19はすっかり忘却の彼方の様相である。それゆえに本書の刊行により，子どもは現在もコロナ禍の最前線にいて，コロナ禍後遺症等の多くの発達困難・リスクを抱えて苦しんでおり，助けを求めているこ

あとがき　465

とを伝えるための一助となることを願っている。

2024年8月

研究チームを代表して

髙橋　智

註

石井智也（2022）『戦前の東京市の初等教育と「特別な教育的配慮・対応」の研究』
　　風間書房。

城戸幡太郎（1926）児童に於ける特殊な智能の構造，『心理学研究』1(6)，日本心理
　　学会。

城戸幡太郎（1978）『教育科学七十年』北海道大学図書刊行会。

髙橋智・清水寛（1998）『城戸幡太郎と日本の障害者教育科学—障害児教育における
　　「近代化」と「現代化」の歴史的位相—』多賀出版。

索引（アルファベット順）

〈A〉

アイスランド大学　282, 288, 289, 377

アイスランド発達支援協会　（Landssamtökin Þroskahjálp）　287

アイスランド医療開発センター（Þróunarmiðstöð íslenskrar heilsugæslu）　302

アイスランド子どもオンブズマン　282, 283

アイスランド高校生協会　286

アイスランド教育科学文化省　283, 284, 286

アイスランド教師協会　283, 284, 285

アムステルダム大学医療センター　87

アレルギー性疾患　89

アルコール・薬物乱用　256

新しい生活様式　21, 46, 67, 70, 77, 136

〈B〉

Barnahus アイスランド　61

Barnahus ノルウェー　61

米国農務省（USDA）　36, 37

米国疾病予防管理センター（CDC）　82

ベルギー当事者組織「Unia」　109, 121, 366

暴力　2, 108, 256, 285, 287, 300, 324, 339, 388

防災教育　390

ブレイン・フォグ（brain fog）　81, 87, 90, 96

BRIS　6, 7, 9, 16, 293, 303, 310, 311, 319, 337, 339, 340, 341, 342, 345, 349, 378, 381, 383

分散登校　49, 69, 70, 71, 229, 231, 264

BUP　15, 309, 310, 311, 315, 316, 317, 318, 319, 340, 349, 380, 381, 382, 383

BUP Mellanvård NV　15, 309, 310, 315, 316, 318, 380

BUP ストックホルム　316

〈C〉

長期欠席　2, 51, 72, 75, 291, 304, 319, 341, 354, 361, 379, 381, 385, 388

長期休校　24, 70, 118

朝食摂取　35, 193, 202, 203, 207, 219

中央教育審議会　188

中途覚醒　41, 201, 215, 217

昼夜逆転　115, 203, 220

〈D〉

脱毛　96

脱力感　91, 96

デジタルデバイド　333

デジタルデバイス　27, 28, 44, 264, 272

デジタル機器　20, 41, 42, 43, 44, 46

デジタルツール　63, 112, 113, 328

デンマーク COVID-19 協会（Dansk Covidforening）　294

デンマーク保健当局（Sundheds-
　styrelsen）258, 294
デンマーク自閉症協会（Landsforenin-
　gen Autisme）118
デンマーク教師連合　253
デンマーク当事者団体「Lev（livet med
　udviklingshandicap）」109
電話相談　7, 8, 259, 351, 358, 359
デルタ株　90
DMAT　401
DV　53, 61

〈E〉

英国国立医療技術評価機構（NICE）82
栄養不良　65
疫病　399
遠隔学習　98, 99, 113, 119, 120, 236, 238,
　240, 257, 266, 268, 334
遠隔授業　111, 118, 120, 160, 167, 177,
　184, 256, 265, 266, 268, 273, 274, 275,
　276, 277, 280, 286, 351, 361, 376, 385
遠隔教育　119, 120, 121, 132, 133, 239,
　240, 245, 252, 274, 278, 279, 283, 286,
　332, 358
遠隔サポート　50
遠隔指導　69
エッセンシャルワーカー　239, 274

〈F〉

Frisk & Fri（スウェーデン摂食障害当
　事者組織）345
不安　1, 2, 3, 4, 5, 6, 7, 19, 20, 21, 22, 23,
　24, 25, 31, 32, 40, 41, 49, 53, 55, 57, 59,

60, 65, 72, 73, 74, 75, 76, 77, 78, 81, 85,
　86, 89, 91, 93, 95, 97, 101, 104, 106, 113,
　114, 116, 117, 120, 121, 126, 129, 130,
　131, 138, 139, 140, 150, 153, 159, 160,
　161, 162, 164, 170, 171, 175, 176, 177,
　178, 179, 180, 184, 191, 192, 197, 198,
　203, 204, 212, 213, 214, 219, 220, 221,
　225, 226, 227, 230, 231, 232, 243, 244,
　252, 253, 259, 261, 268, 277, 280, 282,
　286, 287, 295, 296, 298, 300, 302, 310,
　311, 312, 313, 314, 318, 343, 344, 349,
　350, 352, 353, 354, 355, 356, 365, 369,
　373, 375, 376, 381, 384, 387
不安神経症　6, 309
不安障害　47, 309
FUB　15, 110, 111, 321, 322, 323, 324,
　325, 326, 327, 328, 329, 330, 331, 332,
　333, 334, 335, 382, 383
フィンランドアカデミー　6, 361, 385,
　395, 396, 397
フィンランド知的障害当事者団体「Tuki-
　liitto」110, 113, 122
フィンランド COVID-19 協会（Suomen
　Covid -yhdistys ry）299
フィンランド法務大臣室（Oikeuskans-
　lerinvirasto）299
フィンランド国立保健福祉研究所
　（THL）274, 275, 277, 299, 304, 352,
　379
フィンランド国立教育庁（Opetushalli-
　tus）273
フィンランド高校生組合（Suomen
　Lukiolainen Liitto）356

索　引　469

フィンランド教育文化省　274

フィンランド精神保健協会　8, 16, 351,
357, 358, 359, 360, 361, 384, 385

フィンランド青少年財団（Lasten ja
nuorten säätiön）　278

フィンランド生徒同盟（Suomen
Opiskelija-Alianssi - OSKU）　356

フィンランド摂食障害協会
（Syömishäiriöliitto）　356

フィンランド社会保健省　299, 352, 353

フィンランド職業専門学校生徒組合
（Suomen Ammattiin Studikeleni Lit-
to - SAKKI）　356

フィンランド・スウェーデン語学生組合
（Finlands Svenska Skolungdomsför-
bund）　356

フィンランド若者研究ネットワーク
（Nuorisotutkimusseura）　354

複合的災害　392

福祉国家　2, 5, 10, 261, 309, 318, 374, 375,
380, 387

不眠症　28, 31, 85, 86, 88

紛争　279, 390, 400, 401, 402, 404

不定愁訴　162, 191, 199, 202, 203, 213,
215, 219, 220, 222, 223

不適応行動　116, 126

不登校　1, 2, 3, 20, 21, 47, 48, 49, 50, 51,
70, 71, 72, 101, 191, 203, 291, 302, 304,
318, 319, 339, 341, 349, 350, 361, 365,
379, 381, 384, 385, 388

〈G〉

外出制限　26, 27, 40, 45, 46, 50, 65, 252,
272

学校閉鎖　4, 21, 25, 28, 31, 32, 36, 37, 52,
53, 59, 62, 64, 65, 71, 100, 113, 120, 121,
138, 147, 151, 152, 168, 225, 235, 238,
239, 242, 252, 253, 254, 255, 257, 265,
266, 268, 270, 271, 275, 276, 280, 352,
354, 361, 365, 376, 385

学校保健　144, 191, 192, 202, 204, 205,
218, 221, 222, 270, 302, 304, 327, 339,
340, 352, 353, 379

学校保健安全法　67, 71

学校看護師　352

学校監督庁　112, 243, 313, 319, 381

学校給食　20, 34, 35, 36, 37, 38, 66, 74

学校の福祉的機能　187, 239

学校再開　24, 35, 39, 41, 49, 52, 63, 65, 67,
72, 74, 75, 78, 136, 170, 186, 225, 227,
229, 232, 250, 252, 253, 258, 264, 265,
266, 268, 271, 373

学校心理士　327

学力低下　61

学習困難　85, 86, 90, 226, 395

ゲーム依存　2, 21, 43, 116, 317

ゲーム障害（GD）　42

下痢　86, 93, 196, 199, 200, 201, 204, 211,
212, 214, 216, 217, 220, 221, 296

グリーフケア　55

逆境体験　2

虐待　2, 20, 55, 61, 62, 71, 72, 99, 291, 324,
339

〈H〉

ハビリテーションセンター　334

ハイブリッド形式　266

吐き気　51, 86, 96, 199, 200, 213, 216, 217, 296

阪神淡路大震災　391, 397, 401

発熱　86, 130, 131, 149, 213, 215, 216, 217, 296

発達困難　1, 2, 3, 5, 8, 9, 10, 11, 12, 13, 14, 15, 16, 19, 20, 62, 75, 78, 79, 81, 82, 100, 103, 106, 114, 121, 125, 140, 143, 152, 170, 171, 173, 179, 189, 190, 191, 192, 206, 224, 225, 230, 232, 235, 246, 249, 254, 259, 260, 261, 263, 267, 272, 279, 280, 281, 282, 285, 288, 291, 300, 302, 303, 305, 309, 310, 318, 319, 321, 331, 337, 349, 351, 360, 361, 363, 364, 365, 366, 367, 368, 369, 370, 371, 372, 373, 374, 375, 376, 377, 378, 379, 380, 381, 382, 383, 384, 385, 386, 387, 388, 389

発達リスク　11, 291

発達支援　9, 10, 11, 12, 13, 14, 15, 16, 19, 78, 79, 82, 100, 101, 103, 121, 125, 138, 140, 157, 171, 173, 189, 190, 192, 205, 225, 232, 235, 246, 249, 261, 263, 279, 281, 282, 287, 288, 291, 303, 304, 305, 309, 318, 337, 349, 351, 360, 361, 362, 363, 364, 365, 366, 367, 368, 369, 370, 371, 373, 374, 375, 376, 377, 378, 379, 380, 381, 383, 384, 385, 386, 387, 388

変異ウイルス　265

ヘルシンキ大学　395

ヘルシンキ大学病院（Helsingin yliopistollinen sairaala）　299

東日本大震災　189, 392, 393, 397, 398, 399, 400, 401, 404

被虐待　60, 255

非常事態宣言　58, 61

ひきこもり　2, 312, 317, 318, 319, 349, 350, 361, 381, 384, 385, 388

非行　2, 52, 99, 284

肥満　27, 29, 31, 34, 35, 36, 43, 197, 212, 217, 343

貧困　36, 55, 60, 61, 99, 146, 239, 323

疲労　40, 81, 84, 85, 86, 87, 88, 89, 93, 95, 96, 100, 135, 197, 204, 212, 219, 221, 292, 297, 304, 313, 365, 379

ひとり親家庭　28, 47, 66

保健室　50, 94, 137, 193, 200, 201, 202, 204, 205, 206, 207, 217, 218, 221, 222, 223, 372

北欧保健社会問題大臣評議会　5

北欧閣僚理事会　6

ホームシッター　312, 341

ホームスクーリング　53, 113, 119, 257, 260, 267

ホームスクール　133, 283

包括的ウェルビーイング　396

〈I〉

ICT　51, 73, 105, 112, 130, 228, 275, 283, 333, 394

いじめ　2, 65, 298, 300, 301

インフルエンザ　89, 146, 152, 368

索引　471

インクルージョン・ヨーロッパ（Inclusion Europe）　109, 113

インクルーシブ教育　325, 327, 334, 335, 382

医療的ケア児　126, 127, 128, 129, 130, 135

一斉休校　4, 22, 23, 24, 34, 35, 44, 46, 67, 68, 71, 72, 127, 128, 137, 158, 238, 240

痛み　86, 91, 95, 132, 134, 197, 213, 222

逸脱　2

依存　2, 42, 53, 133, 138, 256, 266, 278, 343

〈J〉

弱者　331, 390, 391, 392, 403, 404

児童虐待　61

児童精神科　61, 188, 310, 352, 353, 360, 396

児童相談所　61

児童養護施設　62

自閉スペクトラム症（ASD）　117, 354

時間差　2, 3, 6, 8, 293, 304, 305, 319, 361, 378, 379, 381, 384

人道危機　400

自律神経障害　81, 92

自殺　2, 4, 6, 7, 8, 20, 52, 53, 55, 56, 57, 72, 81, 150, 259, 260, 291, 293, 296, 298, 300, 304, 305, 309, 311, 312, 316, 317, 318, 319, 340, 343, 352, 354, 358, 359, 361, 378, 379, 381, 385, 388

自殺願望　352, 359

自殺企図　2, 7, 53, 57, 286, 296, 339, 342, 345, 358, 359, 378, 388

自傷　2, 20, 21, 53, 57, 126, 291, 304, 305, 310, 311, 312, 318, 319, 345, 349, 350, 361, 378, 379, 381, 384, 385, 388

自傷行為　3, 6, 7, 8, 56, 57, 108, 129, 130, 293, 298, 300, 312, 316, 317, 340, 342, 345

自粛生活　22

自主休校　47, 48, 72, 126, 185

自尊感情低下　202, 218

自宅待機　25, 32, 33, 47, 300

情緒不安　54

情報へのアクセス困難　109, 122, 366

授業時間の縮減　264

重度重複障害児　106

重度障害児　93

重症心身障害　12, 125, 126, 128, 129, 130, 135, 136, 137, 138, 139, 140, 367, 368

重症心身障害児施設　140

〈K〉

過敏性　117, 134

過敏性腸症候群　197, 199, 200, 204, 205, 212, 216, 220, 221, 222

回避制限性食物摂取症　342

隔離　7, 109, 113, 129, 147, 278, 284, 296, 333, 356

格差　15, 34, 37, 44, 56, 60, 68, 98, 245, 267, 277, 280, 321, 325, 326, 331, 333, 334, 335, 376, 382, 387, 390, 398, 401

カナダ小児医療研究機関「Sick Kids」　117

患者史　145, 389, 398

患者当事者　145, 389

感情的過食　35

感覚障害　87, 88

感染防止対策　67, 184, 270

感染不安　126, 138, 230, 252, 253, 268

感染状況に応じた段階的予防措置　264

感染回避　3, 48, 71, 72, 185

感染拡大　22, 29, 31, 54, 55, 56, 58, 67, 68, 69, 71, 75, 129, 138, 146, 147, 149, 150, 169, 170, 171, 183, 184, 188, 235, 238, 239, 242, 246, 249, 253, 257, 268, 270, 275, 280, 282, 370, 374, 376

感染管理体制　269

感染症パンデミック　79, 232, 361, 364, 373, 385, 389, 390, 391, 394, 398

感染症災害史　153, 369

感染症対策　34, 64, 68, 69, 71, 82, 104, 110, 116, 136, 151, 171, 183, 184, 188, 226, 238, 370, 394

感染予防　114, 122, 128, 137, 139, 140, 160, 166, 167, 177, 178, 182, 183, 184, 188, 230, 264, 265, 367

関東大震災　401

カロリンスカ医科大学病院　350, 384

過体重　27, 34

カタストロフィー　398

家庭学習　65, 68, 118, 135, 226, 252, 267

家庭内暴力（DV）　65, 71, 246, 287, 289, 353, 377

家庭内トラブル　72, 255

活動制限　54, 236, 331

家族包括型の治療・支援プログラム　346

家族内のストレス　59

経済格差　398

経済困窮　61

健康格差　98, 245

健康の権利　64

健康リスク　27, 44

倦怠感　1, 40, 51, 81, 83, 85, 86, 87, 88, 89, 91, 92, 97, 100, 304, 343, 365, 379

欠席　1, 2, 3, 48, 49, 50, 51, 52, 72, 75, 96, 98, 99, 119, 120, 136, 137, 138, 151, 185, 265, 268, 269, 291, 299, 304, 312, 319, 341, 353, 354, 361, 379, 381, 385, 388

欠席者数　72, 150, 268

気分の落ち込み　41, 202, 218, 300, 310, 311

気分症状　85, 86, 100, 365

基本的生活習慣　23, 204, 219

飢饉　399

気候変動　79, 364, 387, 390, 402, 403, 404

緊張　1, 21, 40, 85, 86, 126, 127, 139, 150, 161, 162, 170, 175, 176, 178, 192, 197, 198, 203, 204, 213, 214, 219, 220, 221, 227, 231, 258, 301, 344

緊急事態宣言　4, 5, 22, 34, 67, 68, 69, 113, 114, 126, 273

機能障害　84, 92, 110

筋力の低下　126

近視　20, 44, 45, 46, 47

筋痛性脳脊髄炎／慢性疲労症候群（ME/CFS）　89, 95

起立性調節障害（OD）　1, 47, 50, 92, 203, 220, 291

希死念慮　2, 54, 56, 359

基礎学校　112, 235, 238, 240, 243, 264, 265, 266, 267, 273, 274, 275, 276, 279, 283, 284, 302, 313, 325, 326, 328, 329, 334, 339, 340, 341, 351, 352, 353, 354, 382

基礎疾患　48, 71, 136, 139, 160, 177, 185, 239

孤独　1, 2, 4, 7, 28, 41, 47, 51, 52, 59, 81, 98, 111, 113, 187, 245, 255, 258, 259, 260, 261, 270, 278, 279, 296, 300, 301, 314, 318, 331, 332, 333, 344, 353, 355, 375, 381

子ども被災・救済の特別ニーズ教育　390, 391, 397, 404

子どもの意見　187, 258

子どもの声を聴く　78, 364

子どもの最善の利益　257, 277, 329

子ども当事者　5, 9, 10, 11, 12, 13, 19, 56, 78, 82, 93, 100, 101, 103, 121, 125, 138, 140, 145, 157, 171, 173, 189, 243, 246, 258, 278, 289, 304, 363, 365, 366, 367, 369, 370, 374, 377, 378, 380, 386, 387, 388

孤児　150, 399

心のケア　73, 128, 391, 392

国民大学　330, 331, 333, 334, 382

国民学校　249, 252, 256, 258

国連　53, 62, 63, 64, 277, 324, 327

国連児童基金　63

国連子どもの権利委員会　343

国連難民高等弁務官事務所　63

国立衛生研究所（NIH）　297

国立高度専門医療ケア（National Highly Specialized Medical Care）　349, 350, 383, 384

国立成育医療研究センター　3, 4, 8, 9, 21, 37, 38, 39, 41, 42, 49, 56, 57, 58, 116, 170, 185, 305, 380, 388

国立精神・神経医療研究センター　114

国際労働機関　63

呼吸器症状　85, 86

呼吸困難　87, 100, 365

孤立・孤独　2, 113, 331

コロナ禍後遺症　2, 3, 6, 8, 9, 10, 11, 12, 14, 15, 16, 19, 78, 79, 82, 100, 103, 121, 125, 140, 190, 235, 246, 249, 260, 263, 279, 281, 288, 291, 293, 294, 296, 297, 299, 301, 302, 303, 304, 305, 319, 337, 339, 348, 349, 350, 351, 360, 361, 363, 364, 365, 366, 367, 369, 371, 374, 375, 376, 377, 378, 379, 380, 381, 383, 384, 385, 386, 388, 389, 390

行動制限　54, 104, 134, 157, 160, 173, 176, 177

後遺症（罹患後症状）　1, 2

口腔衛生　27, 28

公衆衛生　191, 237, 286, 310, 395

クラスター感染　108, 122, 366

恐怖　8, 31, 41, 53, 55, 81, 98, 113, 119, 153, 225, 245, 295, 300, 317, 339, 352, 355, 358, 369

強迫観念　117, 314

教育格差　60

教育機会喪失　55

教育の崩壊　97

教育を受ける権利　63, 64, 238, 239, 329
教育を受ける権利（スウェーデンの障害を有する子どもの親組織）　341
嗅覚障害　85, 91
休校措置　45, 75, 127, 136, 137
急性ストレス障害　255

〈L〉

Long COVID　11, 79, 81, 82, 84, 85, 86, 87, 88, 89, 90, 92, 93, 95, 97, 98, 100, 101, 190, 238, 291, 294, 295, 296, 297, 299, 300, 302, 303, 304, 364, 365, 371, 378, 379, 386, 390

〈M〉

マイノリティ　392
学びの格差　68
マンネルヘイム子ども福祉連盟（Mannerheimin Lastensuojeluliitto）　300, 301
慢性便秘症　204, 220
慢性期神経症状　91
マスク　40, 49, 62, 67, 77, 105, 107, 108, 116, 117, 122, 128, 129, 130, 139, 147, 148, 150, 163, 169, 182, 184, 250, 253, 366
メディア利用時間　27
メンタルヘルス問題　2, 6, 7, 8, 15, 16, 47, 53, 55, 293, 296, 298, 299, 300, 301, 302, 304, 309, 310, 311, 313, 314, 315, 318, 319, 337, 339, 340, 342, 345, 349, 350, 351, 352, 353, 354, 356, 357, 358, 360, 361, 378, 379, 380, 381, 383, 384, 385, 388, 396
味覚障害　90
最も脆弱な人　239, 257
無気力　3, 24, 25, 43, 54, 118, 170
無力感　3, 279

〈N〉

ナレッジセンター　292, 303, 378
日本学術会議　391, 392, 393, 394, 402, 403
日本教育学会　398, 400
日本摂食障害学会　4
認知機能障害　1, 89, 90, 91, 292, 304, 379
認知機能低下　90
ノルウェー障害者協会（Norges Handikapforbund）　268, 272
ノルウェー COVID-19 協会（Norsk Covidforening）　297
ノルウェー保健局（Helsedirektoratet）　296, 297
ノルウェー子どもオンブズマン　266, 270, 280, 376
ノルウェー公衆衛生研究所　269, 297
ノルウェー教育協会　272
ノルウェー教育総局（Utdanningsdirektoratet）　268, 270
ノルウェー特別教育サービス（Statped）　271
濃厚接触者　67, 70, 250, 253
入眠困難　40

〈O〉

OECD　63, 65, 66, 319, 381

索　引　475

オミクロン型変異株　237

オンブズマン　323, 326

オンデマンド　118, 348

オンライン学習　44, 52, 105, 113, 137,
　261, 267, 271, 280, 313, 375, 376

オンライン授業　51, 71, 75, 105, 106, 112,
　113, 118, 136, 137, 180, 226, 228, 257,
　300, 313, 317, 340

オンライン教育　52, 60, 63, 118, 278, 312

オンラインソーシャルネットワーキング
　43

大阪府立大学山野則子研究室　49, 81,
　185, 186

オスロ大学病院　297

オスロ・メトロポリタン大学福祉研究所
　（NOVA）　267

欧州評議会　65

〈P〉

パンデミック後遺症　97

パンデミック後遺症候群（long pan-
　demic syndrome）　97, 101, 365

パーソナルスペース　116

パターナリズム　205

PCR 検査　131, 265, 282

ポストコロナ問題　315

PTG（心的外傷後成長）　9, 305, 380, 388

〈R〉

レジリエンス　9, 59, 78, 168, 171, 185,
　189, 190, 305, 364, 370, 371, 380, 386,
　388, 392

「レジリエントな学校と教育（EduRES-
　CUE）」コンソーシアム　395, 396

罹患後症状　1, 2, 21, 81, 82, 83, 84, 89, 91,
　94, 386, 390

リモート　63, 137, 266, 274, 314, 358, 360

臨時休校　3, 22, 23, 24, 37, 38, 50, 60, 62,
　67, 71, 74, 75, 127, 128, 226

ロックダウン　27, 28, 32, 33, 35, 36, 40,
　41, 45, 55, 56, 59, 68, 97, 98, 100, 109,
　113, 121, 131, 132, 134, 235, 238, 249,
　253, 263, 270, 272, 282, 283, 294, 295,
　300, 333, 340, 361, 365, 385

ルーティン　21, 34, 60, 187, 242, 247, 313,
　317, 328, 375

流行性感冒　144, 147, 148, 149, 153, 368

〈S〉

差別　15, 64, 109, 321, 325, 331, 334, 335,
　382, 383, 390, 392

災害　1, 79, 81, 143, 145, 146, 153, 188,
　190, 278, 282, 288, 289, 303, 361, 364,
　369, 371, 377, 378, 385, 387, 390, 391,
　392, 393, 397, 398, 399, 400, 401, 402

災害復興学　401

災害派遣学校支援チーム（DSAT）　401

災害医療　391

災害時学校支援チーム　401

災害情報学　401

災害研究　397, 399

災害精神医学　400, 401

災害社会学　401

災害社会史　398

災害史　145, 397

災害心理学　400

災禍　79, 143, 364, 390, 391, 397, 400, 401, 402, 404

サールグレンスカ大学病院摂食障害センター　311

セーブ・ザ・チルドレン・フィンランド　279

セーブ・ザ・チルドレン・ジャパン　22, 168

セーフティネット　10, 37, 78, 187, 188, 190, 239, 286, 289, 297, 364, 371, 374, 377, 387, 394

生活の質（QOL）　3, 53, 60, 84, 116, 127, 296

生活リズム　1, 3, 4, 13, 19, 20, 21, 24, 25, 27, 29, 37, 38, 40, 43, 44, 48, 49, 50, 60, 75, 104, 106, 107, 114, 126, 127, 128, 137, 139, 157, 165, 166, 168, 174, 180, 182, 186, 188, 192, 204, 205, 212, 221, 225, 227, 230, 231, 232, 291, 360, 361, 371, 385

生活リズム障害　1

精神疾患　6, 7, 8, 28, 47, 89, 117, 197, 212, 245, 256, 293, 309, 310, 314, 316, 317, 343, 360

性的虐待　61, 62

世界銀行　63

世界教育連合　63

世界食糧計画　63

摂 食 障 害　2, 6, 7, 20, 21, 58, 59, 60, 97, 132, 164, 169, 170, 193, 195, 197, 204, 207, 208, 210, 212, 221, 246, 269, 291, 293, 300, 304, 305, 310, 311, 316, 318,

319, 340, 342, 343, 344, 345, 346, 347, 348, 349, 350, 357, 361, 378, 379, 381, 384, 385, 388

社会的不平等　397

社会的弱者　331, 391, 392

社会的孤立　53, 55, 81, 97, 117, 187, 246, 255, 256, 285, 312, 331, 375

社会的交流制限　6, 310

新型インフルエンザ　391

新型コロナウイルス感染症専門家会議　67

神経学的症状　90

神経性過食症（神経性大食症）　342, 343

神経性食欲不振（神経性やせ症，AN）　4, 58, 59, 60, 164, 210, 342, 343, 344

心理社会的リスク　28

心理社会的ストレス　21, 83

心理社会的ウェルビーイング　28, 29

心理的ストレス　21, 54, 73, 98

震災・学校支援チーム（EARTH）　401

心身の不調　13, 40, 61, 191, 192, 193, 197, 198, 199, 200, 203, 204, 205, 206, 207, 208, 212, 213, 214, 215, 216, 217, 219, 220, 223, 224, 231, 371, 372, 373

心身症　21, 47, 50, 197, 205, 212, 218, 219, 222, 318, 319, 381

身体化障害　98

身体接触　160, 177, 178

身体症状　8, 21, 47, 83, 98, 115, 159, 162, 163, 165, 166, 169, 178, 191, 298

心的外傷後成長（PTG）　9, 168, 185, 305, 380, 388

心的外傷後ストレス障害　81, 255

視力低下　20, 44, 45, 46, 191

自然災害　53, 79, 189, 364, 390, 391, 398, 401, 402, 404

食の困難　164, 193, 195, 196, 202, 204, 206, 207, 208, 210, 211, 219, 221, 223, 372

食欲減退　130

消毒作業　69, 75

障害者権利条約（障害者の権利に関する条約）　288, 324, 325, 326, 327, 328, 334, 382

障害者差別　288

障害当事者　15, 58, 59, 109, 110, 111, 113, 114, 115, 116, 117, 119, 121, 122, 130, 134, 170, 202, 203, 220, 242, 243, 246, 287, 314, 321, 322, 323, 327, 329, 330, 331, 332, 333, 334, 335, 345, 350, 366, 367, 374, 382, 383, 384

小児急性発症精神神経症候群（PANS）　90

小児多系統炎症性症候群（MIS-C）　92, 238, 240, 241

集中困難　87

集中力の低下　85, 86, 87, 90, 92, 96

周囲の無理解　96, 203, 220

睡眠・生活リズムの困難　37, 40, 157

睡眠不足　162, 169, 176, 191, 197, 198, 199, 200, 202, 203, 209, 213, 214, 215, 219, 360, 361, 385

睡眠困難　1, 20, 21, 26, 28, 39, 40, 43, 90, 91, 107, 119, 163, 178, 179, 193, 194, 195, 202, 203, 204, 206, 207, 208, 209, 210, 219, 220, 221, 223, 291, 339, 372

スクリーンタイム　20, 25, 29, 31, 41, 42, 43, 44, 55, 120, 169, 186

スクールカウンセラー　49, 75, 94, 165, 187

スクールソーシャルワーカー　165, 187

スマートフォン　22, 23, 42, 43, 45, 116

スペイン風邪（スペインかぜ）　12, 77, 143, 144, 145, 146, 147, 150, 151, 152, 153, 368, 369, 389, 390

ステイホーム　42

ストックホルム県立摂食障害センター　16, 337, 342, 345, 346, 347, 349, 350, 383, 384

ストレス反応　1, 3, 21, 24, 25, 54, 73, 204, 221

ストレス因子　53

スウェーデン COVID-19 協会（Svenska Covidföreningen）　292, 315

スウェーデンヘルスケア分析機関（Vård- och omsorgsanalys）　292

スウェーデン子どもオンブズマン　338

スウェーデン高校生協会（Sveriges Elevkårer）　313, 319, 381

スウェーデン公衆衛生庁　310, 317, 337

スウェーデン教育庁　312, 339, 341

スウェーデン参加庁　245

スウェーデン社会保健庁　349, 383

〈T〉

体調不良　92, 201, 218, 295

体重減少　92

体重増加　36, 59, 76

対面学習　52, 99, 240, 266

対面指導　69
体力低下　76, 159, 160, 177
低栄養　343
低血圧　81, 96
適応障害　81, 255
特別ニーズ教育　11, 12, 19, 103, 241, 242, 390, 391, 397, 404
特別ニーズ教育庁（スウェーデン）　241, 242
特別支援教育　11, 12, 19, 103, 139, 304, 305, 379, 390, 399
トラウマ　294, 295, 315, 316, 350, 384, 400, 401
当事者視点　319, 381
当事者組織「Unapei」　113
疲れやすさ　40, 161, 162, 163, 169, 175, 176, 178, 191, 197, 198, 201, 203, 214, 220

〈U〉

ウェルビーイング　28, 29, 52, 109, 313, 354, 395, 396
ウィズコロナ　77, 394
運動不足　22, 23, 31, 36, 40, 46, 50, 75, 104, 106, 107, 126, 159, 160, 161, 162, 163, 166, 168, 169, 175, 176, 177, 198, 199, 200, 213, 214, 231, 360, 361, 385
運動不耐　81, 85, 86, 91
ウプサラ大学　244

うつ病　6, 32, 40, 53, 97, 98, 117, 309, 310, 313
うつ症状　22, 30, 56, 57, 286, 298, 302, 303, 312, 353

〈W〉

ワクチン接種　62, 111, 237, 250, 258, 272, 282, 284, 332, 333
WHO（世界保健機関）　1, 53, 82, 83, 237, 250, 253, 254, 264, 273, 281

〈Y〉

薬物乱用　255, 256, 270, 298, 300, 353
厄災　398, 399
ヤングケアラー　51, 52
予防接種　63, 71, 111, 284
抑うつ　1, 2, 3, 7, 21, 25, 30, 31, 53, 71, 81, 85, 86, 91, 101, 116, 191, 202, 218, 219, 286, 291, 295, 302, 303, 310, 312, 314, 343, 352, 353, 365, 378, 388
養護教諭　196, 197, 205, 206, 212, 222, 223, 372
ユネスコ　62, 63, 65
ユニバーサルデザイン　327
ユヴァスキュラ大学　395, 396
ユヴァスキュラ応用科学大学　396

〈Z〉

頭痛　21, 47, 51, 85, 86, 88, 91, 92, 95, 96, 97, 201, 218, 222, 296, 339

執 筆 者 紹 介

編著者

髙橋　智（たかはし・さとる）　編集代表責任者
東京都立大学大学院人文科学研究科博士課程教育学専攻単位取得退学，博士（教育学）
現　在　日本大学文理学部教育学科教授，東京学芸大学名誉教授・放送大学客員教授
学　会　元日本特別ニーズ教育学会代表理事・元日本特殊教育学会副理事長
主　著　『わが国における「精神薄弱」概念の歴史的研究』多賀出版（共著）
　　　　『城戸幡太郎と日本の障害者教育科学』多賀出版（共著）
　　　　『テキスト特別ニーズ教育』ミネルヴァ書房（共編）
　　　　『特別支援教育大事典』旬報社（共編著）
　　　　『特別支援・特別ニーズ教育の源流（史料・日本近代と「弱者」第1集）』全10巻，緑蔭書房（共編著）
　　　　『障害百科事典』全5巻，丸善（共編訳）
　　　　『一般社団法人日本特殊教育学会学術用語集』（責任編集）
　　　　『特別支援教育総論』放送大学教育振興会（共編著）
　　　　『発達障害等の子どもの食の困難と発達支援』風間書房（共著）
　　　　『発達障害当事者の睡眠困難と発達支援の研究』風間書房（共著）
　　　　『現代の特別ニーズ教育』文理閣（監修）
　　　　『あっくんはたべられない―食の困難と感覚過敏―（増補改訂版)』そらの子出版（監修）
　　　　『あっくんはねむりたい―眠りの困難と発達障害―（増補改訂版)』そらの子出版（監修）

能田　昴（のうだ・すばる）
東京学芸大学大学院連合学校教育学研究科博士課程発達支援講座修了，博士（教育学）
現　在　秋田大学教育文化学部こども発達・特別支援講座専任講師
学　会　日本特別ニーズ教育学会理事・社会事業史学会監事
主　著　『濃尾震災（1891年）における子ども救済と特別教育史研究』風間書房

田部絢子（たべ・あやこ）
東京学芸大学大学院連合学校教育学研究科博士課程発達支援講座修了，博士（教育学）
現　在　金沢大学人間社会研究域学校教育系准教授・放送大学客員准教授
学　会　日本特別ニーズ教育学会代表理事・日本特殊教育学会理事・日本子ども学会理事
主　著　『私立学校の特別支援教育システムに関する実証的研究』風間書房
　　　　『発達障害等の子どもの食の困難と発達支援』風間書房（共著）

共同執筆者

内藤千尋（ないとう・ちひろ）
東京学芸大学大学院連合学校教育学研究科博士課程発達支援講座修了，博士（教育学）
現　在　山梨大学大学院総合研究部教育学域障害児教育講座准教授

学　会　日本特別ニーズ教育学会理事・事務局長
主　著　『発達障害等を有する非行少年と発達支援の研究』風間書房

石井智也（いしい・ともや）

東京学芸大学大学院連合学校教育学研究科博士課程発達支援講座修了，博士（教育学）
現　在　兵庫教育大学大学院学校教育研究科特別支援教育専攻専任講師
学　会　日本特別ニーズ教育学会理事・社会事業史学会監事
主　著　『戦前の東京市の初等教育と「特別な教育的配慮・対応」の研究』風間書房

石川衣紀（いしかわ・いずみ）

東京学芸大学大学院連合学校教育学研究科博士課程発達支援講座修了，博士（教育学）
現　在　長崎大学人文社会科学域教育学系准教授
学　会　社会事業史学会理事
主　著　『戦前における鈴木治太郎の大阪市小学校教育改革と特別な教育的配慮のシステム開発に
　　　　関する研究』緑蔭書房（共著）

池田敦子（いけだ・あつこ）

東京学芸大学大学院教育学研究科修士課程特別支援教育専攻修了
現　在　東海学院大学人間関係学部子ども発達学科客員教授
学　会　日本特別ニーズ教育学会理事

コロナ禍と子どもの発達困難・リスクの研究
—子どもは現在もコロナ禍の最前線にいる—

2024年11月5日　初版第1刷発行

編著者　　髙　橋　　　智
　　　　　能　田　　昴
　　　　　田　部　絢　子

発行者　　風　間　敬　子

発行所　　株式会社風間書房
〒101-0051　東京都千代田区神田神保町 1-34
電話 03(3291)5729　FAX 03(3291)5757
振替 00110-5-1853

印刷　太平印刷社　　製本　高地製本所

©2024　S. Takahashi　S. Nohda　A. Tabe　　　　NDC 分類：370
ISBN978-4-7599-2518-0　　Printed in Japan
JCOPY〈出版者著作権管理機構　委託出版物〉
本書の無断複製は，著作権法上での例外を除き禁じられています。複製される場合はそのつど事前に㈳出版者著作権管理機構（電話 03-5244-5088，FAX 03-5244-5089，e-mail: info@jcopy.or.jp）の許諾を得てください。